Elektrokardiographie tachykarder Rhythmusstörungen

Springer
Berlin
Heidelberg
New York
Barcelona
Budapest
Hongkong
London
Mailand
Paris
Santa Clara
Singapur
Tokio

W. Grimm

Elektrokardiographie tachykarder Rhythmusstörungen

Geleitwort von B. Maisch

Mit 147 Abbildungen

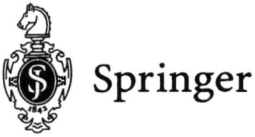 Springer

Dr. W. GRIMM
Zentrum für Innere Medizin/Kardiologie
Klinikum der Philipps-Universität
Baldingerstraße
35033 Marburg

Die Abbildung auf dem Einband ist auf S. 128 näher beschrieben.

Die Deutsche Bibliothek – CIP-Einheitsaufnahme
Grimm, Wolfram:
Elektrokardiographie tachykarder Rhythmusstörungen/W.
Grimm. Geleitw. von B. Maisch. – Berlin; Heidelberg; New
York; Barcelona; Budapest; Hong Kong; London; Mailand;
Paris; Santa Clara; Singapur; Tokio; Springer, 1996

ISBN-13: 978-3-642-64690-4   e-ISBN-13: 978-3-642-61091-2
DOI: 10.1007/978-3-642-61091-2

Umschlaggestaltung: Springer-Verlag, Design & Production

Satz: Thomson Press (India) Ltd., New Delhi

SPIN: 10495980   21/3130/SPS – 5 4 3 2 1 0 – Gedruckt auf säurefreiem Papier

Geleitwort

Die Elektrokardiographie ist seit vielen Jahrzehnten ein unverzichtbares diagnostisches Instrument in der internistischen und kardiologischen Routinediagnostik. Dennoch treten bei der Beurteilung komplexer ventrikulärer und supraventrikulärer Rhythmusstörungen immer wieder Probleme auf, die nicht nur dem klinischen Anfänger Kopfzerbrechen bereiten können. Auf diese Problemfälle geht die Monographie meines Mitarbeiters Dr. Wolfram Grimm ganz bewußt ein. Sie unterscheidet sich von bisherigen EKG-Büchern gerade dadurch, daß sie sich auf die EKG-Diagnostik tachykarder Rhythmusstörungen beschränkt und diese so ausführlich beschreibt und illustriert, daß das notwendige Wissen für eine systematische EKG-Analyse von Tachykardien umfassend vermittelt wird. Denn bei bis zu 90% aller Tachykardien kann bereits durch die sorgfältige Analyse des 12-Kanal-Oberflächen-EKG die richtige Diagnose gestellt werden. Zur korrekten Diagnose ist nur bei den übrigen 10 bis 20% der Patienten, bei denen ein EKG mit der entsprechenden Rhythmusstörung vorliegt, eine invasive elektrophysiologische Untersuchung erforderlich. Erhebungen aus solchen elektrophysiologischen Untersuchungen stehen nicht im Vordergrund dieses für die Praxis gedachten Buches, das sich in erster Linie an alle rhythmologisch interessierten Ärzte, Internisten, Kardiologen, aber auch an Ärzte im Praktikum und Studenten richtet, die sich mit rhythmologischen Problemen auseinander setzen müssen.

Diagnose und Differentialdiagnose supraventrikulärer und ventrikulärer Rhythmusstörungen haben therapeutische Konsequenzen. Deshalb hat sich in die vorderste Front der Therapie bei Patienten mit ventrikulären Rhythmusstörungen der automatische Defibrillator oder die Katheterablation mit Hochfrequenzenergie gestellt. Letztere ist bei symptomatischen Patienten mit WPW-Syndrom oder bei Patienten mit AV-Knoten-Reentrytachykardien heute mit Erfolgsraten von über 90% die Therapie der Wahl.

Da insbesondere ventrikuläre Rhythmusstörungen häufig nur ein Symptom einer kardialen Grunderkrankung sind, der z.B. eine koronare Herzerkrankung, eine Kardiomyopathie oder eine rechtsventrikuläre Dysplasie zugrunde liegen, kann die umfassende Diagnose von Rhythmusstörungen nicht ohne eine genaue Abklärung der kardialen Grunderkrankung auskommen. Hierzu ist eine subtile Anamnese und weiterführende nichtinvasive und ggf. invasive Diagnostik neben der korrekten rhythmologischen Diagnose die entscheidende Voraussetzung. Die medikamentöse und elektrische Notfalltherapie tachykarder Rhythmusstörungen wurde aus praktischen Erwägungen zum Schluß des Buches in einem eigenen Kapitel zusammengefaßt. Gerade hier werden die für den Patienten folgenschwersten Fehlentscheidungen in oft lebensbedrohlichen Situationen getroffen. Deshalb ist das letzte Kapitel besonders wichtig und von großer praktischer Bedeutung. Ich wünsche diesem Buch die weite Verbreitung, die es meines Erachtens verdient.

Marburg, im September 1995   Prof. Dr. B. Maisch

Inhaltsverzeichnis

Abkürzungen

Abl.	Ableitung
AIVR	akzelerierter idioventrikulärer Rhythmus
ARVD	arrhythmogene rechtsventrikuläre Dysplasie
AT	atriale Tachykardie (=Vorhoftachykardie)
AV	atrioventrikulär
AVB	AV-Blockierung
AVNRT	AV-Knoten-Reentrytachykardie
AVRT	AV-Reentrytachykardie bei WPW-Syndrom
aVR/aVL/aVF	„augmented voltage right arm"/„left arm/left foot"
DD	Differentialdiagnose
EKG	Elektrokardiogramm
HBE	His-Bündel-Elektrogramm
HRA	hoher rechter Vorhof (Atrium)
HW-Infarkt	Hinterwandinfarkt
ICD	implantierbarer Kardioverter/Defibrillator
ICR	Interkostalraum
i. v.	intravenös
KHK	koronare Herzkrankheit
LGL	Lown-Ganong-Levine (Syndrom)
LSB	kompletter Linksschenkelblock
LV	linker Ventrikel
mV	Millivolt
po	per os
PJRT	permanente junktionale Reentrytachykardie
RM-VT	repetitiv monomorphe ventrikuläre Tachykardie
RSB	kompletter Rechtsschenkelblock
RV	rechter Ventrikel
RVA	rechtsventrikuläre Spitze (Apex)
RVOT	rechtsventrikulärer Ausflußtrakt („outflow tract")
SM	Schrittmacher
SR	Sinusrhythmus
SVES	supraventrikuläre Extrasystole
SVT	supraventrikuläre Tachykardie
TDP	Torsade de pointes
VA	ventrikuloatrial

VES	ventrikuläre Extrasystole
VT	Kammertachykardie
VF	Kammerflattern/-flimmern
VW-Infarkt	Vorderwandinfarkt
WPW	Wolff-Parkinson-White(-Syndrom)

1 Einleitung

1.1 Einteilung tachykarder Rhythmusstörungen

Grundsätzlich können Tachykardien eingeteilt werden nach der klinischen Symptomatik, nach EKG-Kriterien und nach pathophysiologischen Gesichtspunkten (Tabelle 1). Entscheidend für den erstbehandelnden Arzt ist zunächst immer die **klinische Symptomatik** des Patienten: falls eine Tachykardie zur Bewußtlosigkeit und Pulslosigkeit geführt hat, muß der Patient unverzüglich kardiovertiert oder defibrilliert werden (vgl. Kap. 4); falls der Patient ansprechbar und der Puls noch tastbar ist, sollte immer versucht werden, ein 12-Kanal-Standard-EKG abzuleiten (vgl. 1.2). Die sorgfältige Analyse dieses „Anfall-EKGs" ermöglicht in 80–90% der Fälle die korrekte Diagnose der Tachykardieform mit entsprechenden Konsequenzen für Prognose, weitere Diagnostik und Therapie [9, 21, 88, 52, 155, 199]. Bei den verbleibenden 10–20% der Tachykardien muß die Diagnose ggf. durch eine elektrophysiologische Untersuchung gesichert werden (vgl. 1.3).

Elektrokardiographisch können Tachykardien auf den ersten Blick unterteilt werden in **Tachykardien mit schmalem QRS-Komplex** (<120ms) und **Tachykardien mit breitem QRS-Komplex** (≥120ms). Bei Tachykardien mit schmalem QRS-Komplex handelt es sich meist um supraventrikuläre Tachykardien (vgl. 2.1). Weitaus schwieriger ist die für die weitere Diagnostik, Therapie und Prognose entscheidende Differenzierung von Tachykardien mit breitem QRS-Komplex. Differentialdiagnostisch handelt es sich bei Tachykardien mit breitem QRS-Komplex entweder um SVT mit Schenkelblock, SVT mit Präexzitation bei WPW-Syndrom oder um Kammertachykardien (VT) (vgl. 3.1). Häufigster Fehler bei der Differenzierung von Tachykardien mit breitem QRS-Komplex ist die Verwechslung einer Kammertachykardie mit einer SVT mit Schenkelblockaberration [35, 146, 183]. Ursache für die Fehldiagnose einer VT als SVT mit Schenkelblock sind zwei weitverbreitete Vorurteile:

Vorurteil 1:
„Es handelt sich um eine SVT mit Schenkelblock und nicht um eine VT, da die Kammerfrequenz nicht sehr schnell ist und der Patient noch gut ansprechbar ist" (Abb. 1).

Tabelle 1. Einteilung tachykarder Rhythmusstörungen

Klinische Kriterien

Symptomatik	– hämodynamisch toleriert (Pt ansprechbar, Puls tastbar)
	– hämodynamisch nicht toleriert (Pt komatös, pulslos)
Dauer	– nicht anhaltend (spontane Terminierung nach <30 s)
	– anhaltend (≥30 s oder vorher notwendige externe
	Terminierung)
	– incessant: andauernd (ggf. mit kurzen Unterbrechungen)
Beginn/Ende	– plötzlich, abrupt (paroxysmal)
	– allmählich (nicht paroxysmal; „warming-up")
Anamnese	– keine Herzerkrankung bekannt
	– kardiale Vorerkrankung (WPW, Myokardinfarkt,...)
	– Antiarrhythmika (z.b. Digitalis – PAT mit Block?,
	Chinidin/Sotalol – Torsade de pointes?)

EKG-Kriterien

QRS-Breite	– schmaler QRS Komplex (<120 ms)
	– breiter QRS Komplex (≥120 ms)
Morphologie	– monomorph: identische QRS Komplexe im 12-Kanal-EKG
	– polymorph: wechselnde QRS Morphologie
	Sonderform: Torsade de pointes (Schraubenumkehrtachykardie)
Regularität	– regelmäßig (RR-Variabilität ≤50 ms)
	– unregelmäßig (RR-Variabilität >50 ms)
Kammerfrequenz	– „langsam" (z. B.: <150/min)
	– „schnell" (z. B.: 150–220/min)
	– „sehr schnell" (z. B.: > 220/min)

Pathophysiologische Kriterien

Ursprungsort	– supraventrikulär (oberhalb des His-Bündels)
	Sonderform: AV-Reentry bei WPW-Syndrom
	– ventrikulär (unterhalb des His-Bündels)
	Sonderformen: – faszikuläre Tachykardien
	– Schenkelblock-Reentrytachykardien
	– akzelerierte idioventrikuläre Rhythmen
Mechanismus	– Reentry (kreisende Erregung)
	– Gesteigerte Automatie: – nomotop (Sinustachykardie)
	– ektop (oder heterotop)
	– Getriggerte Aktivität – frühe Nachpotentiale
	– späte Nachpotentiale
Substrat	– nachweisbar (z. B. Kent-Bündel, Infarktnarbe)
	– nicht nachweisbar („idiopathisch")

Richtig ist:
Weder die Symptomatik des Patienten noch die Frequenz einer Tachykardie sind differentialdiagnostisch bei Tachykardien mit breitem QRS-Komplex hilfreich. Nur bei ca. 20% aller VT führt der *eindeutige* Nachweis einer AV-Dissoziation im Oberflächen-EKG zur Diagnose VT. In der Regel müssen zur Differenzierung von Tachykardien mit breitem QRS-Komplex die in 3.2 genannten morphologischen EKG-Kriterien herangezogen werden. Falls der Patient über einen Myokard-infarkt in der Vorgeschichte berichtet, ist die Diagnose VT sehr wahrscheinlich! Grundsätzlich sollte bei der Akuttherapie einer Tachykardie mit breitem QRS-Komplex immer von der gefährlicheren Rhythmusstörung, d.h. einer VT aus-gegangen werden („treat the worst"; vgl. Kap. 4).

Vorurteil 2:
„Es handelt sich um eine SVT mit Schenkelblock und nicht um eine VT, da vor jedem QRS-Komplex eine P-Welle zu sehen ist".

Richtig ist:
Abhängig von der Erfahrung des Untersuchers werden meist mehr P-Wellen gesehen werden als wirklich vorhanden sind. Häufig werden Teile eines gekerbten QRS-Komplexes, der T-Welle oder Artefakte fälschlicherweise für P-Wellen gehalten (Abb. 2). Selbst das Vorhandensein von P-Wellen im Verhältnis 1:1 zu verbreiterten QRS-Komplexen hilft differentialdiagnostisch nicht weiter, da VT gelegentlich 1:1 retrograd zum Vorhof überleiten (Abb. 3).

Neben klinischer Symptomatik und EKG-Kriterien kann versucht werden, Tachykardien nach den **zugrundeliegenden Pathomechanismen** einzuteilen. Beim Menschen beruhen Tachykardien entweder auf Reentry, auf gesteigerter Automatie oder auf getriggerter Aktivität (Abb. 4).

Reentry ist der häufigste Mechanismus für supraventrikuläre und für ventrikuläre Tachykardien. Reentry als Ursache für Kammerflimmern wurde erstmals von McWilliam 1897 postuliert [134]. Mines et al. [143] fanden 1913 bei Experimenten mit Schildkrötenherzen 3 Voraussetzungen für das Zustande-kommen kreisender Erregungen, die bis heute gültig sind:

1) ein Reentrykreis, d.h. mindestens 2 miteinander verbundene anatomische oder funktionelle Leitungsbahnen,
2) eine unterschiedliche Erregungsleitung im Reentrykreis mit Blockierung der Erregungsfront in einer Richtung und Fortleitung in die andere Richtung,
3) eine Zone langsamer Erregungsleitung im Reentrykreis, damit die anfangs blockierte „Bahn" beim Eintreffen der kreisenden Erregung nicht mehr refrak-tär ist (Abb. 4).

Typische Beispiele für anatomisch definierte Makroreentrykreise sind AV-Reentrytachykardien beim WPW-Syndrom (2.3.6) oder Schenkelblock-Reentry-tachykardien bei dilatativer Kardiomyopathie (3.3.7). Elektrophysiologische

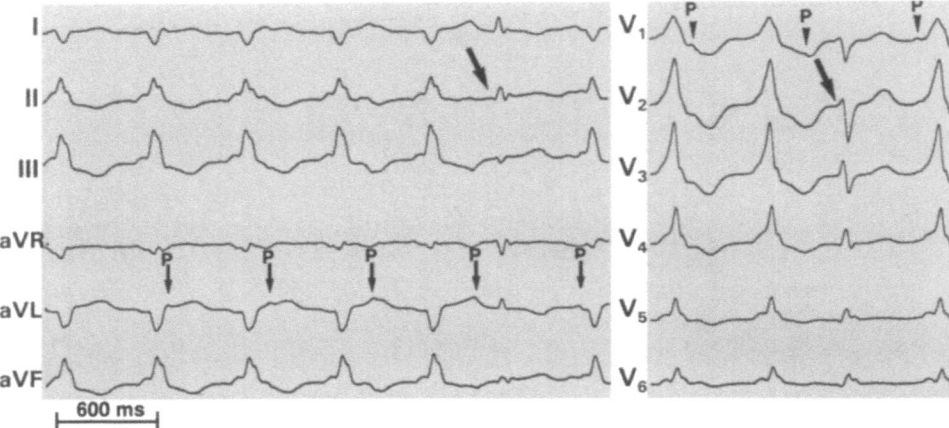

Abb. 1. „Langsame", monomorphe VT (112/min; RSB-Konfiguration mit Rechtstyp) bei einem 62j. Pt. mit altem HW-Infarkt unter Amiodaron und Ajmalin. Folgende Beobachtungen veranlaßten den erstbehandelnden Arzt zur *Fehldiagnose „SVT mit RSB"*: 1) der Patient war bis auf Palpitationen beschwerdefrei und 2) die Kammerfrequenz betrug nur 112/min. Tatsächlich handelt es sich eindeutig um eine VT aufgrund folgender EKG-Kriterien: 1) es besteht eine komplette AV-Dissoziation, 2) gelegentlich treten Fusionsschläge zwischen übergeleiteten Sinusschlägen und VT-Aktionen auf (*große Pfeile*) und 3) es besteht eine positive Konkordanz der QRS-Komplexe in V₁ bis V₆ (vgl. 3.2). Die abgebildete VT ließ sich durch Kardioversion in Kurznarkose nicht terminieren, war therapierefraktär auf alle verfügbaren Antiarrhythmika und bestand ununterbrochen über 10 Tage („incessant VT"). Schließlich wurde die VT durch eine einzige Abgabe von Hochfrequenzenergie im Rahmen einer Katheterablation beseitigt (vgl. Abb. 140)

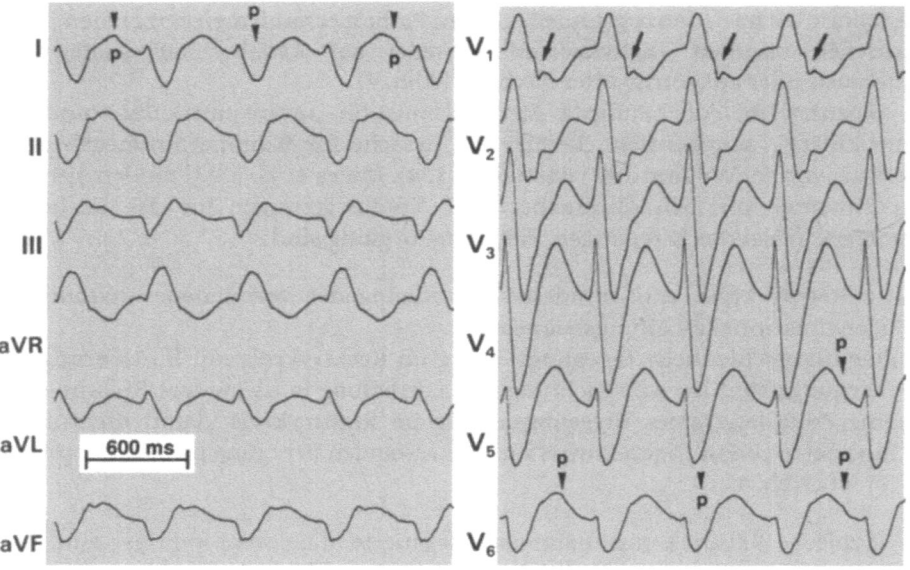

Abb. 2a

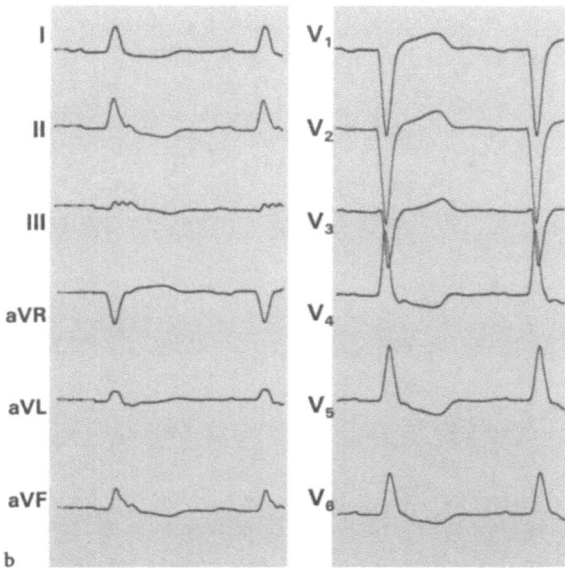

b

Abb. 2. a „Langsame" monomorphe VT (115/min; RSB-Konfiguration mit überdrehtem Rechtstyp) bei einem 72j. Pt. mit altem anteroseptalen VW-Infarkt unter Sotalol und Mexiletin. Die *Pfeile* in Ableitung V_1 kennzeichnen „Pseudo-P-Wellen", die in Wirklichkeit das Ende des QRS-Komplexes darstellen. Bei genauem Hinsehen sind in Abl. I und V_6 P-Wellen zu erkennen mit kompletter AV-Dissoziation. Auch ohne Nachweis einer AV-Dissoziation kann die korrekte Diagnose VT durch Analyse der QRS-Morphologie rasch gestellt werden: 1) die QRS-Breite beträgt 210 ms, 2) es liegt ein überdrehter Rechtslagetyp vor („Nord-West-Achse"), 3) das RS-Intervall in V_1 und V_2 ist >100 ms (vgl. 3.2), **b** SR (66/min) nach Überstimulation der VT in Abb. 2a. Beachte den indifferenten Lagetyp bei SR verglichen zur „Nord-West-Achse" bei der VT in Abb. 2a. R–Reduktion in V_2 und V_3 als Zeichen des alten VW-Infarktes

Untersuchungen bei Patienten mit monomorphen VT nach Myokardinfarkt haben Reentry als wesentlichen Mechanismus dieser Tachykardien bestätigt [62] (Abb. 1–3). Das arrhythmogene Substrat bilden dabei „überlebende" Herzmuskelzellen im Randbereich der Infarktnarbe, die durch Narbengewebe teilweise voneinander getrennt werden. Bei günstigen Bedingungen, wie z. B. nach Einfall einer ventrikulären Extrasystole, können VT infolge kreisender elektrischer Erregungen in diesem Gebiet entstehen. Mapping-Untersuchungen bei Patienten mit VT nach Myokardinfarkt zeigten, daß der Reentrykreis im Randbereich der Infarktnarbe bis zu 2 cm² klein sein kann [214]. Bereits 1928 erkannten Schmitt und Erlanger [168], daß ein Reentrykreis nicht unbedingt anatomisch definiert sein muß, sondern eine funktionelle Längsdissoziation des Gewebes für das Zustandekommen kreisender Erregungen ausreichen kann. Von Allessie [5] wurde dann 1977 das „Leading-circle-Konzept" bei Vorhofflimmern eingeführt: Reentry wird ausgelöst durch Vorhofextrasystolen bei teilweise refraktärem Vorhofmyokard. Die Erregungswellen kreisen dann „chaotisch" um funktionell refraktäres Gewebe ohne anatomisches Hindernis (Abb. 4).

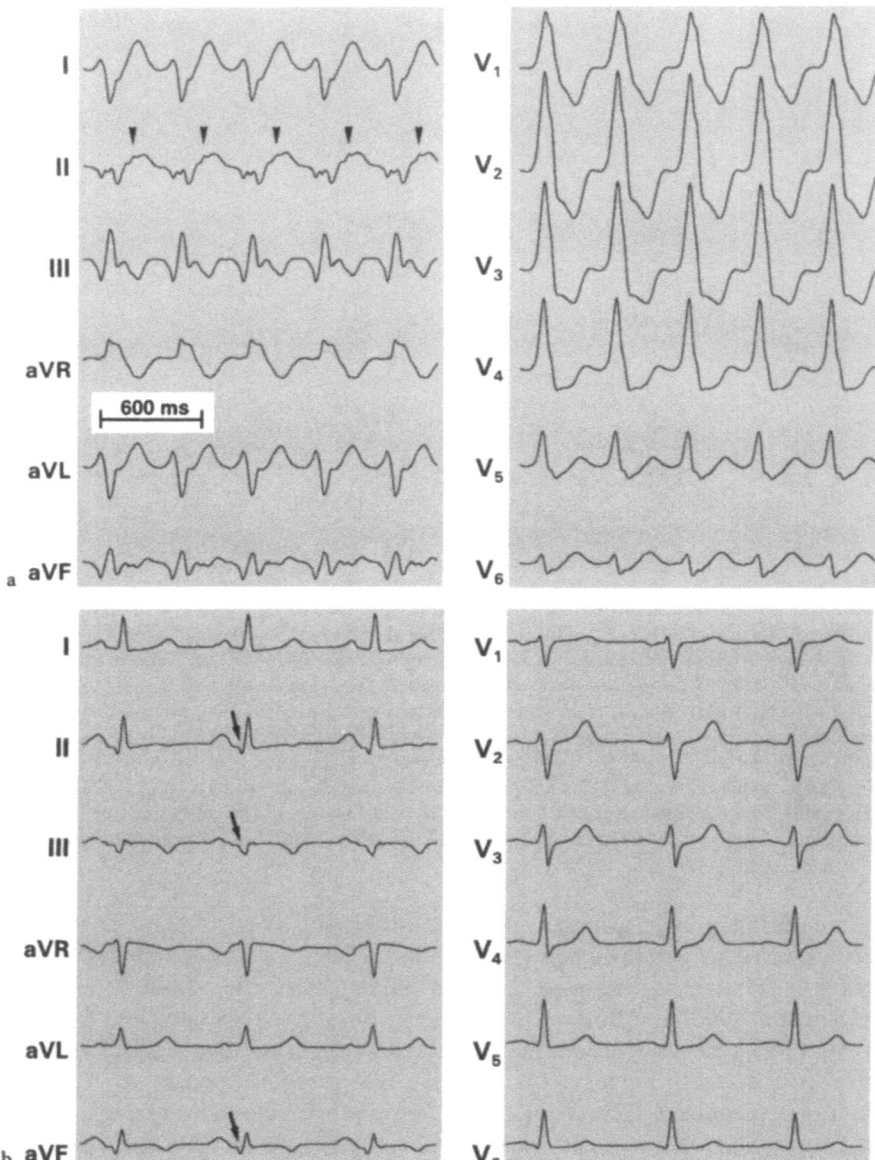

Abb. 3. a Monomorphe VT (142/min; RSB-Konfiguration) bei einem 70j. Pt. mit altem HW-Infarkt. Die *Pfeile* kennzeichnen retrograd von der Kammer über den AV-Knoten zum Vorhof übergeleitete P-Wellen (1:1VA-Überleitung). Morphologische Kriterien für VT sind: 1) QRS-Breite von 160 ms, 2) monophasischer QRS-Komplex bei RSB-Konfiguration in V_1, 3) RS-Verhältnis <1 in V_6, und 4) RS-Intervall von >100 ms in V_4 und V_5, **b** SR (80/min) beim gleichen Pt. wie in Abb. 3a. Q-Zacken in II, III und aVF nach altem HW-Infarkt (*Pfeile*)

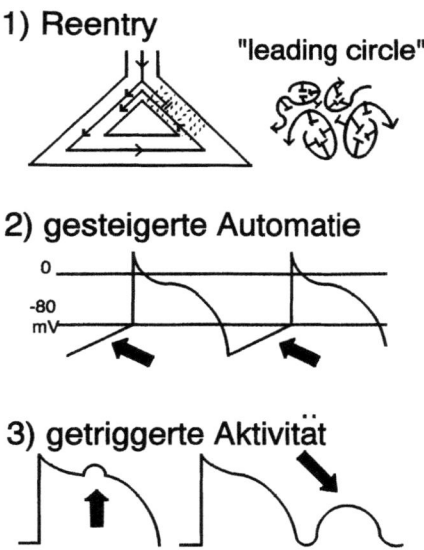

1) Reentry "leading circle"

2) gesteigerte Automatie

3) getriggerte Aktivität

Abb. 4. Mechanismen tachykarder Rhythmusstörungen

Gesteigerte Automatie infolge diastolischer Spontandepolarisation in der Phase IV des Aktionspotentials kann physiologisch oder pathologisch sein (Abb. 4). Sinustachykardien entstehen regelhaft durch sympathikusvermittelte **gesteigerte, physiologische Automatie** als Reaktion auf psychische oder physische Belastungen und Krankheitszustände aller Art (vgl. 2.3.1). **Abnormale Automatie** liegt vor bei gesteigerter Erregungsbildung außerhalb des Sinusknotens im Vorhof- oder Kammerbereich (heterotop). Beispiele für abnormale Automatie sind Vorhoftachykardien vom Automatietyp (2.3.2), akzelerierte idioventrikuläre Rhythmen (3.3.1) sowie ein Teil der VT bei akutem Myokardinfarkt und Reperfusion nach Lysetherapie [215].

Getriggerte Aktivität entsteht durch Nachschwankungen des Aktionspotentials am Ende der Repolarisation (Abb. 4). Hierbei werden frühe Nachdepolarisationen vor dem Ende der Repolarisation in der Phase III des Aktionspotentials unterschieden von späten Nachdepolarisationen nach dem Ende der Repolarisation in der Phase IV des Aktionspotentials. Mit monophasischen Aktionspotentialableitungen wurden beim Menschen frühe Nachdepolarisationen als mögliche Ursache für Torsade-de-pointes-Tachykardien beim angeborenen und erworbenen langen QT-Syndrom nachgewiesen [38, 53, 47] (Abb. 5). Späte Nachdepolarisationen sind mit großer Wahrscheinlichkeit für bestimmte digitalisinduzierte Tachykardien verantwortlich [63] (Abb. 6).

Experimentelle Untersuchungen zeigten als vierten möglichen Mechanismus tachykarder Rhythmusstörungen „**Reflexion**" elektrischer Erregung entlang ein und derselben Herzmuskelfaser [63]. Da Reflexion als Mechanismus von Tachykardien beim Menschen bisher nicht nachgewiesen wurde, wird an dieser Stelle auf eine detailliertere Besprechung von Reflexion verzichtet.

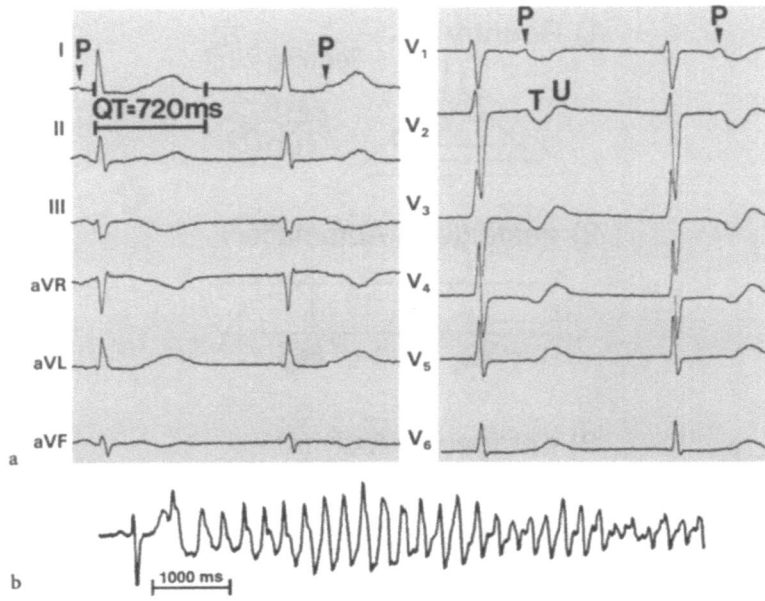

Abb. 5. a Erworbenes langes QT-Syndrom bei einer 65j. Pt. unter Therapie mit Chinidin und Digitalis zur Konversion von Vorhofflimmern. Ein Sinusschlag (*links*) wird gefolgt von einem junktionalen Ersatzrhythmus (47/min) mit retrograd geleiteten P-Wellen. Die QT-Zeit ist mit 720 ms deutlich verlängert. Die frequenzkorrigierte QT-Dauer beträgt 650 ms, **b** Torsade-de-pointes-Tachykardie (Schreibgeschwindigkeit 25 mm/s) bei erworbenem langen QT-Syndrom. Verursacht werden Torsade-de-pointes-Tachykardien bei erworbenem QT-Syndrom wahrscheinlich durch frühe Nachpotentiale (vgl. Abb. 4)

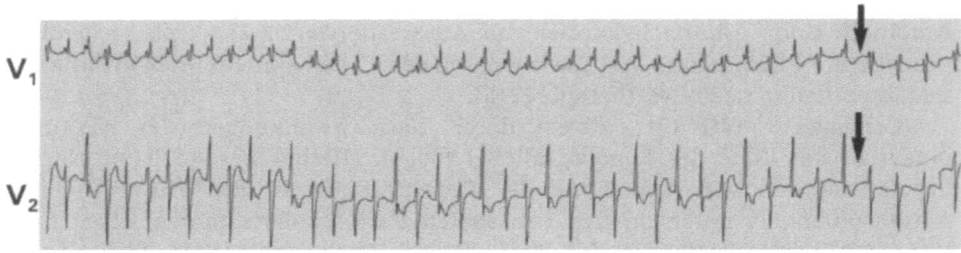

Abb. 6. Bidirektionale VT (160–180/min, 25 mm/s) bei Digitalisintoxikation bei einem 75j. Pt. mit Niereninsuffizienz (Kreatinin: 3,7 mg/dl; Digoxinplasmakonzentration: 7,5 ng/ml (Norm ≤2,0 ng/ml). Die VT entsteht vermutlich durch digoxininduzierte Nachpotentiale, die alternierend im linksanterioren und linksposterioren Tawara-Schenkel Depolarisationen auslösen (vgl. Abb. 4). Die VT-Entstehung im linken Faszikel bewirkt eine rasche Erregungsausbreitung über das His-Purkinje-System mit relativ schmalem, RSB-konfiguriertem QRS-Komplex (110 ms; vgl. 2.3.8). 20 min nach Digitalis-Antikörpergabe (Fab-Fragmente) geht die bidirektionale VT in eine monomorphe VT über (*Pfeil*) und konvertiert wenig später spontan zu SR (*nicht abgebildet*)

1.2 12-Kanal-Standard-EKG-Ableitungen

Bei *jedem* Patienten mit tachykarden Rhythmusstörungen sollte, soweit die Möglichkeit dazu vorhanden ist, ein 12-Kanal-Standard-EKG abgeleitet werden. Die sorgfältige Analyse des Anfall-EKG mit den 12 Standard-Ableitungen bringt bei 80–90% aller Tachykardien die korrekte Diagnose der Tachykardieform! Leider werden häufig bei Patienten mit Tachykardien „um Zeit zu sparen" die EKG-Ableitungen so atypisch angelegt, daß eine spätere Interpretation erschwert oder unmöglich wird. Deshalb sollen die 12 Standard-EKG-Ableitungen an dieser Stelle kurz rekapituliert werden.

Die 12 Standard-EKG-Ableitungen bestehen aus den 6 Extremitätenableitungen I,II und III nach Einthoven und aVR, aVL und aVF nach Goldberger sowie den 6 unipolaren Brustwandableitungen V_1 bis V_6 nach Wilson (Abb. 7). Zum Anlegen der Brustwandableitungen werden häufig ausgehend vom Schlüsselbein die Rippen 2 bis 4 „heruntergezählt". Da die erste Rippe vom Schlüsselbein überlagert wird, ist sie nicht tastbar. Auch die 2. Rippe ist unter dem Schlüsselbein häufig nicht gut tastbar, da sie vom M. pectoralis major überlagert wird. Als Folge davon werden die Brustwandableitungen V_1 und V_2, die über dem 4. Interkostalraum (ICR) rechts und links parasternal liegen sollten, oftmals zu hoch oder zu tief plaziert. Einfacher und reproduzierbarer als die „Schlüsselbein-Methode" ist folgendes Vorgehen (Abb. 7): zunächst wird der Brustbeinwinkel (Angulus sterni) mit dem Zeige- und Mittelfinger getastet. Da hier die 2. Rippe konstant ansetzt, gleitet der leicht nach lateral und kaudal bewegte Zeige- oder Mittelfinger vom Angulus sterni direkt in den 2. ICR parasternal. Nun kann man den 3. und 4. ICR nach kaudal leicht parasternal abtasten und die Brustwandableitungen V_1 und V_2 über dem 4. ICR rechts und links parasternal anlegen. Als nächstes wird V_4 im fünften ICR in der Medioklavikularlinie plaziert. V_3 wird

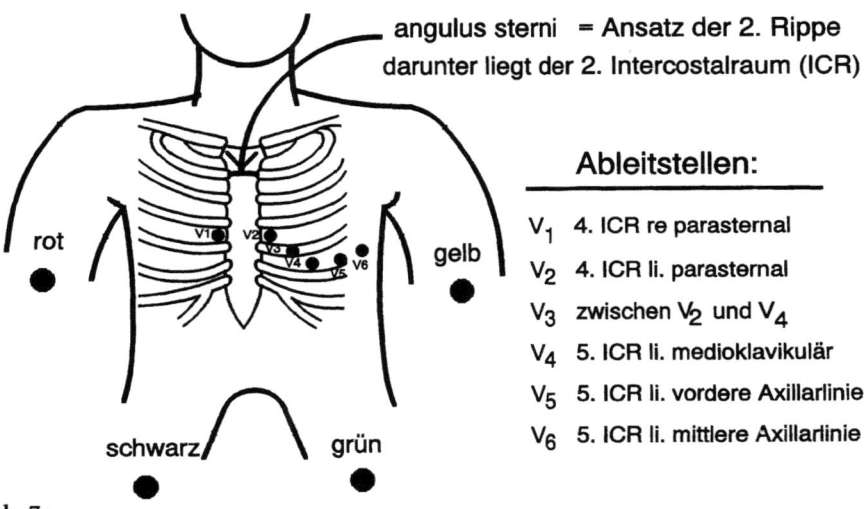

angulus sterni = Ansatz der 2. Rippe
darunter liegt der 2. Intercostalraum (ICR)

rot
gelb
schwarz
grün

Ableitstellen:

V_1 4. ICR re parasternal

V_2 4. ICR li. parasternal

V_3 zwischen V_2 und V_4

V_4 5. ICR li. medioklavikulär

V_5 5. ICR li. vordere Axillarlinie

V_6 5. ICR li. mittlere Axillarlinie

Abb. 7a

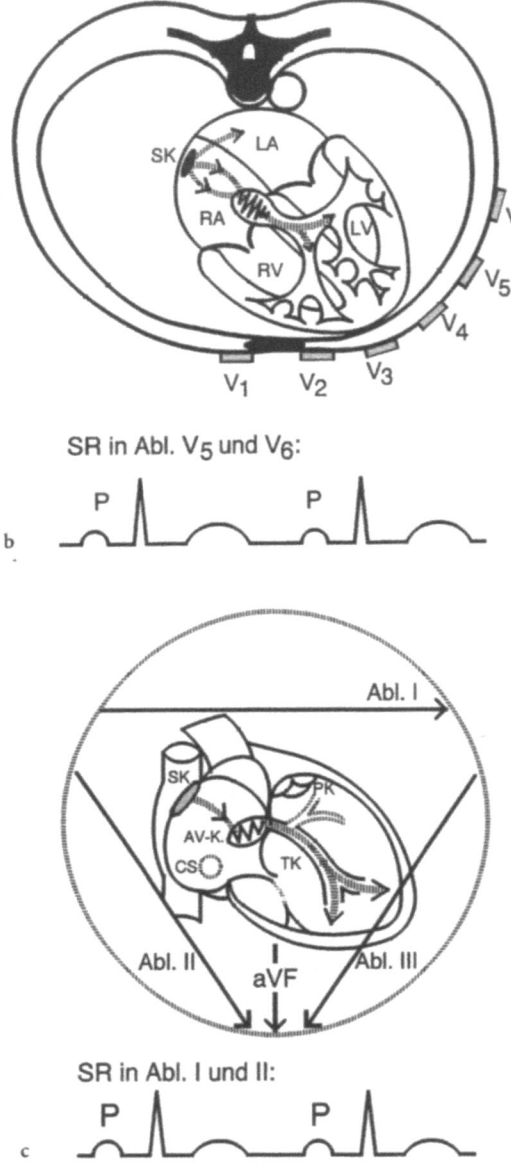

Abb. 7. a Korrektes Anlegen eines 12-Kanal-Standard-EKG, **b** Verhältnis der Brustwandableitungen nach Wilson zu den Herzkammern. Die Ableitungen V_1 und V_2 liegen vor
dem rechten Ventrikel, V_3 und V_4 vor dem interventrikulären Septum und der Spitze des
linken Ventrikels und V_5 und V_6 über der freien Wand des linken Ventrikels, **c** Verhältnis
der Extremitätenableitungen nach Einthoven (I, II und III) und nach Goldberger (aVR, aVL
und aVF) zur Lage des Herzens. EKG-Ausschläge sind immer in den Ableitungen positiv,
auf die der Summationsvektor der elektrischen Erregung gerichtet ist. Ein Beispiel ist die
positive P-Welle bei Sinusrhythmus in den Ableitungen I, II, V_5 und V_6 (Abb. 7b) durch die
Lage des Sinusknotens im hohen rechten Vorhof, von wo aus sich die Erregung nach links
und kaudal über beide Vorhöfe ausbreitet

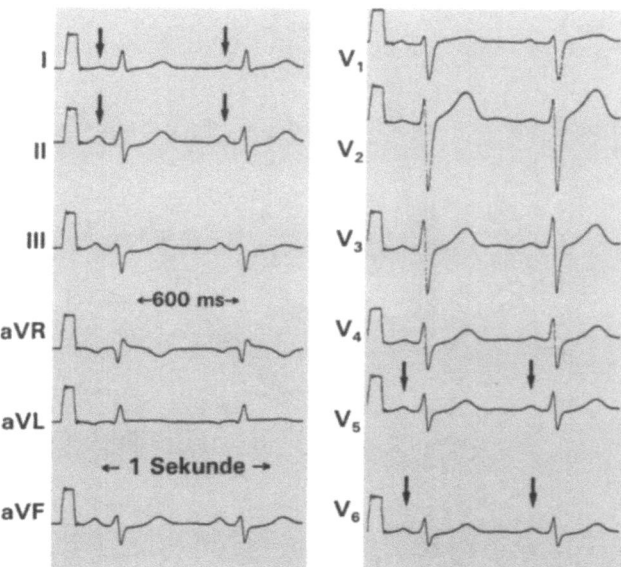

Abb. 8. Normaler Sinusrhythmus mit positiver P-Welle in den Ableitungen I, II, V$_5$ und V$_6$ aufgrund der Lage des Sinusknotens am Übergang der V. cava superior in den hohen rechten Vorhof (vgl. Abb. 7)

dann genau zwischen V$_2$ und V$_4$ angelegt. Nicht selten wird fälschlicherweise V$_3$ mehr oder weniger im rechten Winkel zu V$_2$ und V$_4$ angelegt, wodurch im EKG bei Sinusrhythmus durch die R-Reduktion in V$_3$ ein alter anteroseptaler Vorderwandinfarkt vorgetäuscht werden kann. Schließlich folgen die Ableitungen V$_5$ und V$_6$ in der vorderen bzw. mittleren Axilarlinie. Beim Anlegen der Extremitätenableitungen ist besonders auf die richtige Polung zu achten. Die schwarz markierte Ableitung wird am rechten Fuß angelegt, gefolgt von der roten, gelben und grünen Elektrode am rechten Arm, linken Arm und linken Fuß (Abb. 7).

Üblicherweise beträgt die Papierschreibgeschwindigkeit in Deutschland 50 mm/s. Damit entspricht 1 cm (=1 großes Kästchen) 200 ms, 2 cm entsprechen 400 ms und 3 cm entsprechen 600 ms (Abb. 8). Aufgrund der RR-Abstände kann man bei einer Schreibgeschwindigkeit von 50 mm/s die Kammerfrequenz auch ohne EKG-Lineal sofort abschätzen. RR-Abstände von 300 ms, 400 ms, 500 ms und 600 ms entsprechen Kammerfrequenzen von 200/min, 150/min, 120/min und 100/min! Die meisten EKG in diesem Buch wurden mit der in Deutschland üblichen Schreibgeschwindigkeit von 50 mm/s aufgezeichnet. Bei der im angloamerikanischen Raum üblichen Schreibgeschwindigkeit von 25 mm/s entspricht 1 cm im EKG 400 ms.

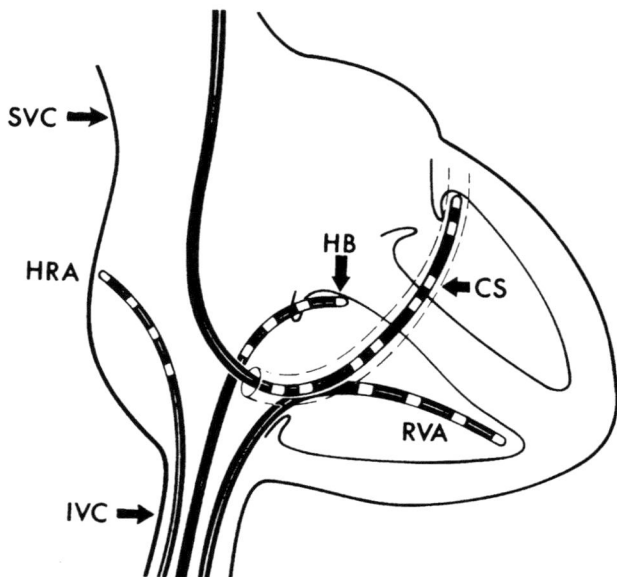

Abb. 9a

1.3 Elektrophysiologische Untersuchung und His-Bündel-EKG

Die 1969 von Scherlag et al. [167] und Damato et al. [34] eingeführte His-Bündel-Elektrographie ist fester Bestandteil jeder diagnostischen elektrophysiologischen Untersuchung. Elektrophysiologische Untersuchungen werden durchgeführt 1) zur Diagnostik von Ursprung und Mechanismus einer Tachykardie, 2) zur kurativen Therapie bestimmter Tachykardieformen mit Katheterablation, 3) zur Kontrolle antiarrhythmischer Therapie und 4) zur Prognoseabschätzung von Patienten mit Rhythmusstörungen [87]. Zur Durchführung einer elektrophysiologischen Untersuchung werden nach örtlicher Betäubung mit anschließender venöser Punktion in Seldinger-Technik je nach Fragestellung 1 bis 5 Elektrodenkatheter intrakardial plaziert (Abb. 9a). Das His-Bündel-EKG (HBE) (Abb. 9b) wird von einem Elektrodenkatheter am oberen medialen Trikuspidalklappenring abgeleitet. Benutzt man einen vierpoligen Elektrodenkatheter, so kann bei guter Katheterlage von den ventrikelwärts gelegenen Polen zusätzlich ein Potential vom rechten Tawara-Schenkel abgeleitet werden.

Bei symptomatischen Patienten mit WPW-Syndrom oder AV-Knoten-Reentrytachykardien werden derzeit mittels Katheterablation mit Hochfrequenzenergie Erfolgsraten von über 90% erzielt. Daher gehen die meisten kardiologischen Zentren mit elektrophysiologischem Labor dazu über, bei Patienten mit paroxysmalen SVT die erste diagnostische elektrophysiologische Untersuchung mit einer kurativen Katheterablation mit Hochfrequenzenergie zu verbinden. Hierzu werden zusätzlich zu den in Abb. 9a gezeigten Kathetern

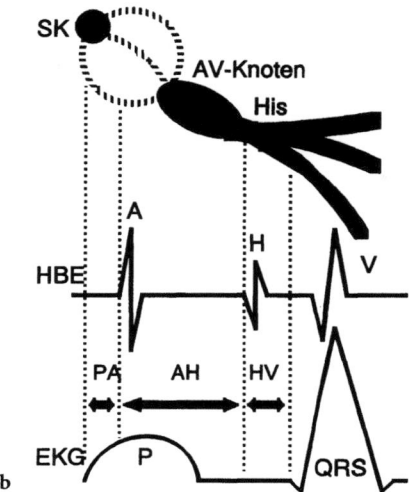

b

Abb. 9. a Plazierung mehrpoliger Elektrodenkatheter zu Stimulation und Registrierung intrakardialer EKGs bei der elektrophysiologischen Untersuchung im hohen rechten Vorhof (*HRA*), in der His-Bündel Region (*HB*), im Koronarvenensinus (*CS*) und im rechtsventrikulären Apex (*RVA*). Der Koronarvenensinus verläuft ausgehend von seiner Mündung in den basalen rechten Vorhof entlang dem Mitralklappenring und dient überwiegend der Lokalisation posteroseptal und linksseitig gelegener akzessorischer AV-Bahnen bei WPW-Syndrom, **b** Verhältnis von Anatomie des Reizleitungssystems zu His-Bündel-EKG (*HBE*) und Oberflächen-EKG. Das PA-Intervall bezeichnet den Beginn der P-Welle im Oberflächen-EKG bis zur Vorhoferregung (*A*) im HBE und hat keine große klinische Bedeutung. Das AH-Intervall (Norm: 60–125 ms) kommt durch die Verzögerung der Erregungsleitung im AV-Knoten zustande. Das HV-Intervall (Norm: 35–55 ms) wird gemessen vom Beginn des His-Spikes in der intrakardialen His-Bündel-Ableitung (*HBE*) bis zum frühesten Beginn der Kammererregung im intrakardialen EKG oder im Oberflächen-EKG

steuerbare Mapping- und Ablationskatheter verwendet. Zur Qualitätssicherung und zur Minimierung der Komplikationsrate sollten invasive elektrophysiologische Untersuchungen und insbesondere Katheterablationen nur von speziell hierfür ausgebildeten Ärzten durchgeführt werden [42]. Für die detaillierte Beschreibung elektrophysiologischer Untersuchungsmethoden wird auf entsprechende Standardwerke verwiesen [19, 87, 156, 174, 177, 221, 222].

2 Tachykardien mit schmalem QRS-Komplex (<120 ms)

2.1 Einteilung

Bei Tachykardien mit schmalem QRS-Komplex handelt es sich überwiegend um supraventrikuläre Tachykardien (SVT). Kammertachykardien (VT) mit QRS-Komplexen <120 ms sind extrem selten. Diese seltenen VT entstehen meistens in oder in unmittelbarer Nähe der Faszikel der beiden Tawara-Schenkel, so daß die Erregungsausbreitung trotz des ventrikulären Tachykardieursprungs schnell über das His-Purkinje-System zum Myokard erfolgen kann [87, 139] (Abb. 6; vgl. 2.3.8). Bei 99% der Tachykardien mit schmalem QRS-Komplex handelt es sich um SVT. Es ist aber wichtig zu wissen, daß bei ca. 30% der Patienten mit SVT die QRS-Komplexe durch funktionelle bzw. vorbestehende Schenkelblockierungen oder seltener durch Präexzitation bei WPW-Syndrom verbreitert sein können [43] (Abb. 10).

SVT sind definiert als Tachykardien, für deren Fortdauer die Vorhöfe oder AV-junktionales Gewebe oberhalb der Aufzweigung des His-Bündels in die beiden Tawara-Schenkel erforderlich sind (Abb. 11). Somit zählen Reentry-tachykardien zwischen Vorhof und Kammer bei WPW-Syndrom ebenfalls zu SVT (vgl. 2.3.6). Eine mögliche Einteilung von SVT nach Ursprungsort und Patho-mechanismen zeigt Tabelle 2. Die häufigste behandlungsbedürftige SVT ist Vorhofflimmern mit schneller Überleitung zur Kammer (Tachyarrhythmia absoluta bei Vorhofflimmern). Abgesehen von Vorhofflimmern und -flattern sowie den zumeist reflektorischen Sinustachykardien sind die häufigsten SVT paroxysmale, d. h. anfallsartig auftretende SVT (Abb. 10). Patienten mit paroxys-malen SVT berichten über einen abrupten, plötzlichen Beginn von „Herzrasen" oder „Herzjagen" sowie über ein plötzliches Umspringen zu „normalem Herzschlag". Das Umspringen einer paroxysmalen SVT zu Sinusrhythmus kann wenige Sekunden oder mehrere Stunden dauern und erfolgt entweder spontan (Abb. 16a), durch Valsalva-Manöver oder Karotissinusmassage, oder durch pharmakologische Intervention (vgl. Kap. 4). Die Patienten berichten häufig über einen Harndrang nach der Tachykardie ausgelöst durch die Wirkung des während der SVT vermehrt freigesetzten atrialen natriuretischen Peptides [48].

Bei Patienten mit WPW-Syndrom und gut sichtbarer Deltawelle im EKG bei Sinusrhythmus ist die Verdachtsdiagnose einer AV-Reentrytachykardie leicht zu stellen (vgl. 2.3.6). Gelegentlich kommen bei Patienten mit WPW-Syndrom auch

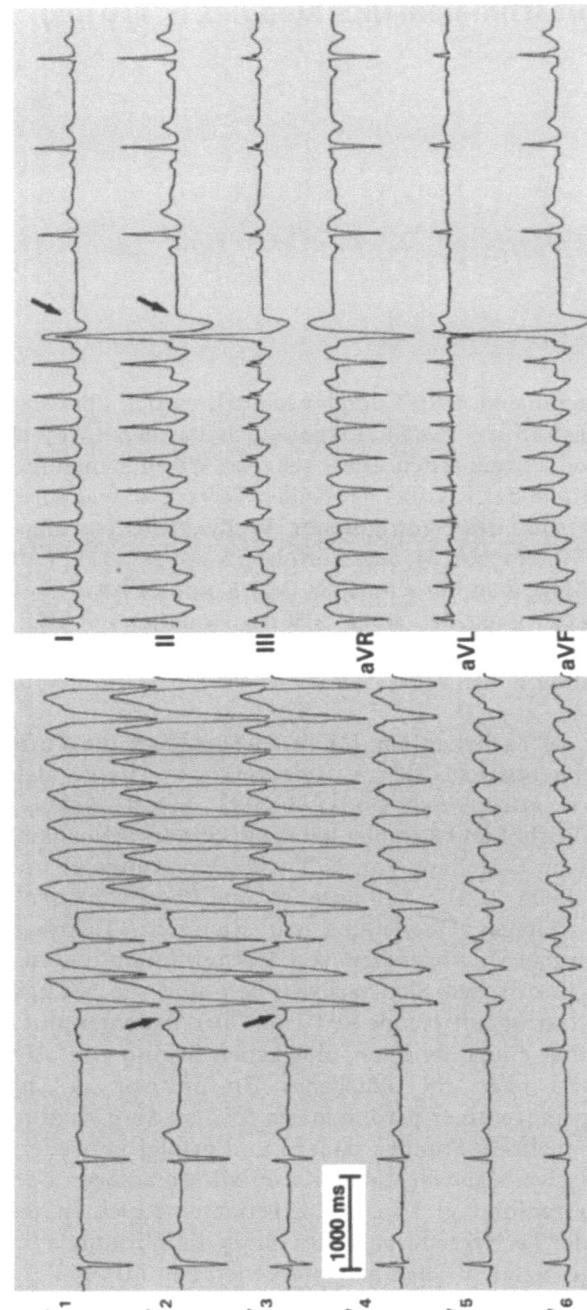

Abb. 10. Paroxysmale SVT (25 mm/s; 160/min; funktioneller LSB) bei verborgener, d.h. nur retrograd leitender akzessorischer AV-Bahn. Da die akzessorische Bahn nicht antegrad leitet, fehlt bei SR die Deltawelle („verborgenes WPW-Syndrom"). Die SVT wurde im vorliegenden Beispiel jeweils ausgelöst und terminiert durch einzelne Extrastimuli von Vorhof oder Kammer bei der elektrophysiologischen Untersuchung (*Pfeile*). Der ansonsten herzgesunde Patient berichtete über anfallartig auftretendes Herzrasen seit über 20 Jahren mit einer Dauer von wenigen Sekunden bis zu mehreren Stunden

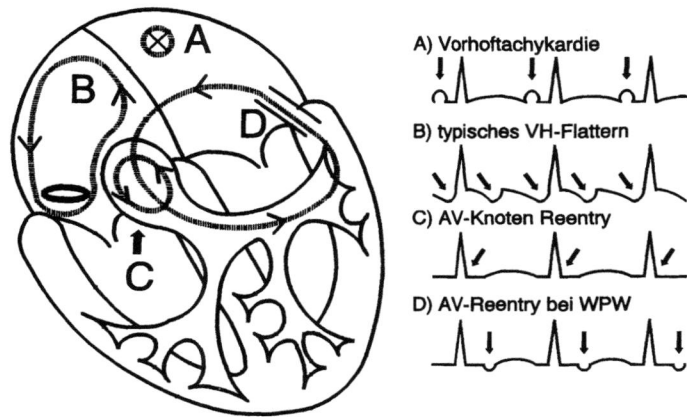

A) Vorhoftachykardie

B) typisches VH-Flattern

C) AV-Knoten Reentry

D) AV-Reentry bei WPW

Abb. 11. Differentialdiagnose supraventrikulärer Tachykardien: Bei *Vorhoftachykardien* (A) sind die P-Wellen verglichen mit SR mehr oder weniger deformiert und gehen den QRS-Komplexen mit normaler PQ-Zeit voraus, falls keine zusätzlichen AV-Blockierungen vorliegen. *Typisches Vorhofflattern* (B) beruht auf einem Makroreentry im rechten Vorhof unter Einschluß der unteren Hohlvene. Bei *typischen AV-Knoten-Reentrytachykardien* (C) werden Vorhöfe und Kammern vom AV-Knoten ausgehend gleichzeitig erregt. Die P-Wellen sind daher meist in den QRS-Komplexen verborgen oder liegen unmittelbar vor oder hinter den QRS-Komplexen, wo sie als Pseudo-q-Zacke oder s-Zacke in II, III, aVF oder als Pseudo-r'-Zacke in V_1 in Erscheinung treten können. Beim WPW-Syndrom kommt es häufig zu *orthodromen AV-Reentrytachykardien* (D) (vgl. Kap. 2.3.6). Hierbei werden die Kammern antegrad über den AV-Knoten erregt, von wo die Erregung anschließend retrograd über das Kent-Bündel wieder zurück zu den Vorhöfen gelangt. Da bei AV-Reentrytachykardien zunächst die Kammern erregt werden, bevor die Erregung retrograd erneut zum Vorhof geleitet wird, liegen die P-Wellen regelmäßig hinter den QRS-Komplexen in der ST-Strecke oder der T-Welle

Tabelle 2. Einteilung supraventrikulärer Tachykardien nach Ursprung und Pathomechanismus. (Mod. nach Wellens [209])

	Reentry	Nachpotentiale	Automatie
Sinustachykardien	(+)	–	+
Vorhoftachykardien			
– paroxysmal	+	(+)	–
– nicht paroxysmal	–	(+)	+
– permanent (incessant)	–	–	+
Vorhofflattern			
– typisch (Typ I)	+	–	–
– atypisch (Typ II)	+	(+)	(+)
Vorhofflimmern	+	–	–
AV-Knoten-Reentrytachykardien			
– typisch (langsam-schnell)	+	–	–
– atypisch (schnell-langsam)	+	–	–
Junktionale Tachykardien	–	(+)	+
AV-Reentrytachykardien (WPW)			
– orthodrom	+	–	–
– antidrom	+	–	–

+ = häufiger Mechanismus; (+) = seltener bzw. fraglicher Mechanismus

Paroxysmale SVTs bei 704 Patienten ohne Delta-Welle bei SR

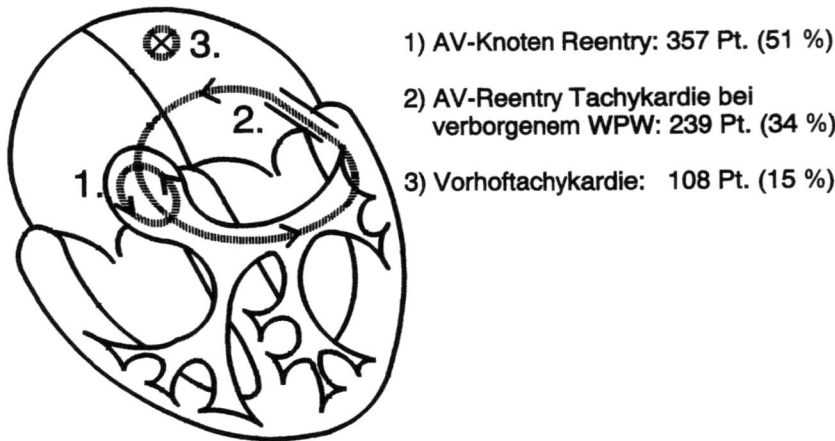

1) AV-Knoten Reentry: 357 Pt. (51 %)

2) AV-Reentry Tachykardie bei verborgenem WPW: 239 Pt. (34 %)

3) Vorhoftachykardie: 108 Pt. (15 %)

Abb. 12. Häufigkeit paroxysmaler SVT bei 704 Patienten ohne Deltawelle im EKG bei SR (nach Josephson und Wellens [88]). Am häufigsten sind AV-Knoten-Reentrytachykardien gefolgt von AV-Reentrytachykardien bei verborgener (= nur retrograd von der Kammer zum Vorhof leitender) akzessorischer Bahn. Paroxysmale Vorhoftachykardien sind selten

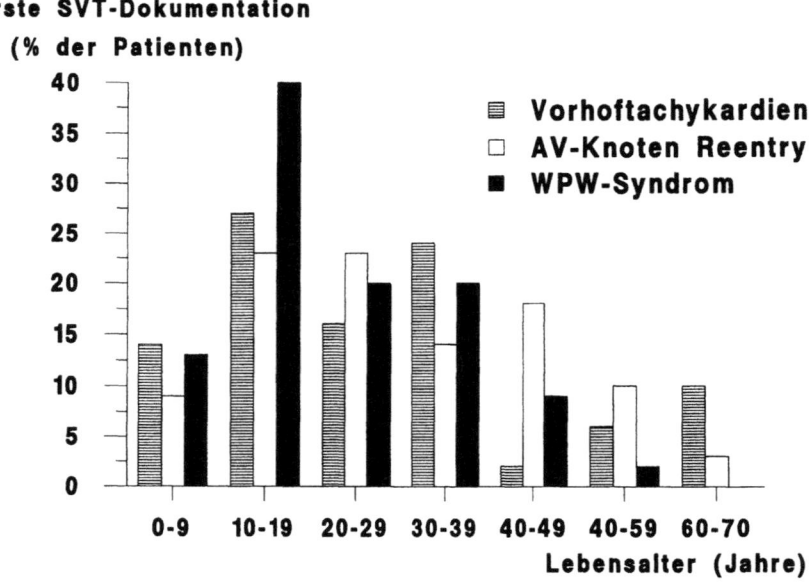

Abb. 13. Erstmanifestation verschiedener SVT-Formen abhängig vom Lebensalter (mod. nach Rodriguez et al. [160]). Alle paroxysmalen SVT-Formen zeigen die häufigste Erstmanifestation zwischen dem 10. und 40. Lebensjahr. Da Vorhoftachykardien häufig eine organische Herzerkrankung zugrunde liegt, wird im 7. Lebensjahrzehnt eine erneute Zunahme der Erstmanifestation von Vorhoftachykardien beobachtet

Vorhoftachykardien oder AV-Knoten-Reentrytachykardien vor, mit denen das Kent-Bündel pathogenetisch nichts zu tun hat. Das Kent-Bündel ist in diesem Fall ein „unschuldiges Anhängsel" der Tachykardie („innocent bystander"). Mehr als die Hälfte aller Patienten mit paroxysmalen SVT ohne Deltawelle bei Sinusrhythmus haben AV-Knoten-Reentrytachykardien [88] (Abb. 12). Etwa ein Drittel der Patienten mit paroxysmalen SVT ohne Deltawelle bei Sinusrhythmus haben ein „verborgenes" WPW-Syndrom. Hierbei leitet das Kent-Bündel lediglich retrograd von der Kammer zum Vorhof, aber nicht antegrad vom Vorhof zur Kammer (Abb. 12). Deshalb fehlt beim „verborgenen" WPW-Syndrom die Deltawelle. Vorhoftachykardien sind nur für ca. 15 % aller paroxysmalen SVT verantwortlich.

   Symptomatische SVT treten bei Patienten mit Vorhoftachykardien und AV-Knoten-Reentrytachykardien durchschnittlich im 28. Lebensjahr erstmals auf (Abb. 13). Demgegenüber hat über die Hälfte der Patienten mit symptomatischem WPW-Syndrom im Alter von 20 Jahren bereits paroxysmale SVT [160]. Männer leiden doppelt so häufig an einem WPW-Syndrom als Frauen. Demgegenüber haben Frauen zweimal häufiger AV-Knoten-Reentrytachykardien als Männer. Die Gründe für die unterschiedliche Alters- und Geschlechtsverteilung bei WPW-Syndrom verglichen mit AV-Knoten-Reentrytachykardien sind bislang unbekannt.

2.2 Differentialdiagnostisches Vorgehen bei Tachykardien mit schmalem QRS-Komplex

Bei der elektrokardiographischen Analyse von Tachykardien mit schmalem QRS-Komplex hat sich folgende Stufendiagnostik bewährt [9, 198, 199] (Tabelle 3):

1) Sind mehr P-Wellen als QRS-Komplexe vorhanden oder ist ein AV-Block II° induzierbar bei fortbestehender SVT?
2) Welche zeitliche Beziehung haben die P-Wellen zu QRS-Komplexen?
3) Welche Morphologie und welche Achse haben die P-Wellen?
4) Ist ein elektrischer Alternans der QRS-Komplexe vorhanden?

   Differentialdiagnostisch hilfreich sind außerdem die Anamnese (Digitalis?, Antiarrhythmika?, paroxysmales Auftreten der SVT?, WPW-Syndrom?), das EKG bei Sinusrhythmus sowie das EKG bei Beginn und Ende der SVT (Deltawelle?, kurze PQ-Zeit?, abrupter Beginn oder „Warming-up-Phänomen"?, SVT-Ende mit retrograder P-Welle?).

Anamnese und EKG bei Sinusrhythmus?

Bei Patienten mit bekanntem WPW-Syndrom mit Deltawelle im EKG bei Sinusrhythmus und paroxysmalen SVT mit schmalem QRS-Komplex handelt es sich praktisch immer um orthodrome AV-Reentrytachykardien mit antegrader

Tabelle 3

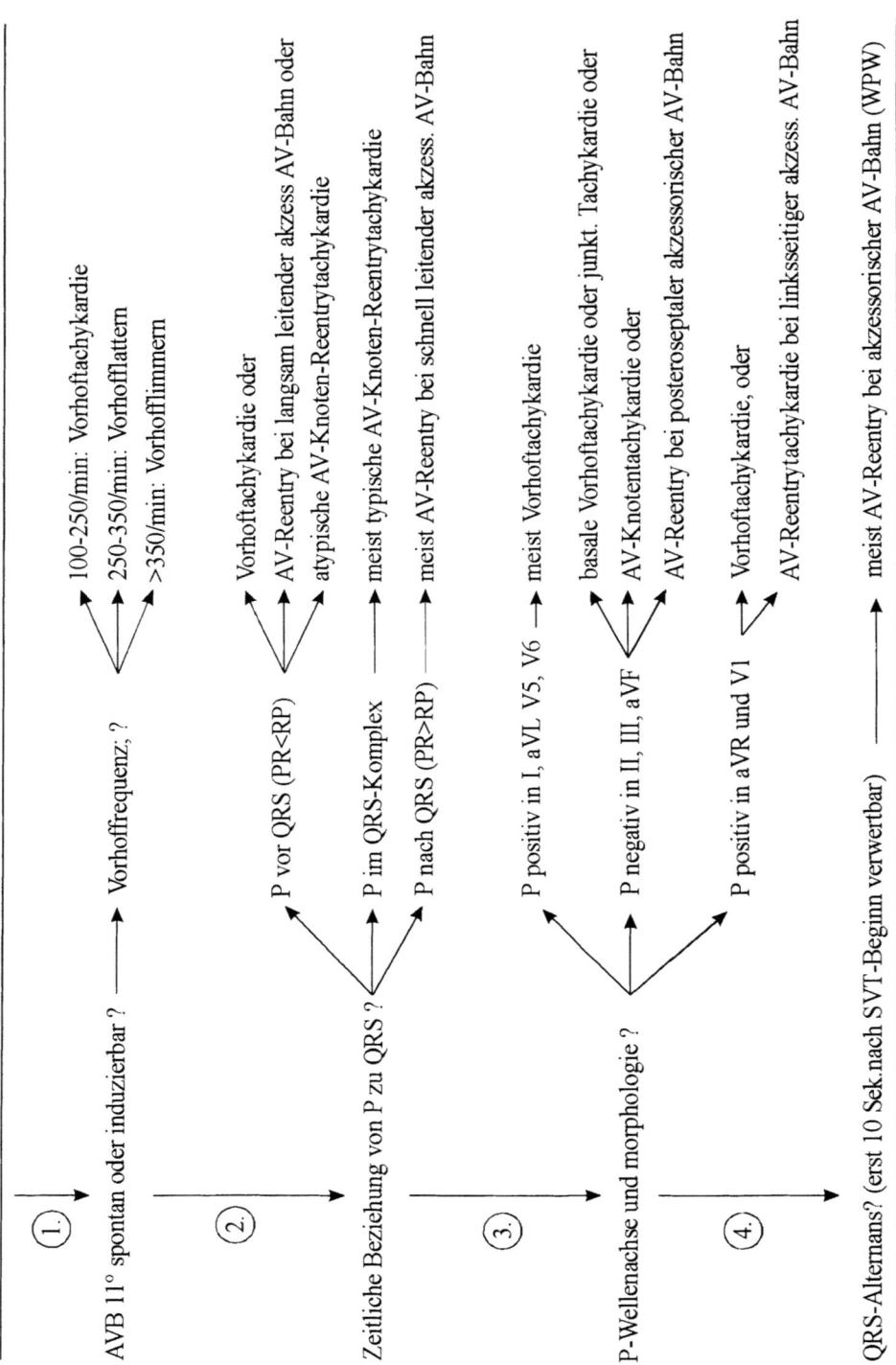

Leitung zur Kammer über den AV-Knoten und retrograder Leitung über das Kent-Bündel zum Vorhof, wo sich der Erregungskreis schließt (Abb. 11). Bei kurzer PQ-Zeit (<120 ms) ohne Deltawelle im EKG bei Sinusrhythmus und paroxysmalen SVT („LGL-Syndrom") handelt es sich meist um AV-Knoten-Reentrytachykardien (vgl. 2.3.7). Bei Patienten mit Digitaliseinnahme muß immer an die Möglichkeit der seltenen digitalisinduzierten Vorhoftachykardie mit Block gedacht werden (Abb. 14). Bei dem Versuch, eine SVT zu beenden, sollte immer ein EKG mitgeschrieben werden. Endet eine SVT spontan oder nach Vagusreiz mit einer P-Welle, der kein QRS-Komplex mehr folgt, so handelt es sich wahrscheinlich um eine AV-Knoten-Reentrytachykardie oder eine AV-Reentry-tachykardie bei WPW-Syndrom [156].

Spontaner oder induzierbarer AV-Block II° oder III°?

Sind im EKG spontan oder durch entsprechende Manöver (Valsalva, Karotis-druck, Isoptin- oder Adenosin-Gabe) bei fortlaufender SVT mehr P-Wellen nachweisbar als QRS-Komplexe, so handelt es sich um eine **Vorhoftachykardie oder Vorhofflattern** (Abb. 14; Tabelle 3). Bei AV-Reentrytachykardien und AV-Knoten-Reentrytachykardien werden durch die kreisende Erregung Vorhof und Kammer regelhaft im Verhältnis 1:1 erregt. Ein AVB II° bei fortlaufender Tachy-kardie ist deshalb bei AV-Reentrytachykardien bei WPW-Syndrom unmöglich und bei AV-Knoten-Reentrytachykardien äußerst selten (Abb. 11, 33). Nach der Vorhoffrequenz und der P-Wellen Morphologie werden SVT mit mehr P-Wellen als QRS-Komplexen weiter unterteilt in Vorhoftachykardien (<250/min), Vorhofflattern (250–350/min) und Vorhofflimmern (>350/min). Die genannten Vorhoffrequenzen stellen hierbei Richtwerte und keine starren Grenzwerte dar. Entscheidend ist neben der Vorhoffrequenz die Beurteilung der P-Wellen Morphologie. Sind z. B. bei einer Vorhoffrequenz von 220/min die typischen „Sägezähne" von Vorhofflattern in den Ableitungen II,III und aVF zu sehen, so lautet die korrekte Diagnose Vorhofflattern und nicht Vorhoftachykardie (Abb. 15).

Zeitliche Beziehung der P-Wellen zu den QRS-Komplexen (PR/RP-Abstand)?

Sind trotz der oben beschriebenen Manöver keine AV-Blockierungen II° nachweisbar, so sollte versucht werden, die zeitliche Beziehung der P-Wellen zu den QRS-Komplexen herauszufinden (Tabelle 3; Abb. 10). Bei 90% der Vorhoftachykardien befindet sich die P-Welle vor dem QRS-Komplex; das PR-Intervall ist hierbei kleiner als der folgende RP-Abstand (PR<RP). Bei typischen AV-Knoten-Reentrytachykardien ist die P-Welle meist im QRS-Komplex ver-borgen oder befindet sich am QRS-Anfang oder -Ende als Pseudo-q oder s-Zacke in den Ableitungen II, III und aVF, oder als Pseudo-r' in V_1 (Abb. 58). Bei orthodromen AV-Reentrytachykardien (WPW-Syndrom) werden zunächst die

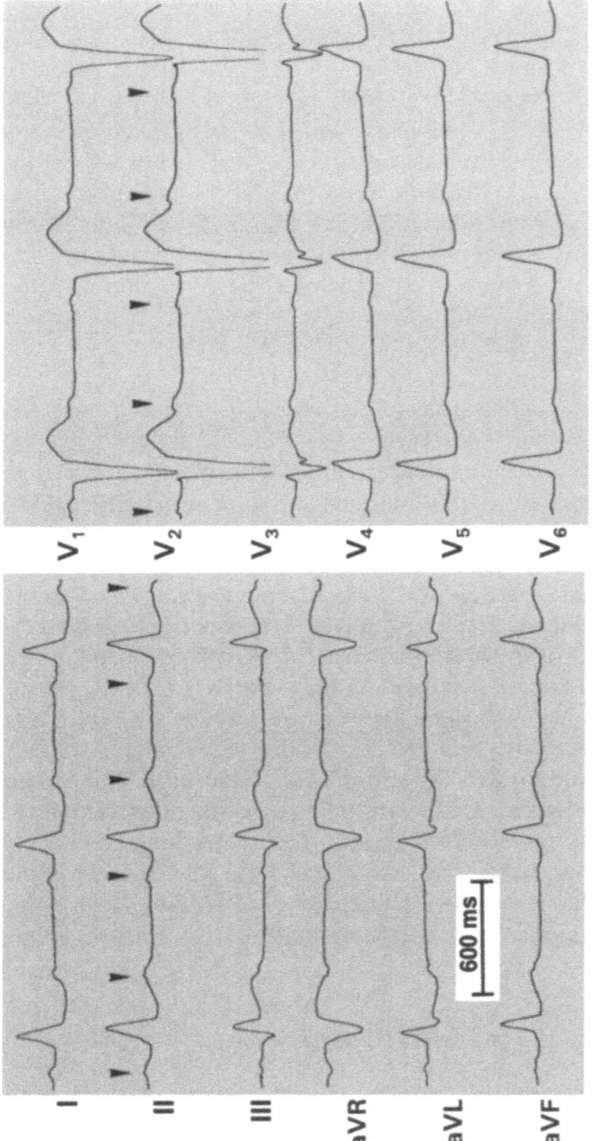

Abb. 14. Paroxysmale atriale Tachykardie mit 2:1-AV-Block („PAT mit Block") bei Digitalisintoxikation und gleichzeitiger Amiodarontherapie bei einer 73j. Pt. mit altem VW-Infarkt. Merkmale der digitalisinduzierten PAT mit Block sind: 1) eine Vorhoffrequenz von 150–240/min, 2) AV-Wenckebach oder 2:1-AV-Block mit „verborgenen" P-Wellen (*Pfeile*) in der ST-Strecke oder T-Welle, 3) positive P-Wellen in den inferioren Ableitungen II, III und aVF bedingt durch den Tachykardieursprung im hohen rechten Vorhof. Die „PAT mit Block" wird häufig mit Sinustachykardien oder mit atypischem Vorhofflattern verwechselt. Wegen der möglicherweise fatalen Folgen für den Patienten darf Digitalis bei Vorhoftachykardien nur dann gegeben werden, wenn eine Digitalisintoxikation als Tachykardieursache sicher ausgeschlossen werden kann

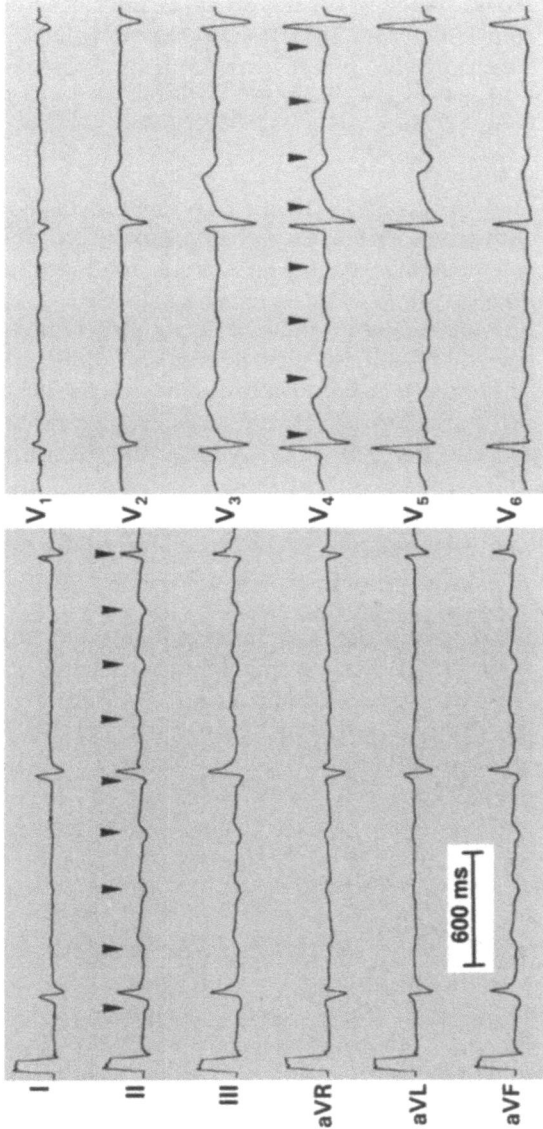

Abb. 15. Typisches Vorhofflattern (Sägezähne in II, III, aVF) mit einer Vorhoffrequenz von 210/min unter Propafenon-Therapie bei einem 77j. Pt. mit altem HW-Infarkt und Vorhofvergrößerung bei Mitral- und Trikuspidalinsuffizienz

Kammern über den AV-Knoten erregt, bevor die Erregung über das Kent-Bündel wieder zurück zum Vorhof gelangt (Abb. 10). Deshalb befindet sich die P-Welle bei AV-Reentrytachykardien regelhaft hinter dem QRS-Komplex in der ST-Strecke oder T-Welle (PR-Abstand>RP-Abstand!).

Morphologie und Achse der P-Wellen?

Wegen der kleinen Amplitude der P-Welle ist ihre Achse bzw. Morphologie bei SVT oft schwierig zu beurteilen. Da der Sinusknoten an der Einmündung der V. cava superior in den hohen rechten Vorhof liegt, haben Sinustachykardien eine positive P-Welle in den Ableitungen, die vom hohen rechten Vorhof weggerichtet sind: Abl. I, II, V_5 und V_6 (Abb. 7, 8). Die Erkennung von Sinustachykardien ist besonders wichtig, da diese meist reflektorisch durch verschiedenste Krankheitszustände ausgelöst werden, die primär erkannt und beseitigt werden müssen (Lungenembolie, Myokardinfarkt, Hyperventilationssyndrom, Fieber, Hyperthyreose, etc.).

Bei AV-Knoten-Reentrytachykardien werden die Vorhöfe von kaudal nach kranial erregt (Abb. 10). Die P-Wellen sind deshalb in den inferioren Ableitungen II, III, aVF negativ und gelegentlich als Pseudo-q oder s-Zacken in II, III und aVF zu erkennen. Bei AV-Reentrytachykardien (WPW-Syndrom) ist die P-Wellenachse und -morphologie von der Lokalisation des Kent-Bündels abhängig und somit sehr variabel. Bei VA-Leitung über posteroseptal gelegene akzessorische AV-Bahnen sind die P-Wellen ähnlich wie bei AV-Knoten-Reentrytachykardien negativ in II, III und aVF (vgl. 2.3.6). Bei orthodromen AV-Reentrytachykardien infolge linksseitiger Kent-Bündel sind die P-Wellen positiv in den Ableitungen, die nach rechts zeigen (V_1 und aVR).

Elektrischer Alternans der QRS-Komplexe (QRS-Alternans)?

Der Nachweis eines QRS-Alternans bei paroxysmalen SVT mit schmalem QRS-Komplex spricht für das Vorliegen einer AV-Reentrytachykardie bei WPW-Syndrom (Abb. 16a). Kalbfleisch et al. [92] beobachteten einen QRS-Alternans im 12-Kanal-EKG bei 27 % der AV-Reentrytachykardien bei WPW-Syndrom verglichen mit 13 % der AV-Knoten-Reentrytachykardien. Ein QRS-Alternans ist nur verwertbar, wenn die SVT bereits mehr als 10 s andauert und die Zykluslänge konstant ist [9, 60, 87, 145]. Bei schnellen SVT (≥200/min) tritt ein QRS-Alternans häufiger auf als bei langsameren SVT. Ursächlich für den QRS-Alternans wird ein Oszillieren der Aktionspotentialdauer des His-Purkinje-Systems ausgelöst durch den abrupten SVT-Beginn angenommen [145]. Warum bei AV-Reentrytachykardien ein QRS-Alternans bei gleichen SVT-Frequenzen häufiger auftritt als bei AV-Knoten-Reentrytachykardien ist bislang ungeklärt [92].

Zusammenfassend kann mit den in Tabelle 3 genannten Kriterien bei 70–80 % aller SVT mit schmalem QRS-Komplex die korrekte Differentialdiagnose aus

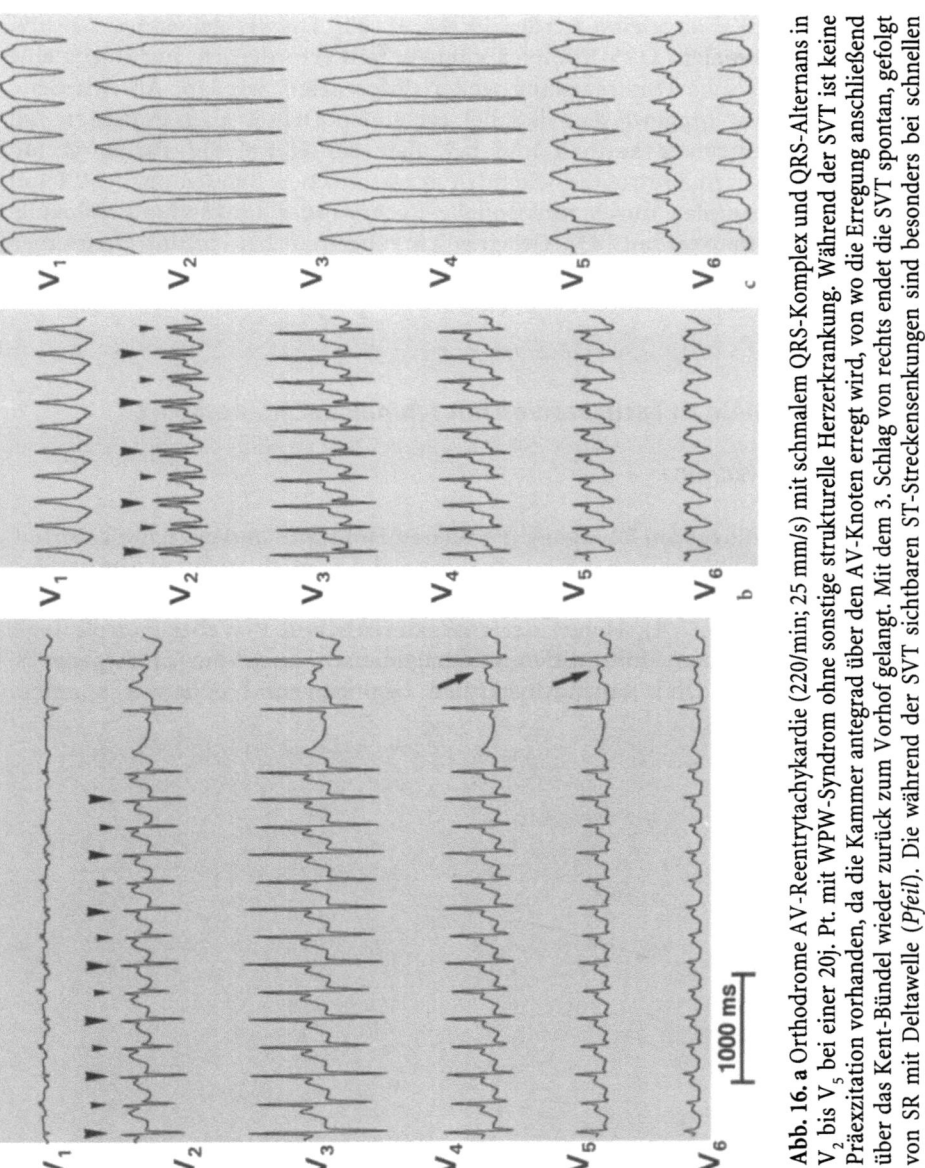

Abb. 16. a Orthodrome AV-Reentrytachykardie (220/min; 25 mm/s) mit schmalem QRS-Komplex und QRS-Alternans in V_2 bis V_5 bei einer 20j. Pt. mit WPW-Syndrom ohne sonstige strukturelle Herzerkrankung. Während der SVT ist keine Präexzitation vorhanden, da die Kammer antegrad über den AV-Knoten erregt wird, von wo die Erregung anschließend über das Kent-Bündel wieder zurück zum Vorhof gelangt. Mit dem 3. Schlag von rechts endet die SVT spontan, gefolgt von SR mit Deltawelle (*Pfeil*). Die während der SVT sichtbaren ST-Streckensenkungen sind besonders bei schnellen SVT häufig zu sehen und *nicht* als Hinweis auf strukturelle Herzerkrankungen verwertbar. **b** Orthodrome AV-Reentrytachykardie (250/min; 25 mm/s) mit funktionellem RSB bei der gleichen Pt. wie in Abb. 16a. **c** Orthodrome AV-Reentrytachykardie (210/min; 25 mm/s) mit funktionellem LSB bei der gleichen Pt. wie in Abb. 16a

dem 12-Kanal-EKG abgeleitet werden [9, 92, 95, 88]. Die verbleibenden 20–30%
der SVT mit schmalem QRS-Komplex können, falls erforderlich, nur durch eine
elektrophysiologische Untersuchung weiter differenziert werden. Abschließend
sei erneut darauf hingewiesen, daß bei ca. einem Drittel aller Patienten mit
AV-Knoten-Reentrytachykardien und bei über der Hälfte der Patienten mit
verborgenen, d. h. nur retrograd leitenden akzessorischen Bahnen auch **SVT mit
breitem QRS-Komplex durch funktionelle Rechts- oder Linksschenkelblockierungen** beobachtet werden [43]. Gelegentlich kann man bei ein und demselben
Patienten SVT mit schmalem QRS-Komplex, mit RSB-Aberration und mit LSB-
Aberration beobachten (Abb. 16a, b, c).

2.3 EKG-Beispiele zu Tachykardien mit schmalem QRS-Komplex

2.3.1 Sinustachykardien

Der Sinusknoten liegt am Übergang der oberen Hohlvene in den rechten Vorhof.
Deshalb sind die P-Wellen bei Sinusrhythmus und folglich auch bei Sinustachykardien positiv in den vom hohen rechten Vorhof weggerichteten Ableitungen I,
II, V_5 und V_6 (Abb. 7, 8). Neben der charakteristischen P-Wellen-morphologie
von Sinustachykardien hilft differentialdiagnostisch auch ihr „nichtparoxys-
males" Auftreten, d. h., Sinustachykardien beginnen und enden fast immer

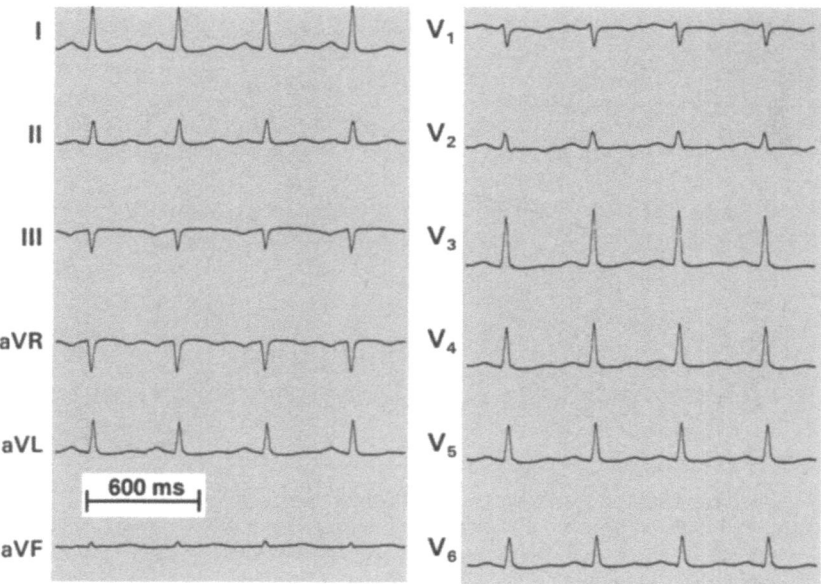

Abb. 17. Sinustachykardie (130/min) bei einer 25j. herzgesunden Pt. mit Hyperventilationssyndrom. Die T-Wellenabflachungen in nahezu allen Ableitungen sind vegetativ
bedingt. Eine Elektrolytstörung lag nicht vor

allmählich und nicht abrupt. Grundsätzlich muß bei reflektorischen Sinustachykardien die weitere Diagnostik und Therapie auf die primär auslösende Ursache
ausgerichtet werden. Häufige Ursachen von Sinustachykardien sind:

- Körperliche oder emotionale Belastung, Hyperventilation,
- Fieber, Schmerzen, Anämie, Hypoxie,
- Orthostase, Hypovolämie, Schock,
- Lungenembolie, chronisches Cor pulmonale,
- Hyperthyreose, Katecholamine, Theophylline, Atropin,
- Koffein, Alkohol, Nikotin,
- akute und chronische Herzinsuffizienz jedweder Genese,
- Myokardinfarkt, Endokarditis, Perimyokarditis.

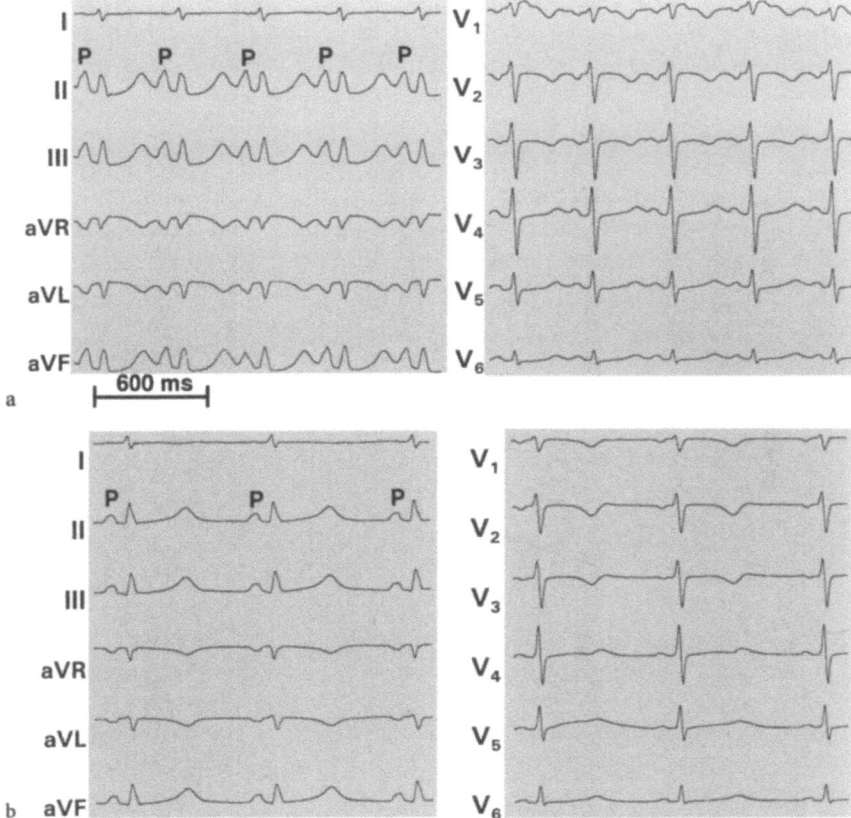

Abb. 18. a Sinustachykardie (133/min) bei akuter Lungenembolie bei einer 56j. Pt. mit
vorbestehender chronisch obstruktiver Lungenerkrankung. Es finden sich folgende EKG-
Zeichen der Rechtsbelastung: 1) ausgeprägtes P pulmonale, wobei die P-Wellen in II, III
und aVF nahezu die Größe der QRS-Komplexe erreichen, 2) Steil- bis Rechtslagetyp, 3)
imkompletter RSB und 4) T-Wellennegativierungen in V$_2$ und V$_3$, **b** SR (74/min) bei
derselben Pt. wie Abb. 18a einen Tag nach Lysetherapie. Deutliche Rückbildung des P
pulmonale; persistierender Steiltyp und T-Wellennegativierungen rechtspräkordial

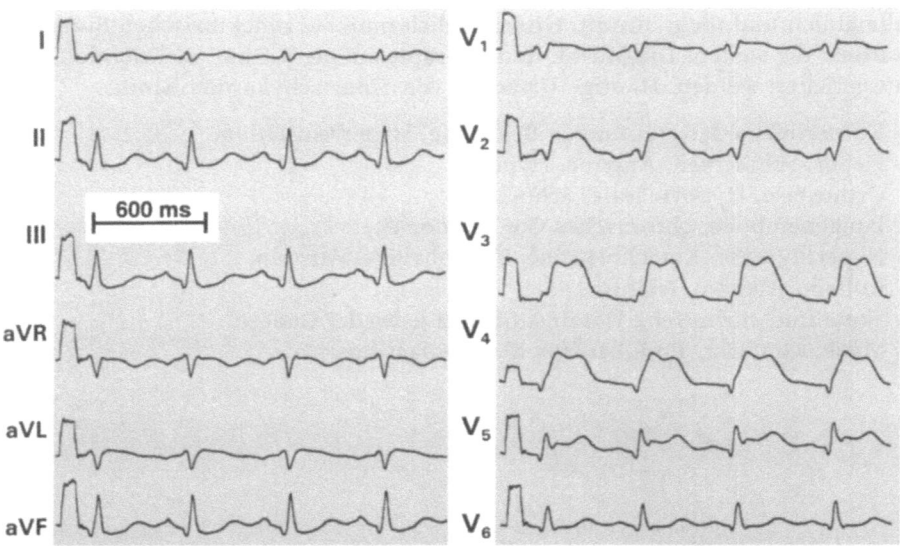

Abb. 19. Sinustachykardie (124/min) bei einem 55j. Pt. mit akutem VW-Infarkt mit ausgeprägten monophasischen ST-Hebungen in V_2 bis V_5

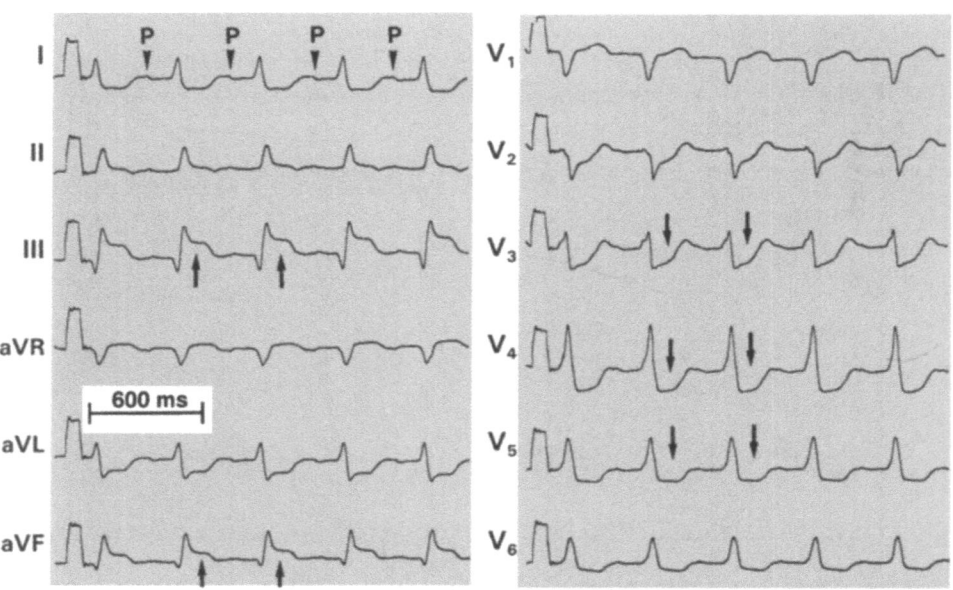

Abb. 20. Sinustachykardie (145/min) bei einem 62j. Pt. mit kardiogenem Schock bei subtotaler Hauptstammstenose. Bei AV-Block I° sind die P-Wellen nur bei genauem Hinsehen am Ende der T-Wellen zu erkennen. Ausgeprägte ST-Streckensenkungen über der gesamten Vorderwand und ST-Hebungen in III und aVF als Zeichen der globalen myokardialen Ischämie mit beginnender Infarzierung im Hinterwandbereich (*Pfeile*)

Einige Beispiele von Sinustachykardien unterschiedlicher Genese zeigen Abb. 17 bis Abb. 23. Bei Sinustachykardien mit AV-Block I° kann die Diagnose durch Überlagerung der P-Welle mit der T-Welle der vorausgehenden Kammeraktion erschwert werden (Abb. 21a). Falls sich die Diagnose einer Sinustachykardie wegen Überlagerung der P-Welle mit der T-Welle nicht eindeutig stellen läßt, sollte versucht werden, durch geeignete Maßnahmen (Valsalva, Karotisdruck, Adenosin-Gabe) vorübergehend eine Frequenzverlangsamung oder AVB II° zu erreichen, um die P-Wellenmorphologie analysieren zu können (Abb. 21b).

Differentialdiagnostisch müssen von den häufigen, reflektorischen Sinustachykardien die sehr seltenen **Sinusknoten-Reentrytachykardien** abgegrenzt werden [151, 55]. Sinusknoten-Reentrytachykardien haben einen plötzlichen Beginn und ein abruptes Ende, wie es auch für andere Reentrytachykardien wie z. B. AV-Knoten-Reentry oder AV-Reentry bei WPW-Syndrom typisch ist. Da Sinusknoten-Reentrytachykardien normalerweise nicht sehr schnell sind (120–140/min), werden sie von den meisten Patienten gut toleriert oder bleiben gänzlich asymptomatisch [150]. Die definitive Diagnose der seltenen Sinusknoten-Reentrytachykardien bleibt der invasiven elektrophysiologischen Untersuchung vorbehalten [55, 150].

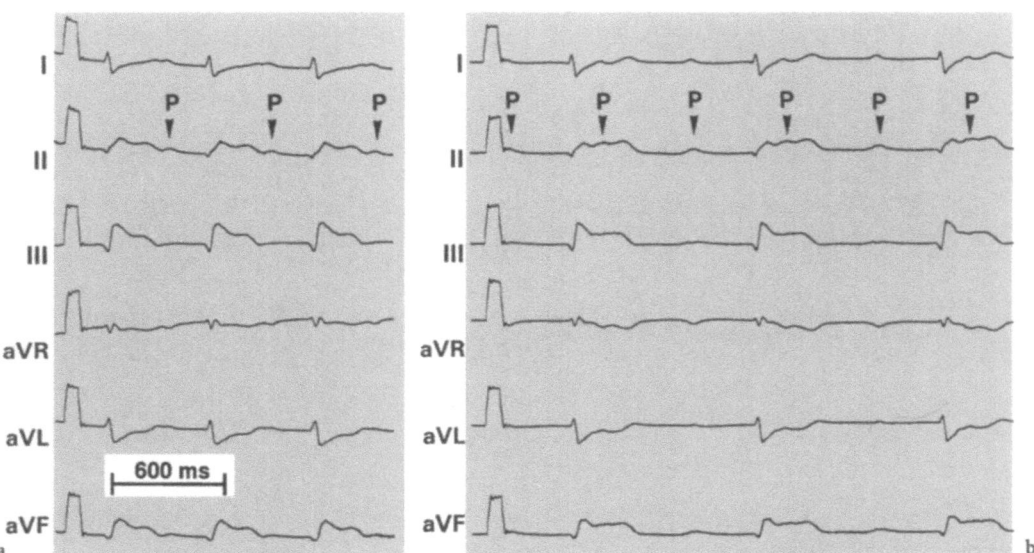

Abb. 21. a Sinustachykardie (112/min) bei einem 55j. Pt. mit akutem HW-Infarkt mit ST-Hebungen in II, III und aVF. Die PQ-Zeit ist auf 250 ms verlängert, **b** Sinustachykardie (120/min) mit AVB II° beim gleichen Pt. wie in Abb. 21a. AV-Blockierungen II-III° bei HW-Infarkt weisen auf einen Verschluß der rechten Koronararterie hin, von der regelhaft die AV-Knotenarterie abgeht. Der AV-Block verschwand kurz nach Beginn der systemischen Lysetherapie. Die Anlage eines passageren Schrittmachers war bei diesem Pt. nicht erforderlich. Die Implantation eines permanenten Schrittmachers wegen AV-Blockierungen infolge eines akutem HW-Infarkts ist praktisch nie notwendig, da die AV-Blockierungen fast immer reversibel sind

2.3.2 Vorhoftachykardien (atriale Tachykardien)

Bei der Nomenklatur von Vorhoftachykardien gibt es in der Rhythmologie derzeit leider keine Einigkeit. Einige Autoren unterscheiden „nomotope" Vorhoftachykardien (=Sinustachykardien) von „ektopen" Vorhoftachykardien [18]. Andere Autoren verwenden den Begriff „ektope" Vorhoftachykardie nur für Vorhoftachykardien vom Automatietyp zur Abgrenzung gegenüber den selteneren Vorhoftachykardien vom Reentrytyp [150]. Um diese Begriffsverwirrung zu vermeiden, definieren wir in diesem Buch Vorhoftachykardien unabhängig von ihrem Pathomechanismus durch folgende zwei Kriterien:

1) Die Tachykardie entspringt in den Vorhöfen außerhalb des Sinusknotens und AV-Knotens, wobei AV-Knoten oder akzessorische AV-Bahnen nicht kausal am Fortbestehen der Tachykardie beteiligt sind (Abb. 10 und 11).
2) Die Frequenz der Tachykardie liegt unterhalb der Frequenz von Vorhofflattern oder -flimmern (ca. 250/min).

Nach ihrem klinischen Auftreten unterscheidet man paroxysmale Vorhoftachykardien (mit plötzlichem Beginn, regelmäßigen RR-Abständen und abruptem Ende) von nichtparoxysmalen Vorhoftachykardien. Nach Josephson und Wellens [88] beruhen lediglich 15% aller paroxysmalen SVT auf Vor-

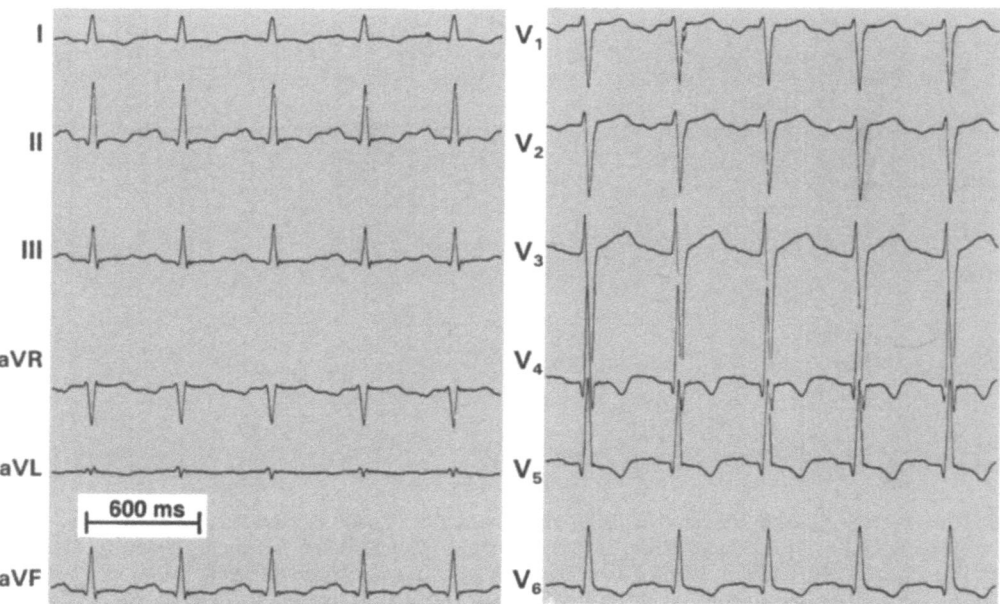

Abb. 22. Sinustachykardie (125/min) bei einer 70j. Pt. mit 39° Fieber bei Pneumonie und hochgradiger Aortenstenose. Ausgeprägte LV-Hypertrophie mit sekundären T-Negativierungen in V_4 bis V_6. Der Sokolow-Index beträgt 4 mV. Die q-Zacken in V_4 bis V_6 sind Zeichen der Septumhypertrophie

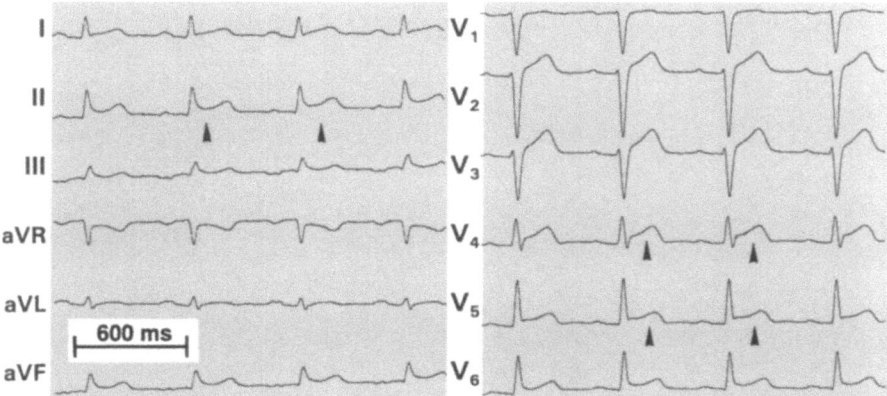

Abb. 23. Sinustachykardie (108/min) bei einem 36j. Pt. mit akuter Perimyokarditis 3 Wochen nach grippalem Infekt. ST-Hebung in den Ableitungen I, II, III, aVF, V_2 bis V_6. Im Unterschied zum akuten Myokardinfarkt sind die ST-Hebungen nicht auf eine bestimmte Herzregion beschränkt, haben meist einen konkaven Verlauf (II, III, aVF, V_6) und gehen typischerweise vom aufsteigenden Schenkel der S-Zacke ab (bei unserem Pt. deutlich in V_4 und angedeutet in V_5 zu sehen (*Pfeile*)

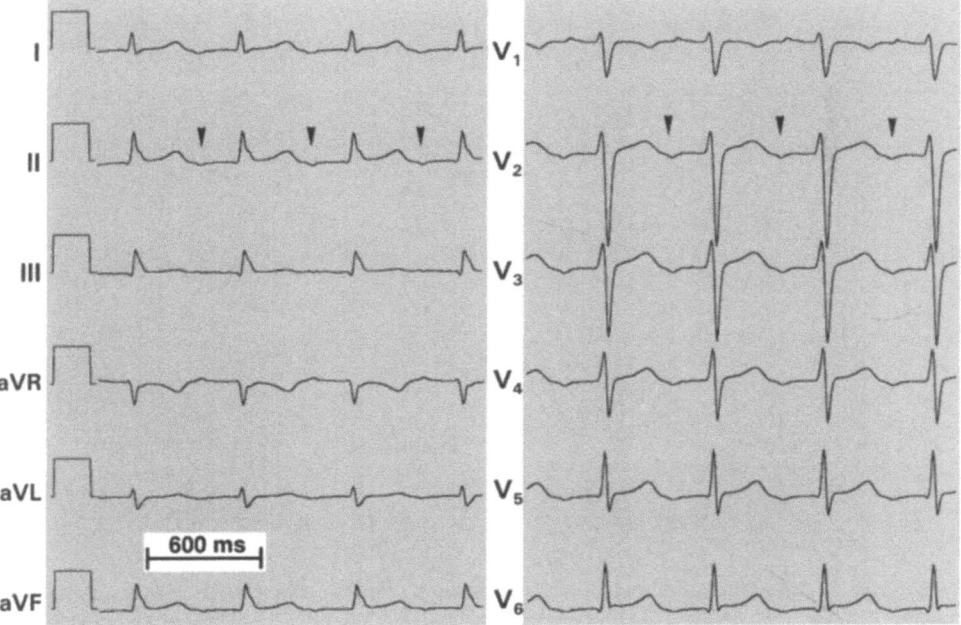

Abb. 24a

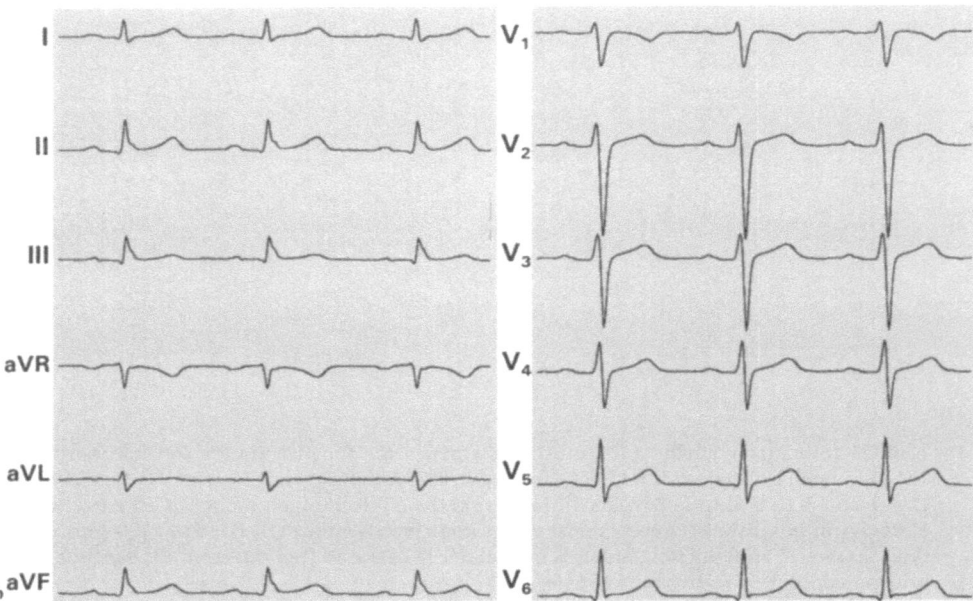

Abb. 24. a Vorhoftachykardie vom Automatietyp (105/min) bei einer 30j. Pt. ohne Nachweis einer strukturellen Herzkrankheit kurz vor erfolgreicher Katheterablation des ektopen Fokus im basalen linken Vorhof, **b** SR (80/min) bei der gleichen Pt. wie Abb. 24a. Beachte die P-Wellenmorphologie bei SR (P positiv in I, II, V_2 bis V_6) im Vergleich zur Vorhoftachykardie (P biphasisch bzw. negativ in I, II, V_2 bis V_6)

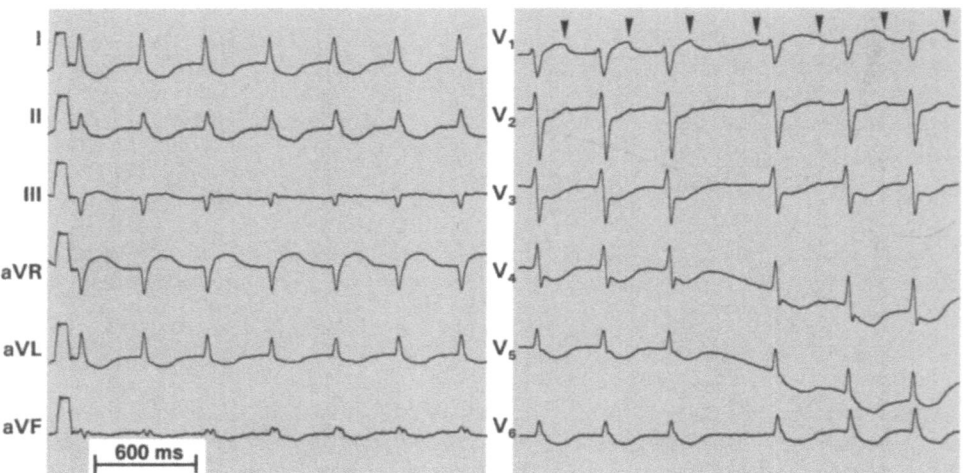

Abb. 25. Vorhoftachykardie (160/min) bei einer 75j. Pt. mit Hyperthyreose. Das EKG war zunächst als Tachyarrhythmia absoluta bei Vorhofflimmern fehlgedeutet worden. In V_1 ist die Vorhoftachykardie mit AV-Block II° vom Typ Wenckebach gut zu erkennen. Der AVB II° schließt eine AV-Reentry oder AV-Knoten-Reentrytachykardie im vorliegenden Beispiel aus. Die Tachykardie ließ sich durch Gabe von Propranolol in einschleichender Dosierung rasch beseitigen

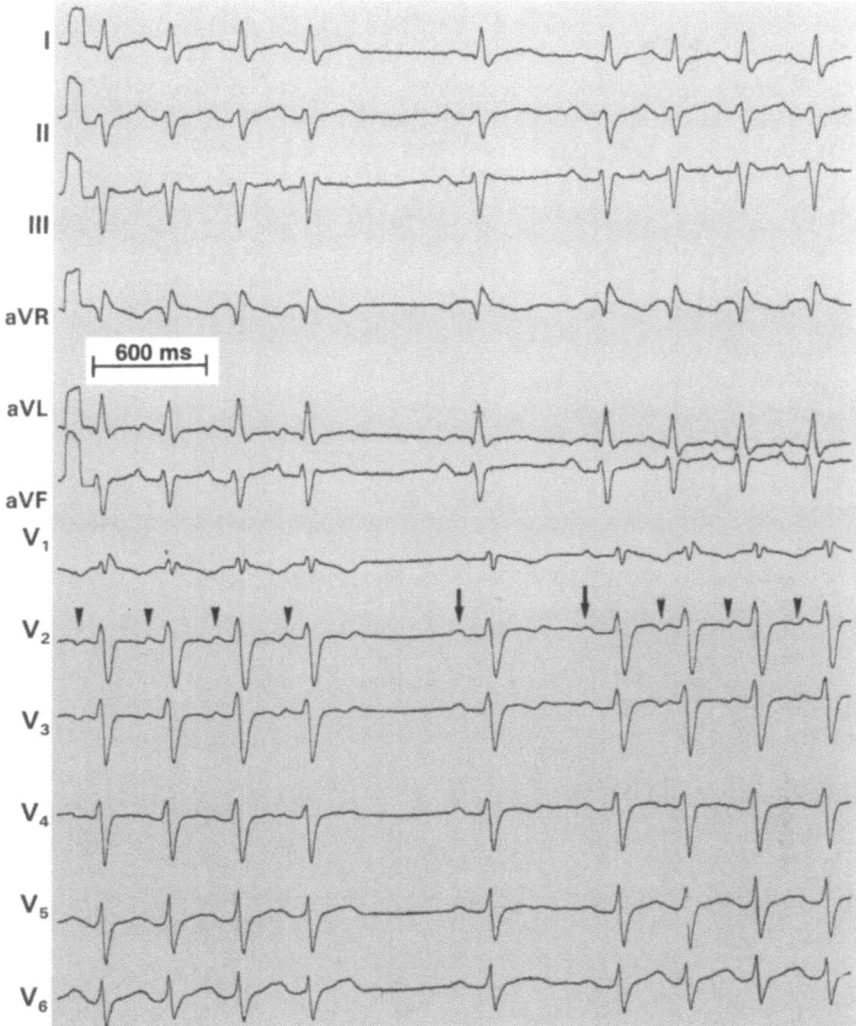

Abb. 26. Salvenartig auftretende Vorhoftachykardie (165/min, *kleine Pfeile*), die nach 3–10 Schlägen jeweils von 1 bis 2 Sinusaktionen (*große Pfeile*) unterbrochen wird. Während der tachykarden Phasen funktioneller iRSB. Die P-Wellen während der Tachykardie (*kleine Pfeile*) sind deutlich von den P-Wellen bei SR verschieden (*große Pfeile*)

hoftachykardien. Die meisten paroxysmalen SVT werden durch AV-Knoten-Reentry oder durch AV-Reentry bei WPW-Syndrom verursacht (Abb. 11).

Morphologie und Achse der P-Wellen bei Vorhoftachykardien sind von den P-Wellen bei Sinusrhythmus je nach Ursprung der Vorhoftachykardie mehr oder weniger verschieden (Abb. 14, 24, 25, 26). Die Vorhoffrequenz liegt bei atrialen Tachykardien zwischen 100 und 250/min (Abb. 27). Die Vorhofaktionen werden hierbei entweder im Verhältnis 1:1 zu den Kammern übergeleitet (Abb. 24, 26, 27)

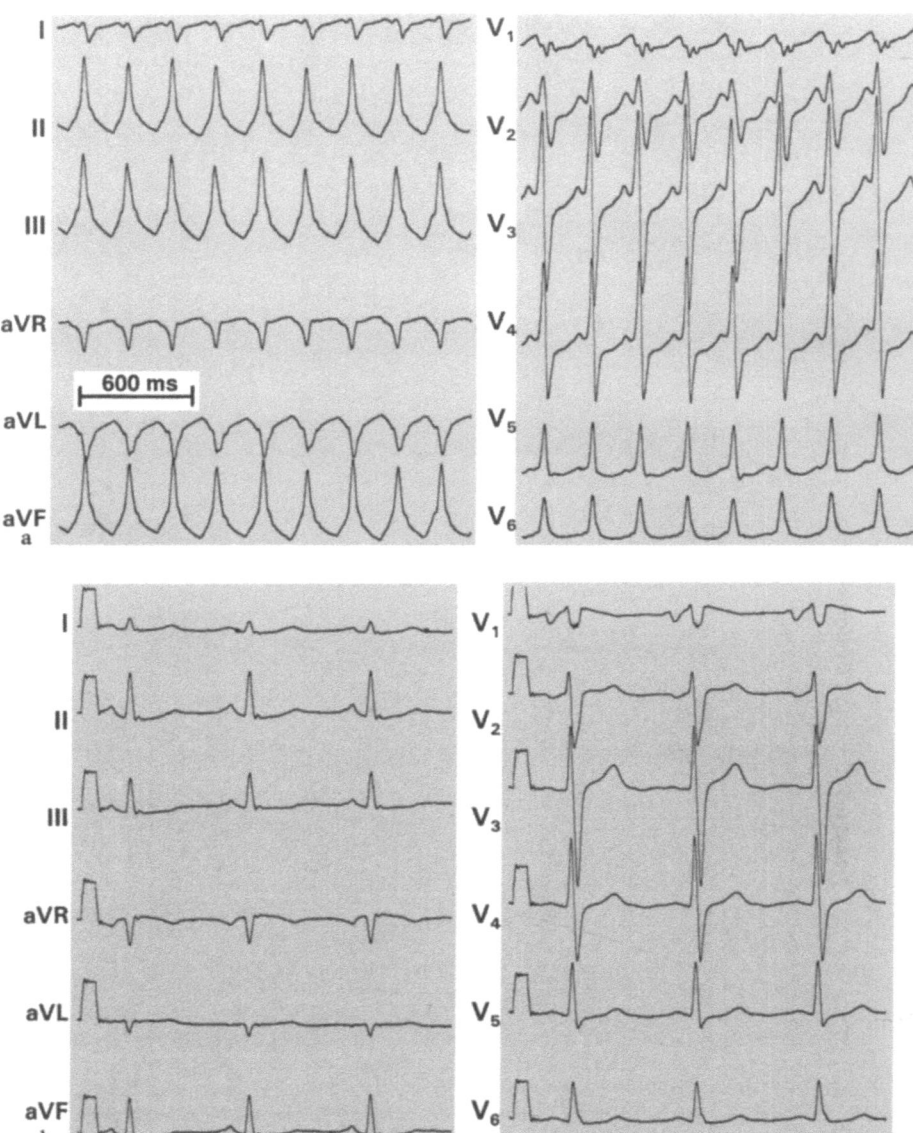

Abb. 27. a Schnelle Vorhoftachykardie vom Reentrytyp (240/min) bei einem 23j. Pt. nach operativem Verschluß eines Vorhofseptumdefekts. Die Diagnose Vorhoftachykardie wurde durch eine EPU gesichert. Zusätzlich fand sich bei diesem Pt. eine gesteigerte AV-Knotenleitungsfähigkeit mit 1:1-AV-Überleitung bis 280/min ohne Vorhandensein einer akzessorischen AV-Bahn, **b** SR (94/min) beim gleichen Pt. wie in Abb. 27a

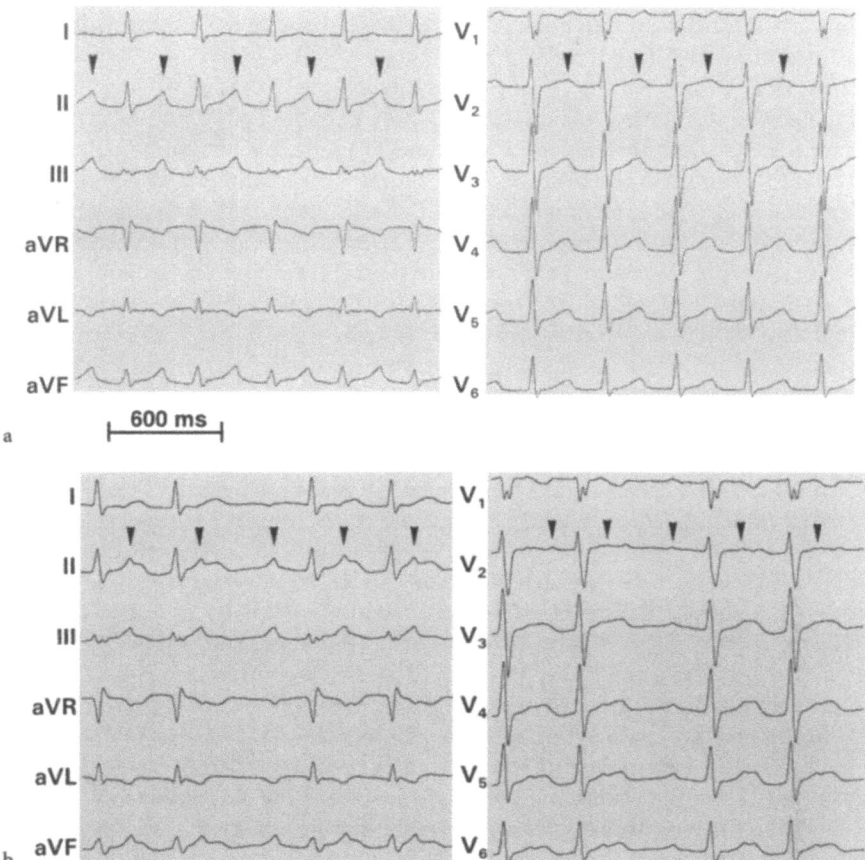

Abb. 28. a Permanente („incessant") Vorhoftachykardie (150/min) mit 1:1-AV-Überleitung bei einer 18j. Pt. ohne Hinweise auf eine strukturelle Herzerkrankung. Die P-Welle befindet sich bei AV-Block I° am Ende der T-Welle (beachte die entrundete Form der T-Welle markiert durch *Pfeile*). **b** Nach Gabe von 1 A Verapamil i. v. kommt es zu einem AVB II° bei fortlaufender Vorhoftachykardie als Beweis dafür, daß es sich um eine atriale Tachykardie handelt (Bei AV-Reentrytachykardien muß jede P-Welle von einem QRS-Komplex gefolgt werden, sonst kann Reentry zwischen Vorhof und Kammer nicht fortbestehen!). Die positive P-Wellenmorphologie in II, III und aVF schließt die seltene AV-Knoten-Reentrytachykardie mit AV-Block sicher aus. Die P-Wellen-morphologie (positiv in II, III, aVF, V$_1$ und negativ in I und aVL läßt auf einen Tachykardieursprung im linken Vorhof im Bereich der Einmündungen der Pulmonalvenen schließen

oder im AV-Knoten in unterschiedlichem Maße blockiert (Abb. 25, 28). Bei Vorhoftachykardien mit AV-Block sollte immer an eine mögliche Digitalisintoxikation als Tachykardieursache gedacht werden [120] (Abb. 14). Die Gabe von Digitalis ist bei Vorhoftachykardien mit Block deshalb solange obsolet, bis eine vorbestehende Digitalisüberdosierung sicher ausgeschlossen ist. Falls dies

anamnestisch nicht möglich ist, sollte vor Digitalisgabe das Ergebnis der Spiegel-
bestimmung von Digoxin und Digitoxin abgewartet werden.

In der Regel haben Vorhoftachykardien bei 1:1-AV-Überleitung eine
normale oder nur gering verlängerte PQ-Zeit, d. h. der PR-Abstand ist in der Regel
kürzer als der darauffolgende RP-Abstand (Tabelle 3; Abb. 24, 26). Bei Patienten
mit verzögerter AV-Überleitung (AV-Block I°) projiziert sich die P-Welle
gelegentlich auf die vorausgehende T-Welle (Abb. 28) oder sogar auf den
vorausgehenden QRS-Komplex (Abb. 29). Um auch bei Vorhoftachykardien mit
AV-Block I° die korrekte Diagnose aus dem 12-Kanal-EKG stellen zu können,
sollte versucht werden, durch einen Karotisdruckversuch oder durch pharmakologische Manöver (Adenosin oder Isoptin i. v.) eine AV-Blockierung II°
herbeizuführen. Wenn bei fortlaufender SVT auch nur eine einzige P-Welle nicht
zur Kammer übergeleitet wird, so ist die Diagnose einer Vorhoftachykardie
gesichert (Abb. 28). Die einzige Ausnahme von dieser Regel sind AV-Knoten-
Reentrytachykardien mit AV-Blockierungen unterhalb des Reentrykreises, die an
den in Abb. 30 beschriebenen Merkmalen leicht erkannt werden kann.

Vorhoftachykardien können durch alle 3 bekannten Mechanismen Reentry,
gesteigerte Automatie und getriggerte Aktivität [28, 209] verursacht werden
(Abb. 4, Tabelle 2). **Vorhoftachykardien durch Reentry** sind selten und treten
paroxysmal auf, d. h. sie beginnen und enden plötzlich spontan oder durch
geeignete Manöver (Valsalva, Karotisdruck, Medikamente). Meist findet sich bei
Patienten mit Vorhoftachykardien durch Reentry eine strukturelle Herzerkrankung, insbesondere nach operativer Korrektur angeborener Vitien (Abb. 27, 29,
32). Im Gegensatz zu Vorhoftachykardien vom Automatietyp lassen sich Vorhoftachykardien vom Reentrytyp durch Vorhofextrastimuli bei der elektrophysiologischen Untersuchung regelhaft auslösen und terminieren.

Vorhoftachykardien durch abnormale Automatie (Abb. 24, 25, 26, 28, 31)
sind häufiger als Vorhoftachykardien durch Reentry. Automatiebedingte
Vorhoftachykardien zeigen häufig eine allmähliche Frequenzzunahme bei Beginn
(„**warming-up**") und Frequenzabnahme bei Ende der Tachykardie. Seit kurzem
werden bei jungen Patienten mit automatiebedingten Vorhoftachykardien
mittels Katheterablation mit Hochfrequenzenergie zunehmend kurative Thera-
pieerfolge erzielt (Abb. 24). Als Prädilektionsstellen für den Ursprung automatiebedingter Vorhoftachykardien haben sich die Einmündungen der oberen
Lungenvenen in den linken Vorhof (Abb. 28) sowie der Eingang des rechten
Herzohres erwiesen [116].

Eine seltene Sonderform automatiebedingter Vorhoftachykardien ist die
multifokale Vorhoftachykardie (Abb. 31). Sie wird durch mehrere atriale
Automatiezentren hervorgerufen. Wegen der häufig wechselnden P-Wellenmorphologie wurde die multifokale Vorhoftachykardie früher auch chaotischer Vorhofrhythmus genannt. Ursächlich findet sich bei den zumeist älteren Patienten
regelhaft eine schwere organische Herzerkrankung wie z. B. ein Cor pulmonale mit
schwerer respiratorischer Insuffizienz, eine fortgeschrittene koronare Herzerkrankung oder eine dekompensierte Herzinsuffizienz bei einem Vitium cordis.

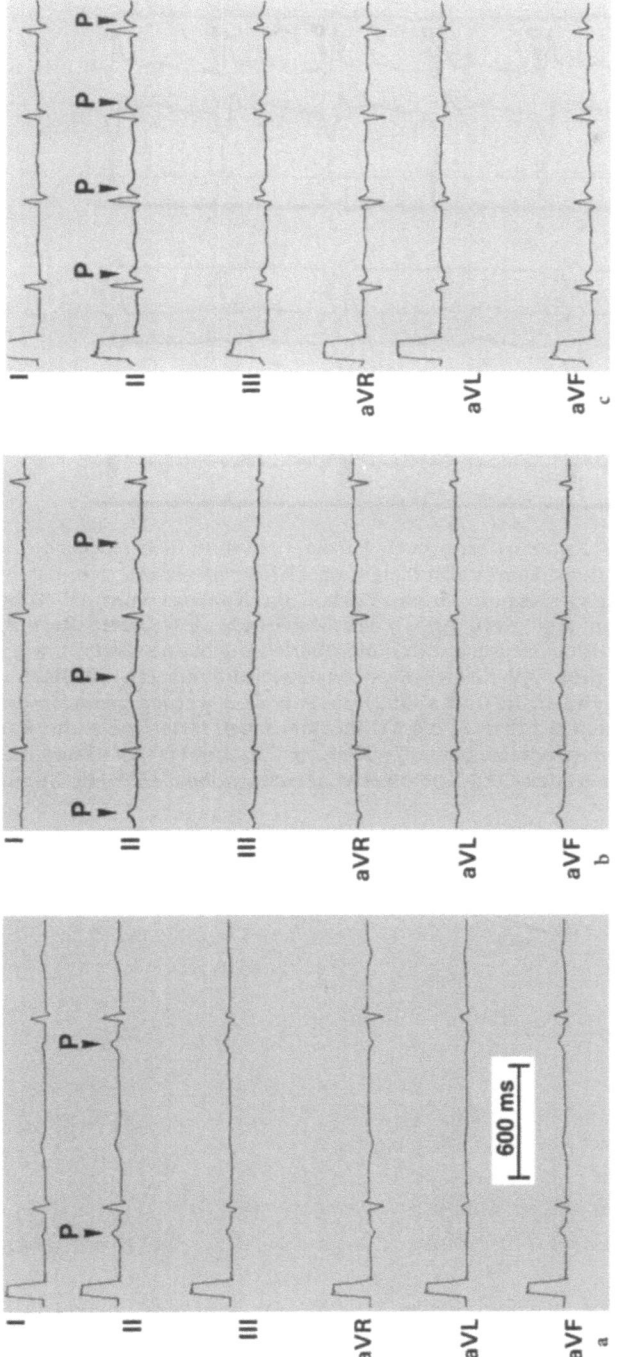

Abb. 29. a SR (55/min) mit kurzer PQ-Zeit bei einer 30j. Pt. nach Mitralklappenersatz, **b** SR (82/min) mit Verlängerung der PQ-Zeit auf 360 ms nach „Sprung" in eine funktionell langsam leitende AV-Knotenbahn bei demselben Pt. wie in Abb. 29a, **c** Vorhoftachykardie (130/min; Diagnose durch EPU gesichert) mit 1:1-Überleitung zur Kammer über die funktionell langsam leitende AV-Knotenbahn bei demselben Pt. wie in Abb. 29a, b. Die P-Wellen (*Pfeile*) befinden sich wegen der langsamen AV-Überleitung am Ende der vorausgehenden QRS-Komplexe

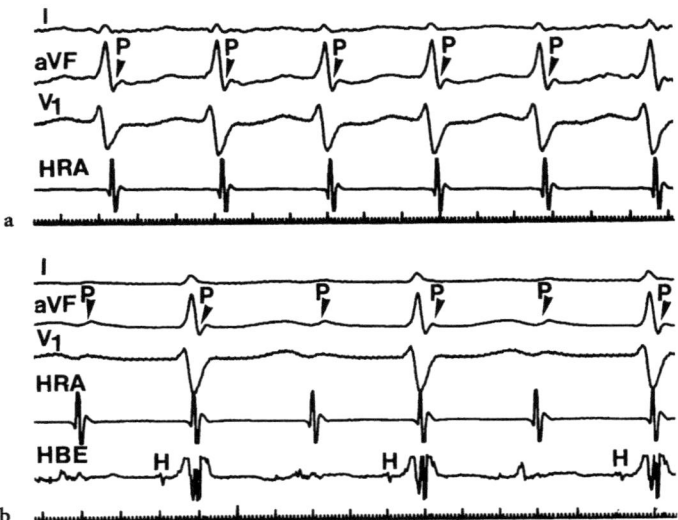

Abb. 30. a Typische AV-Knoten-Reentrytachykardie (210/min; Schreibgeschwindigkeit 100 mm/s). In der intrakardialen Vorhofableitung (*HRA*) projiziert sich das Vorhofpotential direkt unter die QRS-Komplexe, da Vorhof und Kammer vom AV-Knoten aus gleichzeitig erregt werden (vgl. Abb. 10). **b** Fortbestehende AV-Knoten-Reentrytachykardie (210/min) mit 2:1-Blockierung der Kammerüberleitung beim selben Pt. wie in Abb. 30a Kriterien für die Diagnose AV-Knoten-Reentrytachykardie mit 2:1-AV-Block sind: 1) die P-Wellen sind negativ in II, III und aVF; 2) die P-Wellen werden genau in der Mitte zwischen 2 QRS-Komplexen sichtbar; 3) die AV-Blockierungen treten meist nur kurzzeitig auf, wobei sich die Kammerfrequenz beim Wechsel der 2:1- zur 1:1-AV-Überleitung verdoppelt und die P-Wellen in den QRS-Komplexen „verschwinden". *HBE* His-Bündel-EKG

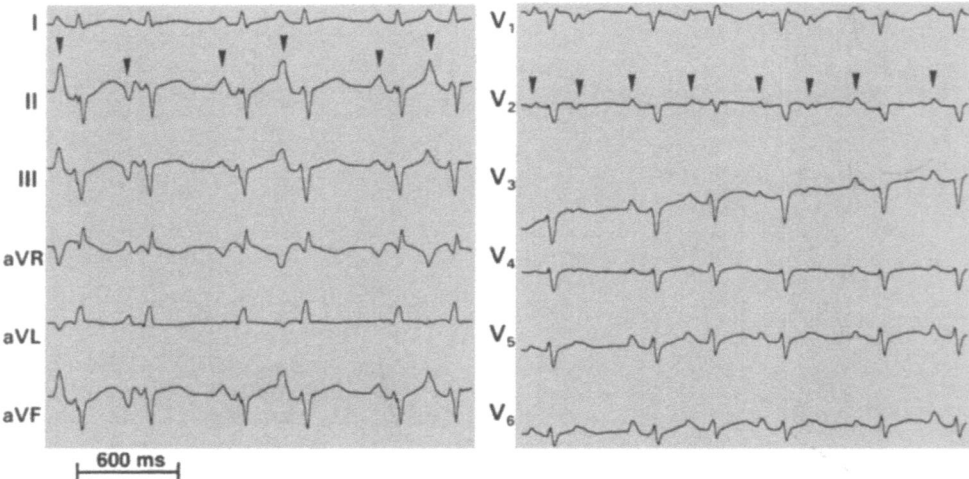

Abb. 31. Multifokale Vorhoftachykardie („chaotischer Vorhofrhythmus"; Eichung: 2 mV/cm) bei einer 70j. Pt. mit infektexazerbierter chronisch obstruktiver Lungenerkrankung. Beachte die sehr unterschiedlich konfigurierten und unregelmäßig einfallenden P-Wellen mit gelegentlich sehr großer Amplitude im Sinne eines P pulmonale

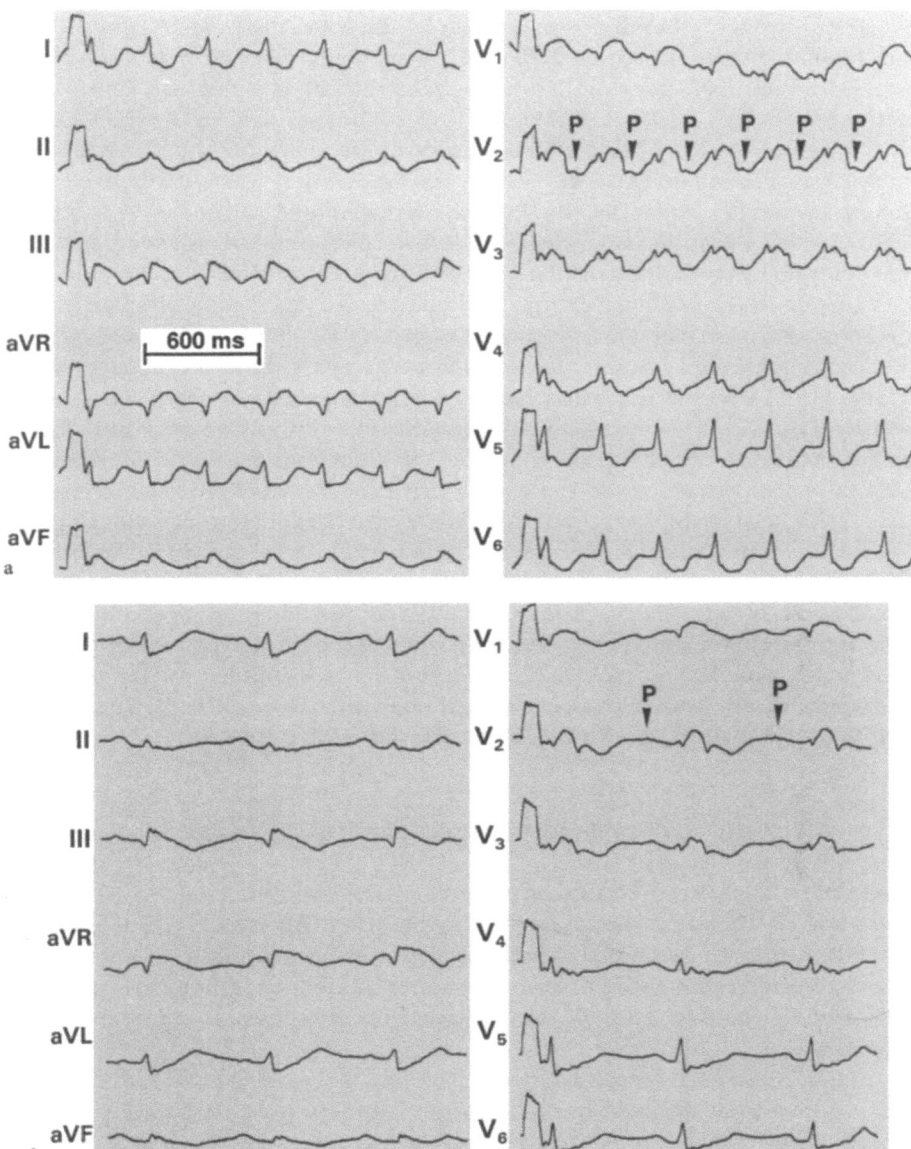

Abb. 32. a Paroxysmale Vorhoftachykardie (195/min; RSB-Konfiguration; Diagnose durch EPU gesichert) bei einer 24j. Pt. mit Z. n. Trikuspidalklappenersatz bei Morbus Ebstein. Ein WPW-Syndrom, das bei ca. 25% der Patienten mit Morbus Ebstein vorhanden ist, wurde ausgeschlossen. Differentialdiagnostisch muß bei dieser RSB-Konfiguration eine VT durch eine EPU ausgeschlossen werden, **b** SR (90/min) bei der gleichen Pt. wie Abb. 32a. Beachte den vorbestehenden RSB mit sehr großer R'-Zacke

Eine weitere Sonderform atrialer Tachykardien sind **unaufhörliche** („incessant") **Vorhoftachykardien** [204]. Hierbei sind über Monate und ggf. Jahre entweder ständige Salven der Vorhoftachykardie nur von wenigen Sinusschlägen getrennt, so daß mehr als 50% der Herzaktionen der atrialen Tachykardie zugehören (Abb. 26), oder die Vorhoftachykardie dauert an ohne Unterbrechung durch Sinusaktionen (Abb. 28). Diese unaufhörlichen Tachykardien treten oft schon im Kindes- oder frühen Erwachsenenalter auf. Diagnose und adäquate Therapie der unaufhörlichen atrialen Tachykardien sind außerordentlich wichtig, um einer **tachykardieinduzierten Herzinsuffizienz** vorzubeugen bzw. eine bereits bestehende Herzinsuffizienz zur Rückbildung zu bringen [205]. Differential-diagnostisch muß bei unaufhörlichen supraventrikulären Tachykardien neben Vorhoftachykardien immer auch an eine permanente junktionale Reentrytachy-kardie (PJRT) bei verborgener, langsam leitender akzessorischer Bahn gedacht werden (vgl. 2.3.7). Können durch Maßnahmen wie Valsalva-Manöver, Karotis-druck, Adenosin- oder Verapamil-Gabe AV-Blockierungen II° bei fortlaufender SVT ausgelöst werden, so ist der atriale Ursprung der Tachykardie bewiesen und eine PJRT ausgeschlossen (Abb. 28). Im Zweifelsfall bleibt der elektrophysio-logischen Untersuchung die Diagnosesicherung vorbehalten. Die korrekte Differentialdiagnose zwischen unaufhörlicher atrialer Tachykardie und PJRT ist wichtig, da nahezu jeder Patient mit PJRT durch eine transvenöse Katheter-ablation kurativ behandelt werden kann, während die Erfolgsraten für die Kathe-terablation von Vorhoftachykardien wegen der schwierigeren Mappings beim Schreiben dieses Manuskripts noch deutlich unter der ca. 90%-Erfolgsrate bei WPW-Syndrom und AV-Knoten-Reentrytachykardien liegen.

2.3.3 Akzelerierter junktionaler Rhythmus und junktionale Tachykardien

Junktionale Tachykardien sind selten und entstehen im Bereich des AV-Knotens und des His-Bündels durch abnorm gesteigerte Automatie oder getriggerte Aktivität (Abb. 4). Junktionale Tachykardien werden aufgrund ihrer Entstehung durch gesteigerte Erregungsbildung und nicht durch kreisende Erregungen von den sehr viel häufigeren AV-Knoten-Reentrytachykardien abgegrenzt (Abb. 33) (vgl. 2.3.5).

Junktionale Tachykardien treten bei Erwachsenen meist nichtparoxysmal auf, d.h. sie beginnen und enden nicht abrupt, sondern gehen allmählich aus dem jeweils vorherrschenden Vorhofrhythmus hervor und wieder in diesen über [57]. Da Tachykardien definitionsgemäß eine Frequenz über 100/min haben, werden junktionale Rhythmen mit Frequenzen von 60 bis 100/min als akzelerierte junktionale Rhythmen bezeichnet [39] (Abb. 34).

Nichtparoxysmale junktionale Tachykardien sind häufig digitalisinduziert, können aber auch bei Myokarditis, bei koronarer Herzerkrankung und nach herzchirurgischen Eingriffen auftreten (Abb. 35). Junktionale Tachykardien treten außerdem regelhaft während Hochfrequenzenergieabgaben bei der AV-Knotenmodifikation zur kurativen Therapie von AV-Knoten-Reentrytachy-

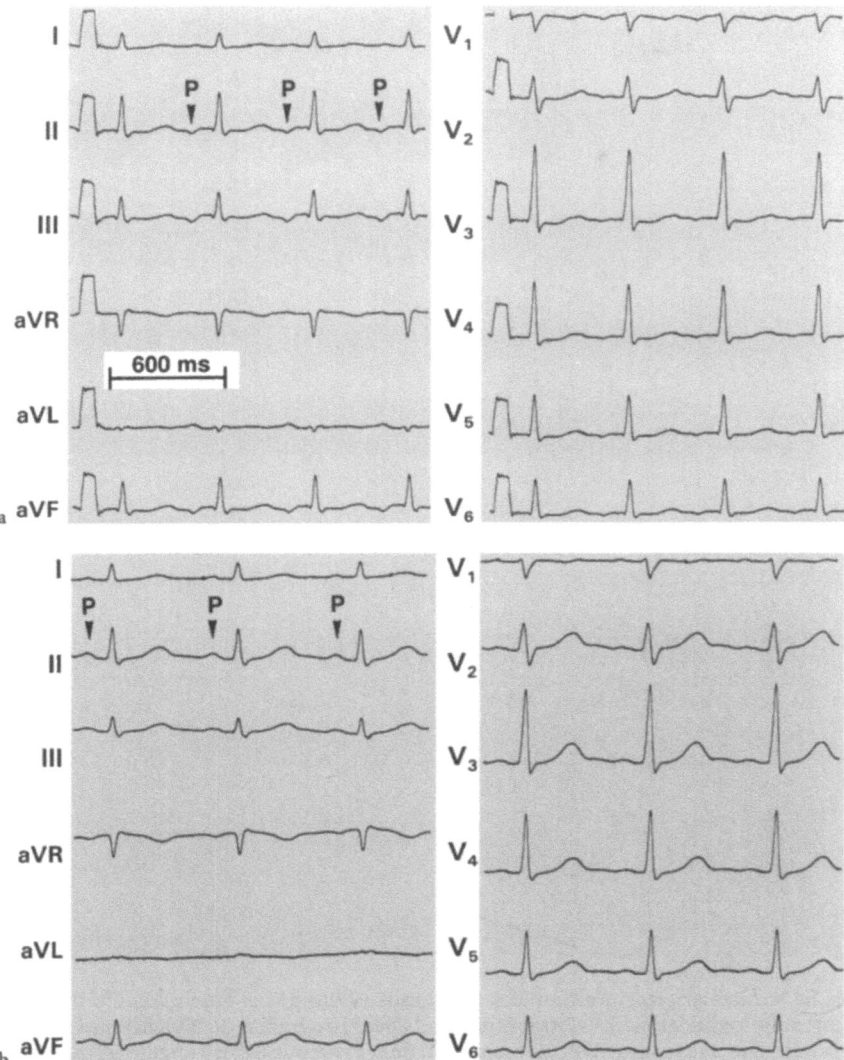

Abb. 33. a Junktionale Tachykardie (120/min) nach Katheterablation der funktionell langsam leitenden AV-Knotenbahn bei einem Pt. mit AV-Knoten-Reentrytachykardie. Differentialdiagnostisch muß diese Tachykardie durch die Induktion eines AVB II° oder durch eine EPU von einer atypischen AV-Knoten-Reentrytachykardie sowie einer AV-Reentrytachykardie bei langsam leitendem, posteroseptalen Kent-Bündel abgegrenzt werden (vgl. 2.3.5 und 2.3.6), **b** SR (92/min) bei der gleichen Pt. wie Abb. 25a. Beachte die P-Wellenmorphologie bei SR (positive P-Welle in I, II, III, aVF, V_5 und V_6) im Vergleich zur junktionalen Tachykardie (negative P-Welle in II, III, und aVF)

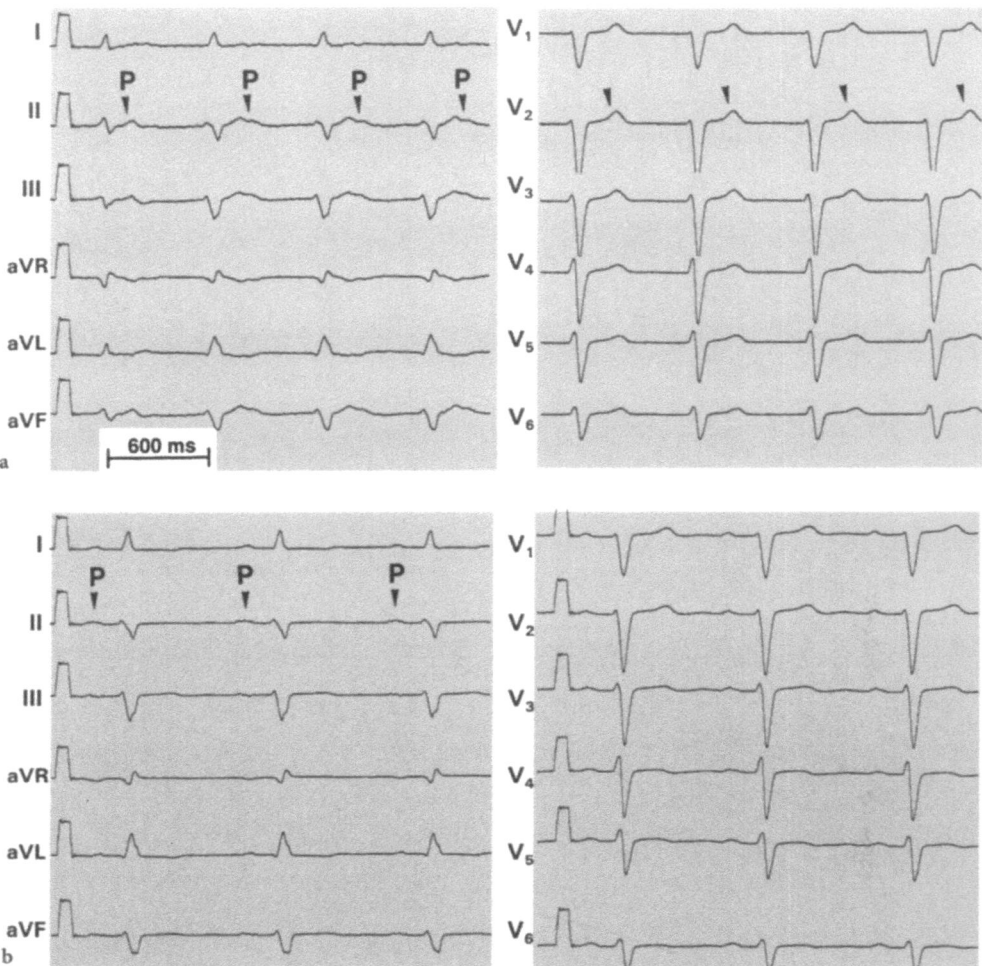

Abb. 34. a Akzelerierter junktionaler Rhythmus (95/min) bei einem 62j. Pt. mit DCM und hochgradig reduzierter LV-Pumpfunktion. Die retrograden P-Wellen sind mit *Pfeilen* markiert. Die langsame R-Progression in den Brustwandableitungen ist ausschließlich Folge des überdrehten Linkstyps. Eine KHK wurde angiographisch ausgeschlossen, **b** SR (65/min) beim gleichen Pt. wie in Abb. 34a

kardien auf [190]. Während junktionaler Tachykardien werden die Vorhöfe meist 1:1 retrograd erregt (Abb. 33). Selten kommt es durch Blockierung der retrograden Vorhoferregung zu einer AV-Dissoziation (Abb. 35). Im Gegensatz zu den bis zu 250/min schnellen AV-Knoten-Reentrytachykardien liegt die Frequenz nichtparoxysmaler junktionaler Tachykardien meist unter 130/min (Abb. 33). Die Prognose von Patienten mit nichtparoxysmalen junktionalen Tachykardien, die nicht digitalisinduziert sind, wird im wesentlichen von der kardialen Grund-

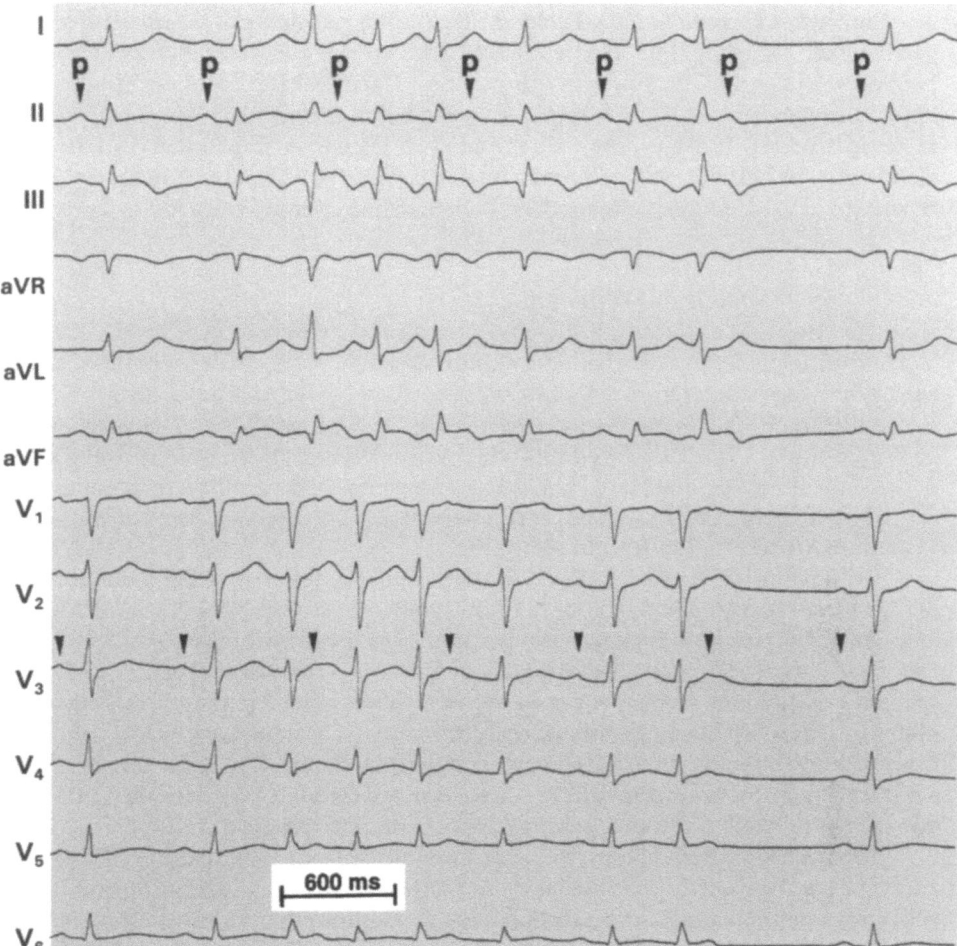

Abb. 35. Salvenartig auftretende (nichtparoxysmale) junktionale Tachykardie mit Frequenzen bis 150/min bei einem 54jährigen Patienten mit subakutem Hinterwandinfarkt (Stadium I b: Q in III bei noch vorhandener ST-Hebung und negativer T-Welle in III und aVF). Während der junktionalen Salven besteht eine komplette AV-Dissoziation. Die AV junktionalen Salven sind wahrscheinlich durch abnormale Automatie infolge der Ischämie oder Reperfusion im Bereich der AV-Knotenarterie bedingt, die regelhaft von der rechten Koronararterie abgeht

erkrankung bestimmt. Meist werden nichtparoxysmale junktionale Tachykardien hämodynamisch gut toleriert und sistieren spontan, so daß keine spezifische antiarrhythmische Therapie notwendig ist. Falls eine Digitalisintoxikation als Ursache einer junktionalen Tachykardie nicht erkannt wird, ist die Prognose ernst [40]. Die rechtzeitige Applikation von Digitalis-Antikörpern (Fab-Fragmente) kann lebensrettend sein [7].

Paroxysmale junktionale Tachykardien infolge abnormaler Automatie oder getriggerter Aktivität sind sehr selten und werden fast ausschließlich bei Kindern beobachtet [194, 57]. Paroxysmale junktionale Tachykardien können Frequenzen bis 250/min erreichen und können zum Tod durch eine tachykardieinduzierte Herzinsuffizienz führen [194]. Die korrekte Diagnose kann nur durch eine elektrophysiologische Untersuchung mit His-Bündel-EKG und Nachweis eines normalen HV-Intervalls während der Tachykardie gesichert werden.

2.3.4 Vorhofflimmern und Vorhofflattern

Vorhofflimmern ist die häufigste Rhythmusstörung des Erwachsenenalters, wenn man von Extrasystolen und Sinustachykardien absieht. Die Prävalenz von Vorhofflimmern bei Erwachsenen beträgt 0,4% und steigt auf 2–4% bei über Sechzigjährigen [94]. Nichtrheumatisches Vorhofflimmern wird im Mittel im 65. Lebensjahr erstmals manifest [113, 181], wogegen SVT bei WPW-Syndrom oder AV-Knoten-Reentrytachykardien typischerweise bei Jugendlichen oder jüngeren Erwachsenen erstmals auftreten (Abb. 13).

Pathogenetisch beruht Vorhofflimmern auf multiplen, ständig wechselnden Erregungskreisen in den Vorhöfen [170] („multiple wavelet hypothesis") (Abb. 4, 36). Die „Fronten" der Erregungswellen kreisen bei Vorhofflimmern „chaotisch" um kurz zuvor erregtes und deshalb refraktäres Vorhofmyokard („Leading-circle-Konzept" [5]). Der AV-Knoten wird dabei mit einer Frequenz von 350–600/min aus allen Richtungen mit Erregungsfronten „bombardiert". Die im AV-Knoten stattfindende Leitungsverzögerung führt dazu, daß die meisten Vorhoferregungen in unterschiedlicher Tiefe im AV-Knoten „steckenbleiben" und nur sehr vereinzelt eine Vorhofaktion „durchkommt" (Abb. 36).

Elektrokardiographisch ist Vorhofflimmern gekennzeichnet durch nieder-amplitudige Vorhofflimmernwellen mit Vorhoffrequenzen über 350/min und völlig unregelmäßiger Kammerschlagfolge (absolute Arrhythmie) (Abb. 37, 38, 39). Besonders bei lang bestehendem Vorhofflimmern können die Vorhofflimmerwellen so klein sein, daß sie im Oberflächen-EKG nicht mehr zu erkennen sind. Entscheidend für die Diagnose von Vorhofflimmern im Oberflächen-EKG sind deshalb die unregelmäßigen RR-Abstände beim Fehlen von P-Wellen (Abb. 39b). Bei schneller Kammerüberleitung spricht man von **Tachyarrhythmia absoluta bei Vorhofflimmern**. Die Unregelmäßigkeit der RR-Abstände kann bei schneller Kammerüberleitung manchmal sehr gering ausgeprägt sein, wofür der Begriff „Pseudoregularisierung" eingeführt wurde (Abb. 40). Der Nachweis geringfügig unregelmäßiger RR-Abstände mit Hilfe eines Zirkels zusammen mit dem Fehlen von P-Wellen erlaubt es meist auch bei Pseudoregularisierung, die richtige Diagnose zu stellen. Zur Frequenzsenkung bei Vorhofflimmern mit schneller Kammerüberleitung haben sich Digitalis, Verapamil, β-Blocker und, falls nötig, die Kombination von Digitalis mit β-Blockern oder Verapamil bewährt. Bei gleichzeitig bestehender Herzinsuffizienz ist Digitalis das Mittel der ersten Wahl. Insbesondere bei Belastung ist Digitalis alleine zur Frequenzsenkung

Typisches Vorhofflattern   Vorhofflimmern

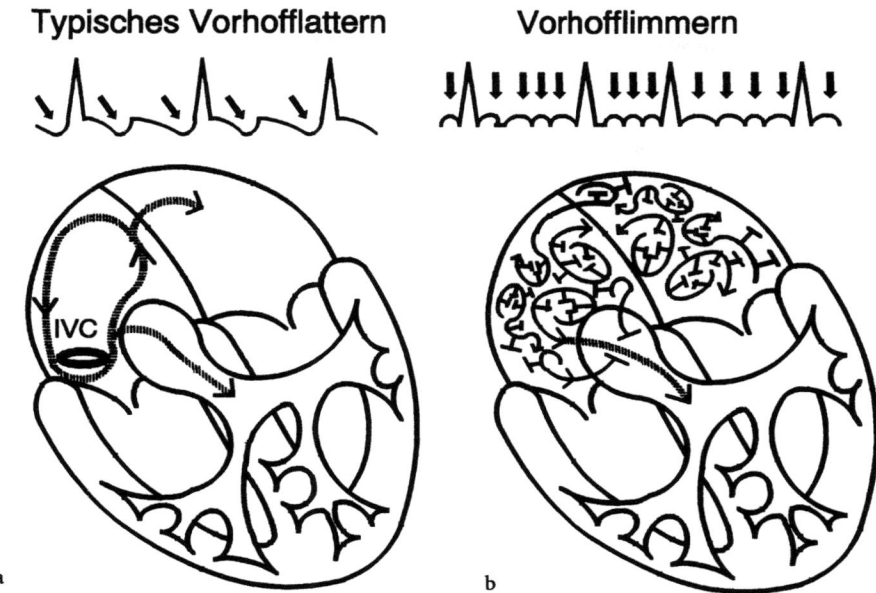

a   b

Abb. 36. a Entstehung von typischem Vorhofflattern durch einen Makroreentry im rechten Vorhof unter Einschluß der unteren Hohlvene (*IVC*). Zwischen der unteren Hohlvene, dem Ostium des Koronarvenensinus und dem Trikuspidalklappenring befindet sich ein Isthmus mit verzögerter Erregungsleitung bei Vorhofflattern, welcher mit zunehmender Erfolgsrate durch transvenöse Katheterablation beseitigt werden kann, **b** Entstehung von Vorhofflimmern durch multiple, ständig wechselnde Erregungskreise in den Vorhöfen. Der AV-Knoten wird dabei von den Erregungsfronten aus allen Richtungen „bombardiert" und leitet nur sehr unregelmäßig zur Kammer über

häufig nicht ausreichend, da der überleitungsverzögernde Effekt von Digitalis am AV-Knoten im wesentlichen nur auf einer Steigerung des Vagustonus beruht (vgl. Kap. 4).

Bei Tachyarrhythmia absoluta bei Vorhofflimmern treten nicht selten verbreiterte QRS-Komplexe auf. Differentialdiagnostisch müssen hierbei Salven ventrikulärer Extrasystolen von funktionellen Schenkelblockierungen abgegrenzt werden. Funktionelle Schenkelblockierungen werden begünstigt durch ein vorausgehendes langes RR-Intervall, welches die frequenzabhängige Refraktärzeit des His-Purkinje-Systems verlängert. Eine funktionelle Schenkelblockierung nach vorausgegangenem längeren RR-Intervall wird nach ihrem Erstbeschreiber auch Ashman-Phänomen genannt [59] (Abb. 41). Da die Refraktärphase des rechten Tawara-Schenkels meist länger ist als die des linken Tawara-Schenkels, erzeugt eine mit kurzem RR-Abstand übergeleitete Vorhoferregung nach vorausgegangenem längeren RR-Intervall meist einen funktionellen Rechtsschenkelblock. Durch retrograde Penetration der Erregung vom linken Tawara-Schenkel über das Septum in den antegrad blockierten rechten Tawara-Schenkel

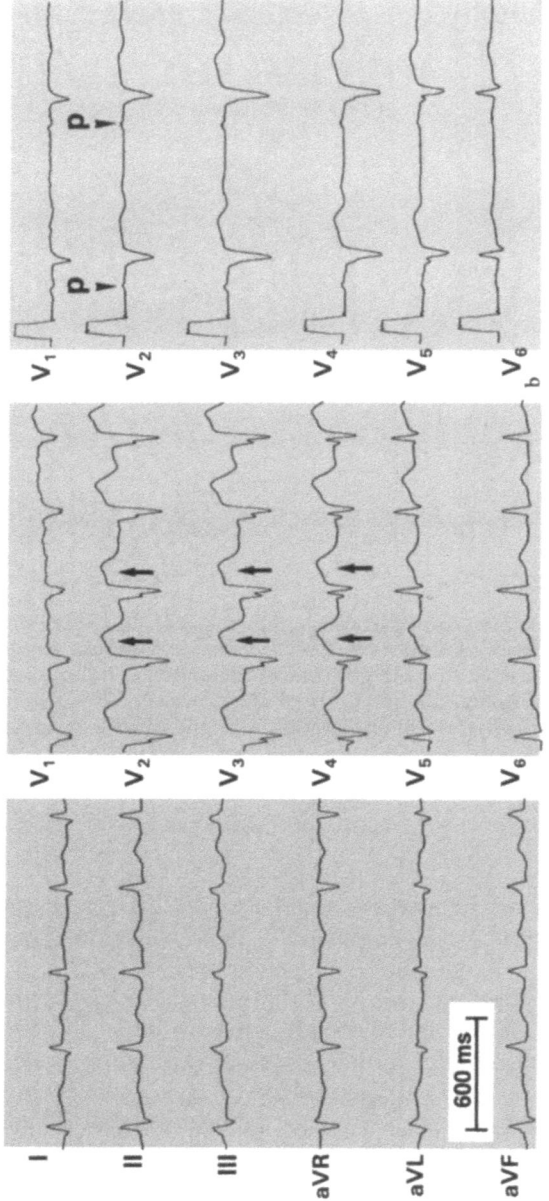

Abb. 37. a Tachyarrhythmia absoluta bei Vorhofflimmern bei akutem VW-Infarkt mit R-Reduktion und ST-Hebung in V_2 bis V_4 (*Pfeile*). Die P-Wellen sind nicht sicher zu erkennen. Die RR-Abstände sind unregelmäßig bei einer mittleren Kammerfrequenz von 150/min, **b** SR (68/min) beim gleichen Pt. wie in Abb. 37a eine Woche später. Ausbildung von großen Q-Zacken in V_2 bis V_5 mit persistierender ST-Hebung als Zeichen für einen großen, abgelaufenen VW-Infarkt mit beginnender VW-Aneurysmabildung

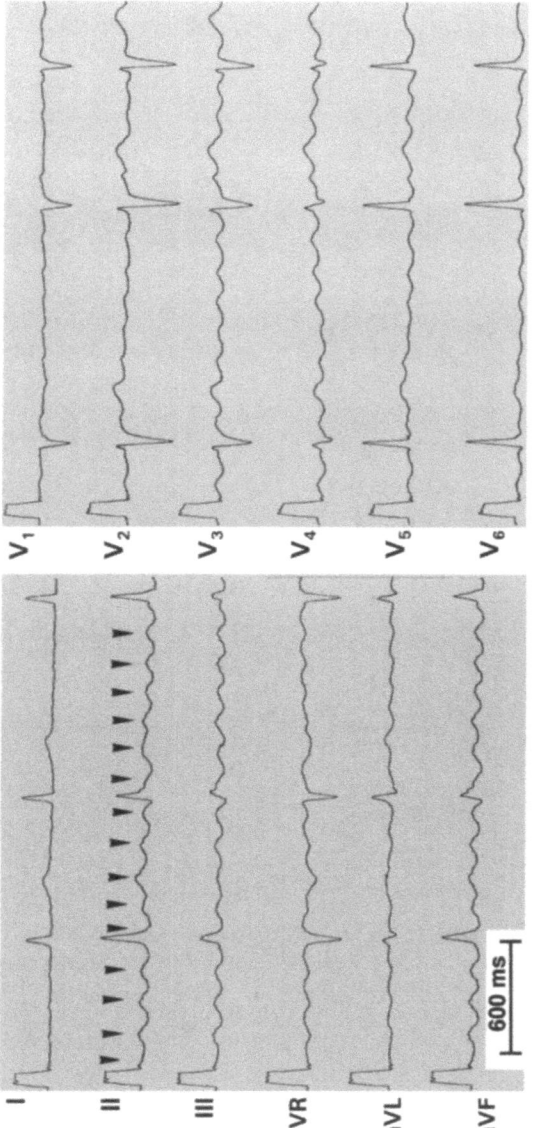

Abb. 38. „Grobes" Vorhofflimmern (*Pfeile*) bei einer 77j. Pt. ohne Hinweise auf eine strukturelle Herzerkrankung („lone atrial fibrillation"). Die gut zu erkennenden Flimmerwellen haben eine Frequenz von 400–450/min und werden völlig unregelmäßig zur Kammer übergeleitet

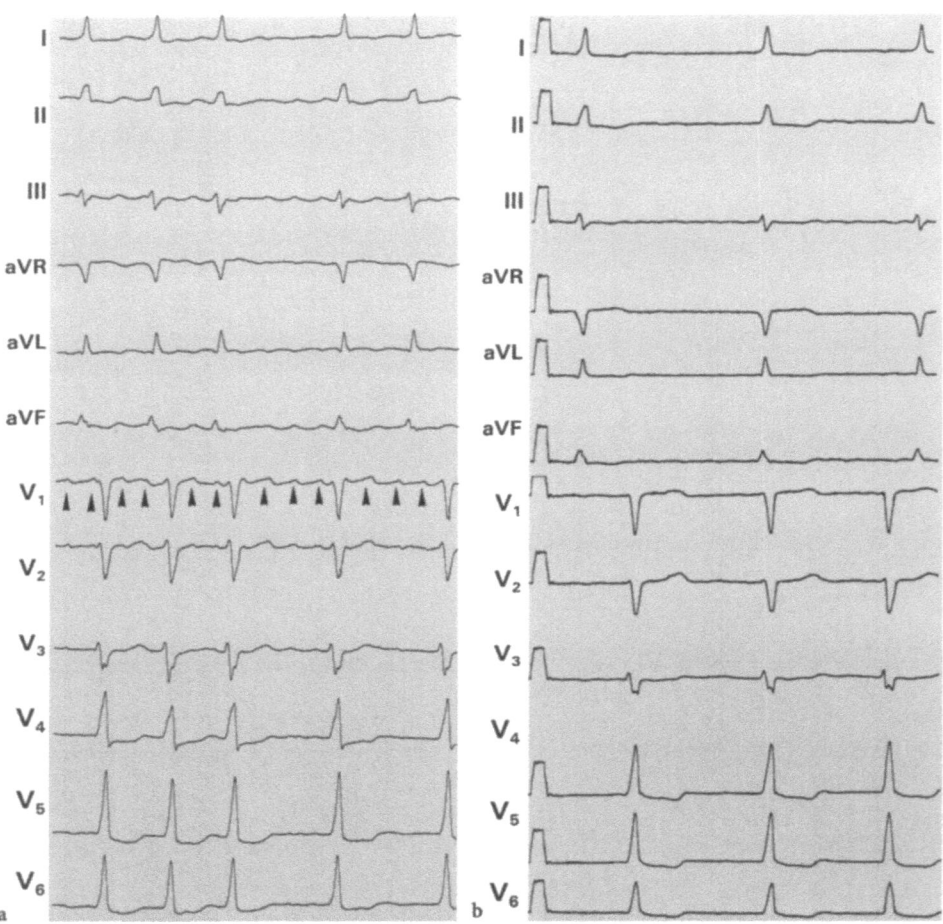

Abb. 39. a „Grobes" Vorhofflimmern bei einem 63j. Pt. mit DCM mit relativer Mitralinsuffizienz und deutlicher Vergrößerung beider Vorhöfe. Die Flimmernwellen sind in V₁ gut zu erkennen. **b** „Feines" Vorhofflimmern beim gleichen Pt. 4 Jahre später. Die Vorhofflimmerwellen sind so klein, daß sie im EKG nicht mehr zu erkennen sind. Dennoch läßt sich die richtige Diagnose aufgrund der völlig unregelmäßigen RR-Abstände bei fehlendem Nachweis von P-Wellen leicht stellen

kann der funktionelle Rechtsschenkelblock einige Schläge persistieren, sofern die folgenden RR-Abstände nicht zu lang sind (Abb. 41b). Die Abgrenzung intermittierender funktioneller Schenkelblockierungen von Salven ventrikulärer Extrasystolen ist gelegentlich sehr schwierig und erfolgt durch Analyse der Morphologie der verbreiterten Kammerkomplexe im 12-Kanal-Standard-EKG nach den in 3.2 ausführlich beschriebenen Kriterien. Außerdem ist die Senkung der Kammerfrequenz bei tachyarrhythmischem Vorhofflimmern durch Digitalis, Verapamil oder β-Blocker bei intermittierend verbreiterten Kammerkomplexen

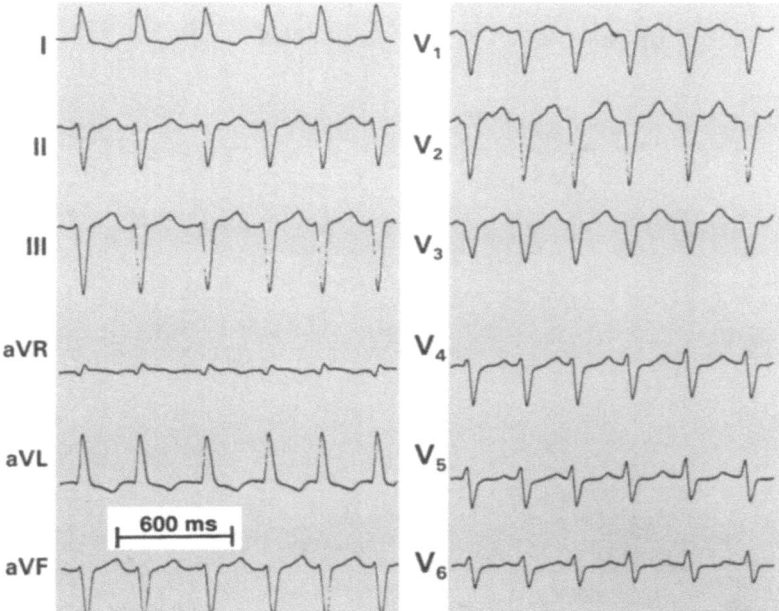

Abb. 40. Tachyarrhythmia absoluta bei Vorhofflimmern bei einer 70j. Pt. mit hyper-tensiver Herzerkrankung. Die Kammerfrequenz beträgt 170–200/min. Die unregelmäßigen RR-Abstände sind nur bei genauem Hinsehen zu erkennen („Pseudoregularisierung" bei Tachyarrhythmie). Der langsame R-Zuwachs in den Brustwandableitungen mit R/S-Umschlag in V_6 ist durch den überdrehten Linkslagetyp bedingt. Ein VW-Infarkt lag nicht vor

differentialdiagnostisch hilfreich. Verschwinden nach Normalisierung der Kammerfrequenz die verbreiterten Kammerkomplexe, so wurden diese wahrscheinlich durch funktionelle Schenkelblockierungen und nicht durch Salven ventrikulärer Extrasystolen verursacht.

Bei Patienten mit Vorhofflimmern und langsamer Kammerfrequenz (<50/min) mit völlig regelmäßigen RR-Abständen muß immer an einen AV-Block III° mit junktionalem oder ventrikulärem Ersatzrhythmus gedacht werden (Abb. 42).

Bei ca. 90% der Patienten mit Vorhofflimmern findet sich als mögliche Ursache häufig einer der folgenden Krankheitszustände:

– Arterielle Hypertonie,
– Mitralklappenfehler,
– koronare Herzerkrankung,
– sonstige organische Herzerkrankungen,
– Hyperthyreose,
– Alkohol („holiday heart syndrome"),
– idiopathisch: ca. 10% („lone atrial fibrillation").

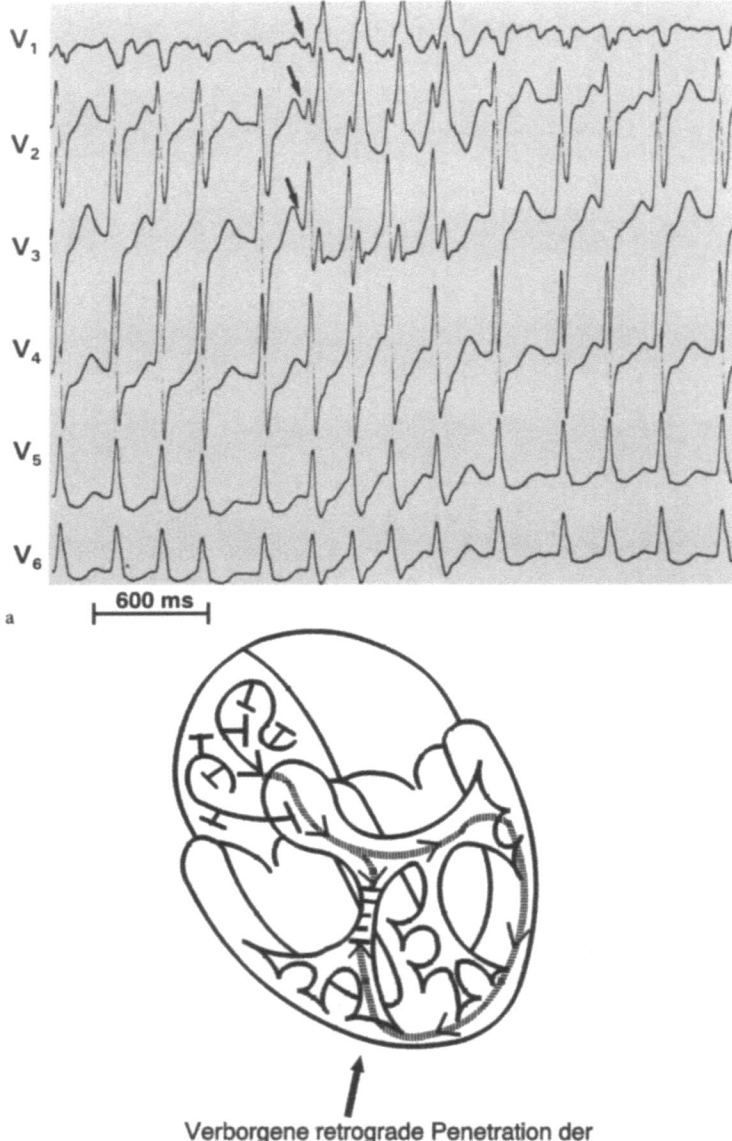

Verborgene retrograde Penetration der
b   Erregung in den rechten Tawara-Schenkel

Abb. 41. a Tachyarrhythmia absoluta bei Vorhofflimmern mit intermittierendem funktionellen RSB nach vorangegangenem längeren RR-Intervall („Ashman-Phänomen"). Die Morphologie der verbreiterten QRS-Komplexe mit rsR'-Konfiguration in V_1 und einem R/S-Verhältnis >1 in V_6 spricht ebenfalls für eine aberrierende Leitung und gegen eine Salve VES. **b** Verborgene retrograde Penetration der Erregung vom linken Tawara-Schenkel über das Septum in den antegrad blockierten rechten Tawara-Schenkel. Hierdurch kann der funktionelle RSB einige Schläge persistieren, sofern die folgenden RR-Abstände nicht zu lang sind (vgl. Abb. 41a)

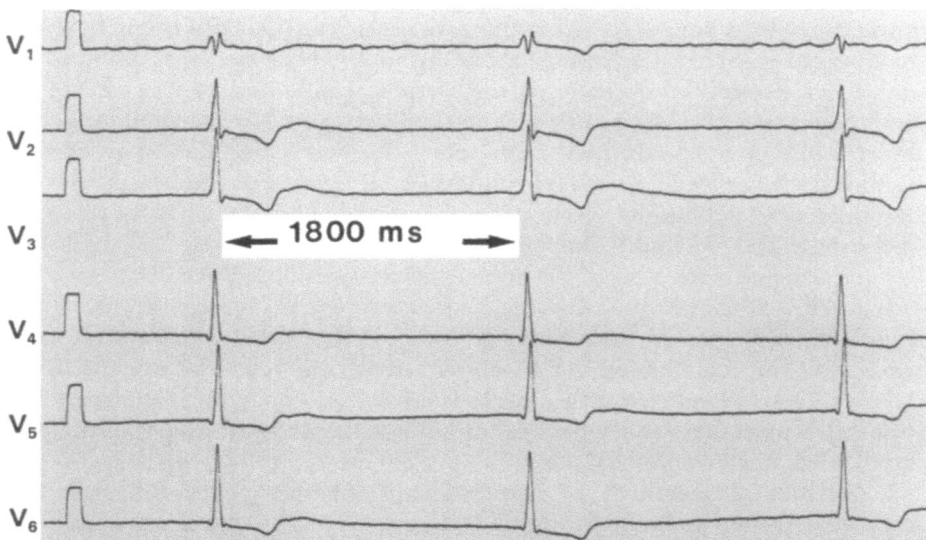

Abb. 42. „Feines" Vorhofflimmern mit junktionalem Ersatzrhythmus (35/min) bei AV-Block III° bei einem 60j. Pt. mit KHK. Die RR-Abstände sind völlig regelmäßig. Auffällig sind die deszendierenden ST-Streckensenkungen mit präterminal negativer T-Welle in allen Brustwandableitungen, die durch den inkompletten RSB keinesfalls erklärt sind. Bei einem solchen EKG-Befund ist immer eine intensivmedizinische Überwachung mit der Möglichkeit einer passageren Schrittmacherstimulation bis zur ggf. notwendigen permanenten Schrittmacherimplantation indiziert. Als mögliche reversible Ursachen müssen vor der Implantation eines permanenten Schrittmachers eine Intoxikation mit Digitalis oder Antiarrhythmika sowie eine Hyperkaliämie ausgeschlossen werden

Bei ca. 10% der Patienten mit Vorhofflimmern läßt sich keine strukturelle Herzerkrankung nachweisen [123] (Abb. 38). In diesen Fällen spricht man von idiopathischem Vorhofflimmern oder „lone atrial fibrillation". Zum **Ausschluß einer Hyperthyreose** sollte bei jedem Patienten mit Vorhofflimmern einmal ein basaler TSH-Spiegel bestimmt werden. Bei manifester Hyperthyreose ist neben der Gabe von Thyreostatika die einschleichende Gabe von β-Blockern wie z. B. Propranolol die Therapie der Wahl zur Senkung der Kammerfrequenz (Abb. 25).

Bei Vorhofflimmern treten keine mechanisch wirksamen Vorhofkontraktionen mehr auf. Hieraus resultiert eine verlangsamte Blutströmung mit je nach zugrundeliegender Herzerkrankung und Vorhofgröße mehr oder weniger starker **Neigung zur Thrombenbildung** insbesondere im linken Herzohr mit der Gefahr peripherer und zerebraler Embolien. Deshalb sollte bei Vorhofflimmern zur Thromboseprophylaxe eine Antikoagulation mit Azetylsalizylsäure oder Marcumar abhängig vom jeweiligen Nutzen-Risiko-Verhältnis erfolgen [104]. Insbesondere vor geplantem Kardioversionsversuch von länger bestehendem Vorhofflimmern ist eine therapeutische Antikoagulation über mindestens 2 Wochen zu empfehlen, um embolischen Ereignissen durch die Ablösung von

Vorhofthromben bei der Kardioversion vorzubeugen. Die Antikoagulation sollte auch bei erfolgreicher Kardioversion von Vorhofflimmern zu Sinusrhythmus noch einige Zeit fortgeführt werden, da die Vorhöfe einige Zeit benötigen, um ihre Kontraktionskraft wieder zu erlangen und dadurch eine Thrombenbildung durch die verlangsamte Blutströmung verhindern. Zur Abklärung der Frage, ob Vorhofthromben vorliegen, ist die transthorakale Echokardiographie wenig hilfreich. Demgegenüber gelingt der Nachweis größerer Thromben regelhaft mit Hilfe der transösophagealen Echokardiographie.

Im Gegensatz zu Vorhofflimmern entsteht **typisches Vorhofflattern** durch eine größere, regelmäßige Kreiserregung (Makroreentry) im rechten Vorhof unter Einschluß der unteren Hohlvene (Abb. 36) [31]. Durch transvenöse Katheterablation mit Applikation von Hochfrequenzenergie im sogenannten Isthmus der Erregungsleitung zwischen unterer Hohlvene, Koronarsinusostium und Trikuspidalklappenring kann typisches Vorhofflattern mit zunehmender Erfolgsrate kurativ behandelt werden [32, 44].

Elektrokardiographisch ist typisches Vorhofflattern gekennzeichnet durch negative P-Wellen in den Ableitungen II, III und aVF mit „Sägezahn-Muster" und einer Vorhoffrequenz von ca. 250–350/min. (Abb. 43, 44, 45). Gelegentlich sind die typischen Sägezähne in Ableitung II, III und aVF nur angedeutet zu erkennen (Abb. 46). Für die Diagnose von Vorhofflattern entscheidend ist dann der Nachweis regelmäßiger P-Wellen mit einer Frequenz von 250–350/min in Ableitung V_1. In Ableitung V_1 sind die P-Wellen beim typischen Vorhofflattern *nicht* sägezahnförmig, sondern schmal und aufrecht (Abb. 46, 47). Die AV-Überleitung bei Vorhofflattern kann regelmäßig oder unregelmäßig sein. Bei regelmäßiger 2:1-Überleitung ist Vorhofflattern gelegentlich schwierig zu diagnostizieren, da jede zweite Vorhofaktion durch QRS-Komplexe oder T-Wellen überlagert wird. Häufig kann man bei Verdacht auf Vorhofflattern mit 2:1-Überleitung durch einen Karotisdruckversuch mit kurzzeitig höhergradiger AV-Blockierung die Diagnose sichern (Abb. 45b). Wegen der Gefahr prolongierter ventrikulärer Asystolien sollte ein Karotisdruckversuch nur bei vorhandener Notfallausrüstung und niemals an beiden Karotiden gleichzeitig durchgeführt werden. Außerdem besteht beim Karotisdruckversuch, insbesondere bei älteren Patienten, ein geringes, aber nicht vernachlässigbares Risiko, durch die Ablösung eines atheromatösen Plaques einen apoplektischen Insult auszulösen.

Vorhofflattern gilt wegen der Gefahr der 1:1-AV-Überleitung mit sehr schnellen Kammerfrequenzen als potentiell lebensbedrohliche Rhythmusstörung (Abb. 48). Durch Überstimulation oder Kardioversion kann Vorhofflattern nahezu immer in Sinusrhythmus oder in Vorhofflimmern überführt werden. Entscheidet man sich für einen medikamentösen Konversionsversuch unter Monitorkontrolle mit Klasse IA-, IC- oder Klasse III-Antiarrhythmika, so sollte vorher eine ggf. vorhandene schnelle AV-Überleitung mit Digitalis, Verapamil oder b-Blockern gebremst werden. Sonst besteht die Gefahr, daß unter der antiarrhythmischen Therapie z. B. aus einer ursprünglich hämodynamisch stabilen 2:1-Überleitung eine instabile 1:1-AV-Überleitung resultiert (Abb. 48).

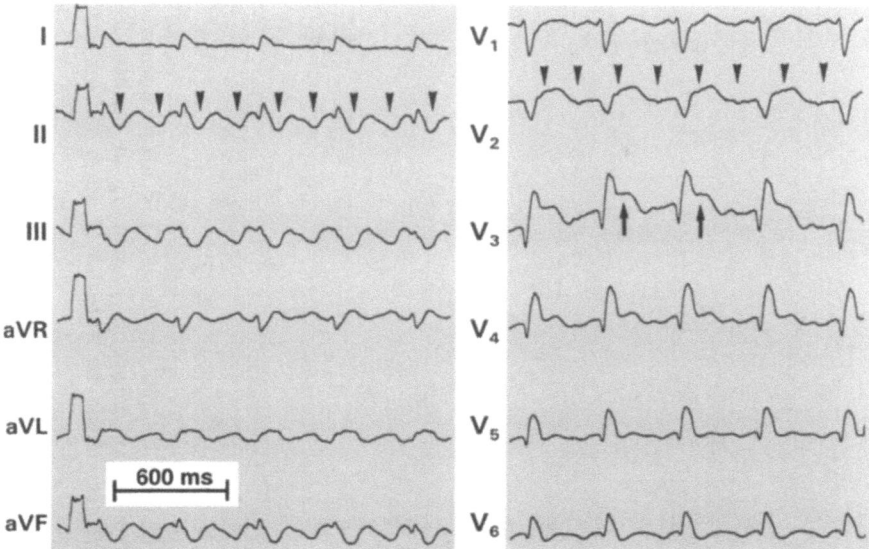

Abb. 43. Typisches Vorhofflattern (300/min) mit negativen P-Wellen (Sägezahn-Phänomen) in II, III und aVF und 2:1-Überleitung zu den Kammern (Kammerfrequenz 150/min) bei einem 58j. Pt. mit KHK. Die Q-Zacken in V_2 bis V_5 mit persistierenden ST-Hebungen in V_2 bis V_4 weisen auf einen abgelaufenen VW-Infarkt mit Aneurysmabildung hin

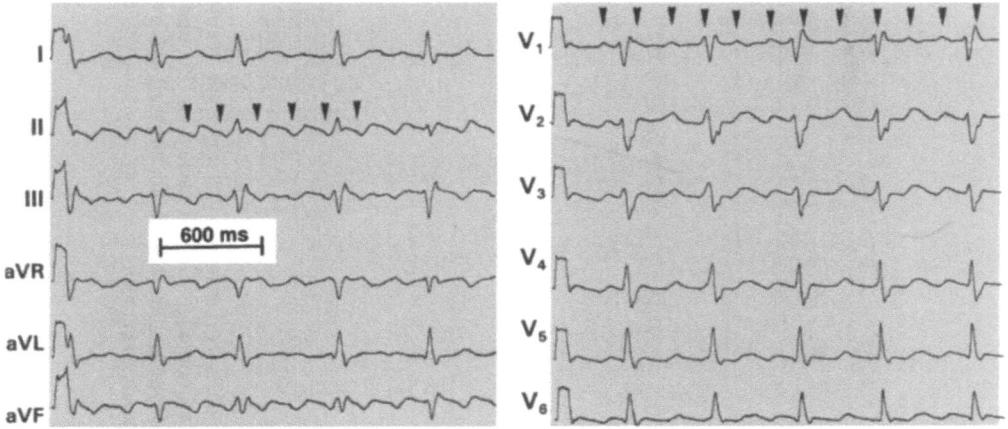

Abb. 44. Typisches Vorhofflattern (310/min) bei einem 45j. Lehrer nach Genuß von 3 Litern Bier („holiday heart syndrome"). Nach ca. 2 Stunden erfolgte eine spontane Konversion zu SR. Es fanden sich keine Hinweise für eine strukturelle Herzerkrankung

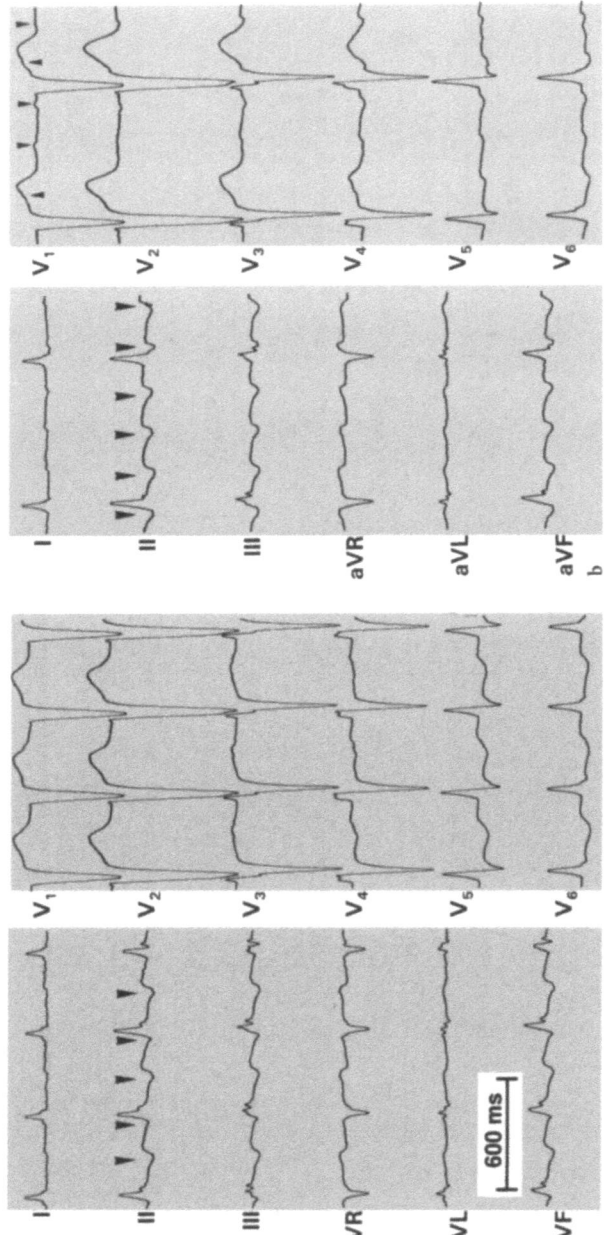

Abb. 45. a Vorhofflattern (270/min) mit 2:1-AV-Überleitung (Kammerfrequenz 135/min) bei einem 56j. Pt. mit hypertensiver Herzerkrankung. Tiefe S-Zacken in V_1 und V_2 und Erregungsrückbildungsstörungen in V_5 und V_6 als Zeichen der Linkshypertrophie, **b** Vorhofflattern mit 4:1-AV-Überleitung (Kammerfrequenz 72/min) beim gleichen Pt. wie in Abb. 45a nach Karotisdruckversuch

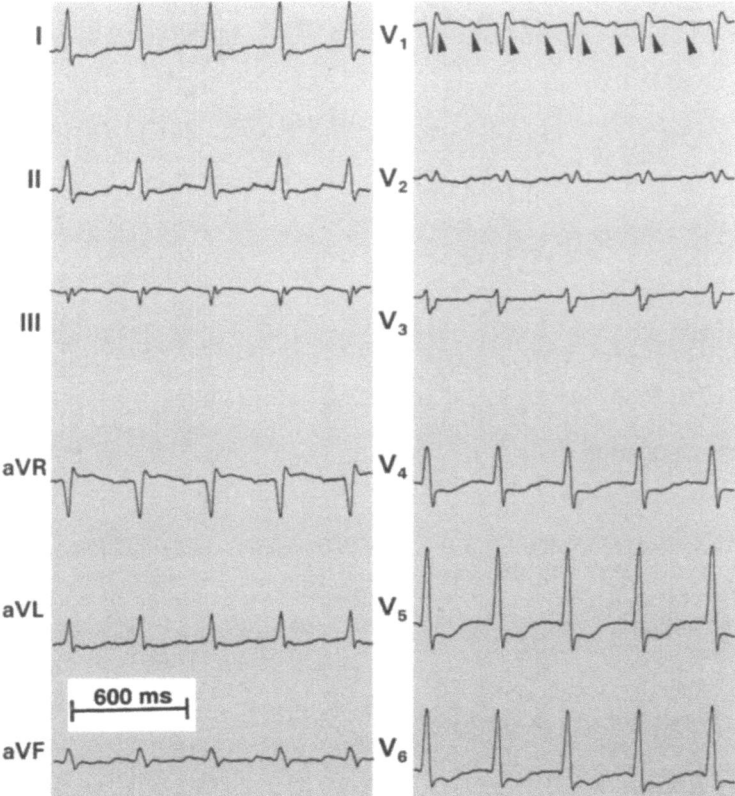

Abb. 46. Vorhofflattern (320/min) mit 2:1-AV-Überleitung (Kammerfrequenz 160/min) bei einem 57j. Pt. mit KHK. Die „Sägezahne" in II, III und aVF sind nur angedeutet zu erkennen. In V_1 wird jede zweite P-Welle von der r'-Zacke bei inkompletten RSB überlagert. Das Vorhofflattern kann deshalb leicht mit einer Sinustachykardie verwechselt werden!

Wesentlich seltener als typisches Vorhofflattern mit negativen P-Wellen in II, III und aVF ist **atypisches Vorhofflattern** mit positiven P-Wellen in den inferioren Ableitungen (Abb. 49). Synonyme für atypisches Vorhofflattern sind „ungewöhnliche Form des Vorhofflatterns" (uncommon atrial fibrillation) und „Typ II"-Vorhofflattern. Klinische Untersuchungen deuten darauf hin, daß atypisches Vorhofflattern schwieriger durch Überstimulation zu beseitigen ist als typisches Vorhofflattern [197]. Experimentelle Befunde sprechen für variable Erregungsmuster als Ursache für atypisches Vorhofflattern mit rein funktionell oder funktionell-anatomisch determinierten Erregungskreisen sowohl im rechten Vorhof als auch im linken Vorhof [169].

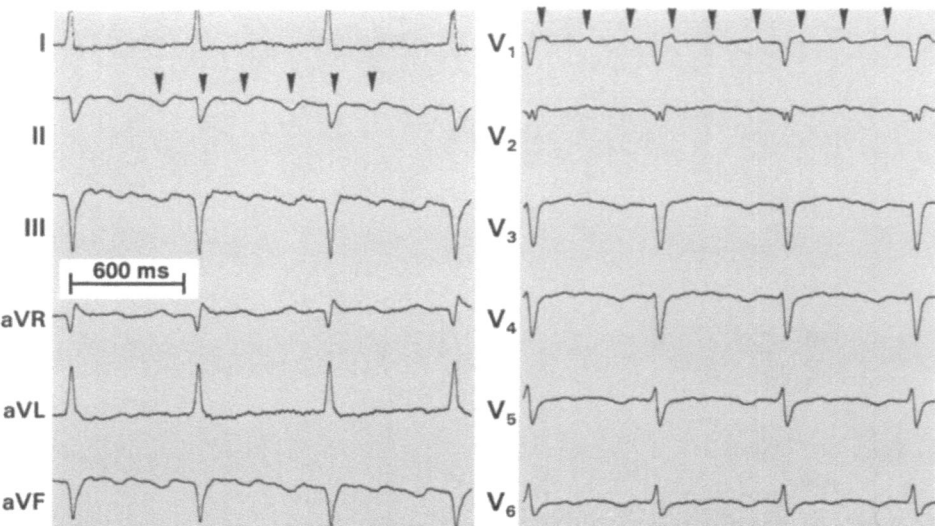

Abb. 47. Vorhofflattern (270/min) mit 3:1-AV-Überleitung (Kammerfrequenz 90/min) bei einer 70j. Pt. mit KHK. Die für Vorhofflattern typischen Sägezähne sind meist nur in II, III und aVF zu erkennen. In V_1 sieht man typischerweise schmale, positive, regelmäßige P-Wellen (*Pfeile*). In den übrigen Ableitungen sind häufig gar keine P-Wellen zu erkennen

2.3.5 AV-Knoten-Reentrytachykardien

AV-Knoten-Reentrytachykardien (AVNRT) sind die häufigsten paroxysmalen SVT [88, 198] (Abb. 11). Etwa 70% der Patienten mit AVNRT sind Frauen [3]. Die meisten Patienten werden erstmals in der Jugend oder im jüngeren Erwachsenenalter symptomatisch mit anfallsweise auftretenden Palpitationen, Schwindelattacken oder auch Synkopen (Abb. 12). Eine Assoziation zu strukturellen Herzerkrankungen ist nicht bekannt. Das Substrat für die Kreiserregung bei AVNRT wird durch eine schnell leitende AV-Knotenbahn und eine oder selten mehrere langsam leitende AV-Knotenbahnen gebildet (Abb. 50). Bei diesen „AV-Knotenbahnen" handelt es sich im Gegensatz zu Kent-Bündeln bei WPW-Syndrom nicht um anatomisch scharf abgegrenzte Leitungsbahnen, sondern um funktionell unterschiedlich schnell leitendes Gewebe im Bereich des AV-Knotens. Man spricht deshalb auch von einer longitudinalen Dissoziation des AV-Knotens [165, 166]. Bereits im Jahre 1906 unterschied Tawara in seiner Abhandlung über das Reizleitungssystem des Säugetierherzens [190] ein anterior gelegenes dichtes Netzwerk von AV-Knotengewebe von mehr posterior gelegenen, lockereren Zellverbänden mit allmählichem Übergang zur Vorhofmuskulatur. Im Tierexperiment [136, 144] und durch intrakardiale Mapping-Untersuchungen vor AV-Knotenmodifikationen mit Hochfrequenzenergie bei mittlerweile mehr als 10000 Patienten mit AVNRT [3, 89, 218] zeigte sich analog zu den frühen anatomischen Beobachtungen von Tawara, daß die funktionell schnell leitenden AV-

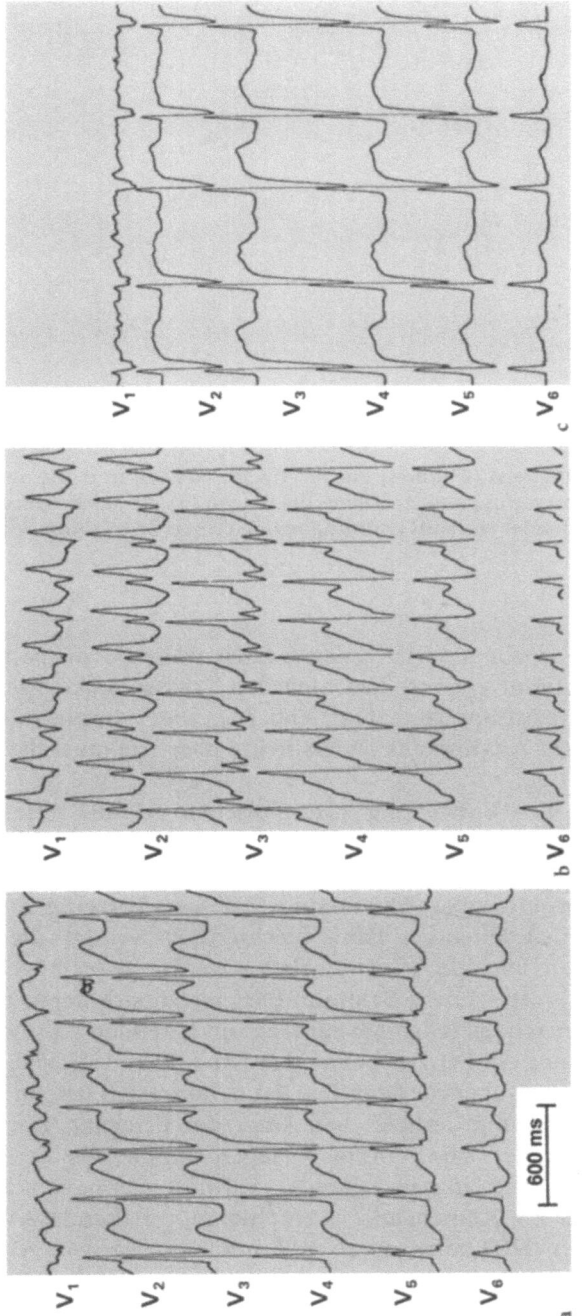

Abb. 48. a Vorhofflattern (300/min) mit unregelmäßiger, schneller AV-Überleitung (Kammerfrequenz: 170–200/min) bei einem 23j. Pt. nach Myokarditis während einer elektrophysiologischen Untersuchung, **b** Vorhofflattern mit zumeist 1:1-AV-Überleitung und funktionellem RSB (Kammerfrequenz: 260/min!) beim gleichen Pt. wie in Abb. 54a nach intravenöser Gabe von 0.6 mg Digoxin und 25 mg Ajmalin. Der AV-Knoten besitzt eine abnorm gesteigerte Leitungsfähigkeit („enhanced AV-nodal conduction"). Ein WPW-Syndrom wurde bei der EPU ausgeschlossen. **c** Nach atrialer Überstimulation und Gabe von insgesamt 3 Ampullen Isoptin (15 mg) über 20 Minuten i. v. Vorhofflimmern mit einer Kammerfrequenz von ca. 100/min. Anschließend elektive Kardioversion in Kurznarkose zu SR (*nicht abgebildet*)

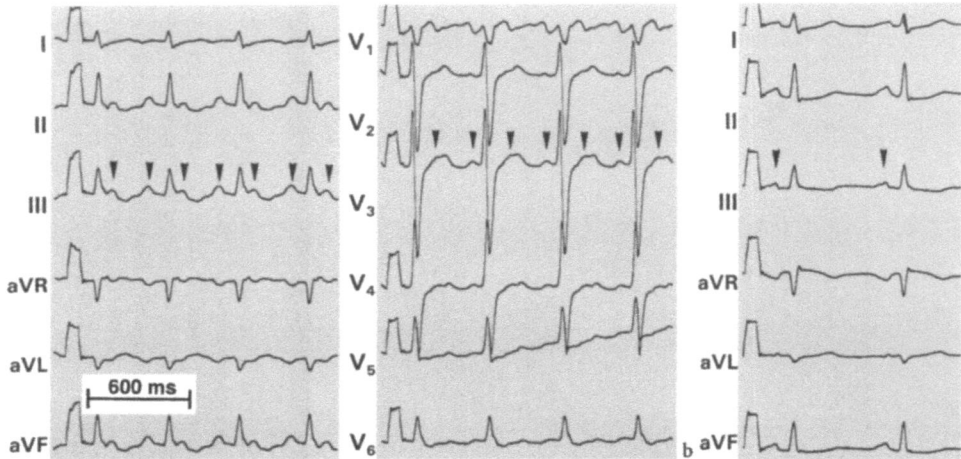

Abb. 49. a Atypisches Vorhofflattern (290/min) mit positiven P-Wellen in II, III und aVF mit 2:1-AV-Überleitung (Kammerfrequenz 145/min) bei einem 23j. Pt. nach operativem Verschluß eines Vorhofseptumdefektes, **b** SR (95/min) beim gleichen Pt. wie Abb. 49a

Knotenfasern in der Regel mehr anterior gelegen sind, während die langsam leitenden Fasern mehr posterior entlang dem medialen Trikuspidalklappenring oberhalb vom Koronarsinusostium verlaufen (Abb. 50). Die Komplexität von Anatomie und Funktion des AV-Knotens ist bis heute aber nur unvollständig verstanden [184].

Vereinfacht läßt sich die **Entstehung von typischen AVNRT** wie folgt erklären: bei Sinusrhythmus erfolgt die AV-Überleitung physiologischerweise über die schnell leitende AV-Knotenbahn. Die PQ-Zeit ist deshalb kurz (Abb. 51a). Trifft eine supraventrikuläre Extrasystole (SVES) so vorzeitig ein, daß die Erregung in der schnell leitenden Bahn blockiert, so erfolgt die AV-Überleitung über die langsam leitende AV-Knotenbahn, welche in der Regel eine kürzere Refraktärzeit hat als die schnelle Bahn. Im EKG macht sich der Wechsel der AV-Überleitung von der schnell leitenden zur langsam leitenden Bahn durch eine sprunghafte Verlängerung der PQ-Zeit bemerkbar (Abb. 51b). Falls sich nach einer SVES mit AV-Überleitung über die langsame Bahn die schnell leitende AV-Knotenbahn von der Blockierung „erholt" hat, kann die Erregung über die schnelle Bahn rückwärts wieder zum Vorhof gelangen. Findet die Erregung antegrad wieder Anschluß an die langsam leitende AV-Knotenbahn, so schließt sich der Erregungskreis im AV-Knoten und es resultieren anhaltende AVNRT (Abb. 51c). Meist können AVNRT auch durch VES induziert werden. AVNRT dauern solange an, bis Änderungen der Leitungsverhältnisse oder der Refraktärzeiten beider Bahnen den Erregungskreis „zusammenbrechen" lassen. Dies geschieht gelegentlich durch spontane Tonusänderungen des autonomen Nervensystems oder durch Valsalva-Manöver, Karotisdruck oder Medikamente

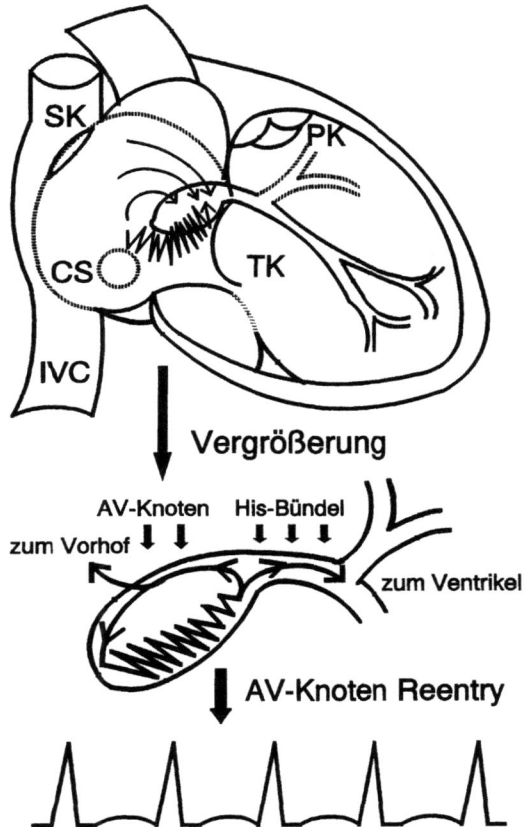

Abb. 50. Schema des Herzens in der rechts schrägen Projektion (30° RAO) mit Darstellung von 2 unterschiedlich schnell leitenden AV-Knotenbahnen, wie sie anlagebedingt bei ca. 5% der Normalbevölkerung zu finden sind. Typischerweise finden sich die schnell leitenden Fasern kranial im AV-Knoten, während die langsam leitenden Fasern oberhalb des Koronarsinusostiums (*CS*) am medialen Trikuspidalkappenring (*TK*) den AV-Knoten durchziehen. In diesen Lokalisationen lassen sich die schnell und langsam leitenden AV-Knotenfasern mit transvenöser Katheterablation bei Pt. mit AV-Knoten-Reentry-tachykardien selektiv unterbrechen. Bei AV-Knoten-Reentrytachykardien (Abb. *Mitte* und *unten*) erfolgt die Überleitung zum Ventrikel typischerweise über die posterior gelegene langsame AV-Knotenbahn. Gleichzeitig wird die Erregung über die schnelle AV-Knotenbahn zum Vorhof geleitet

wie Verapamil oder Adenosin (vgl. Kap. 4). Da bei typischen AVNRT Vorhöfe und Kammern nahezu gleichzeitig erregt werden, überlagern sich QRS-Komplexe und P-Wellen im EKG (Abb. 11, 51, 52). Hämodynamisch wirkt sich die Kontraktion der Vorhöfe gegen die geschlossenen Segelklappen bei gleichzeitiger Kontraktion der Kammern sehr ungünstig aus. Vermutlich über die Reizung kardialer Mechanorezeptoren (Bezold-Jahrisch-Reflex) können bereits bei Beginn von

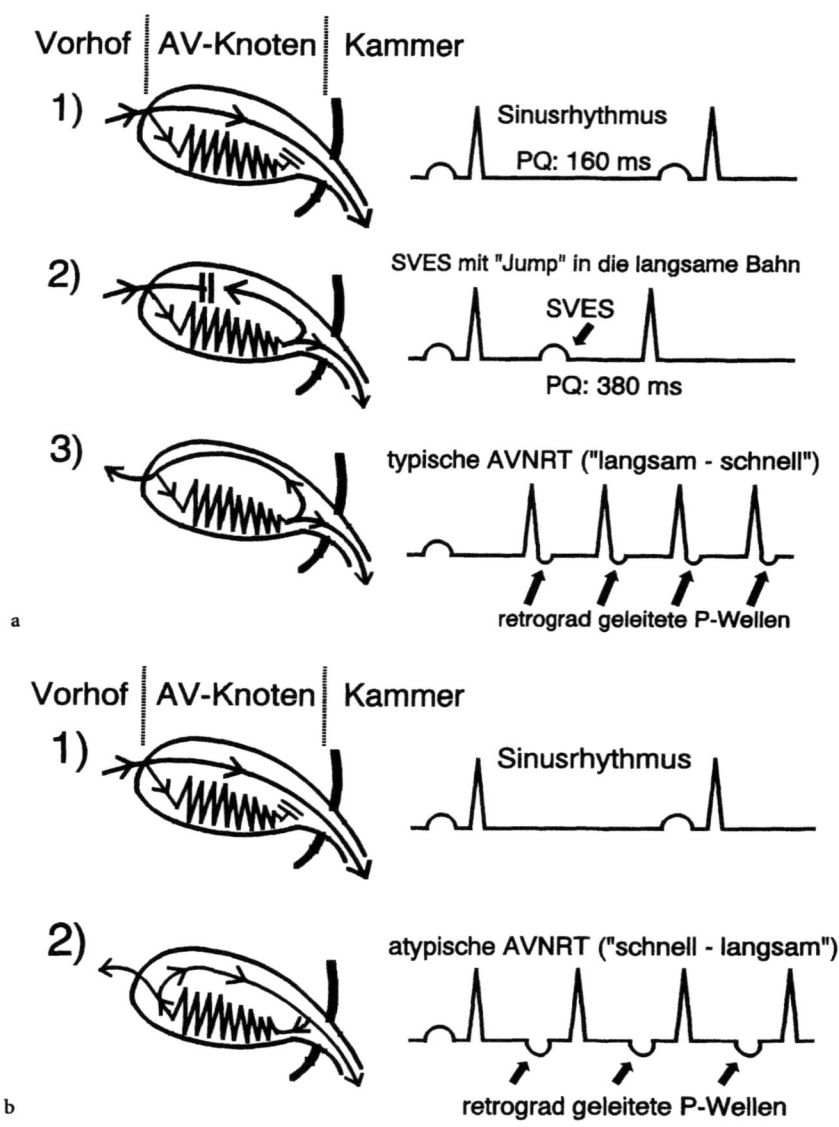

a

b

Abb. 51. a Entstehung typischer AV-Knoten-Reentrytachykardien („slow-fast" Form) bei Pt. mit schnell und langsam leitenden AV-Knotenfasern („Bahnen"). In der Literatur wird meist von „α-Bahn" und „β-Bahn" gesprochen. Da diese Nomenklatur fälschlicherweise das Vorhandensein von 2 anatomisch scharf begrenzten Bahnen impliziert, wurde sie in diesem Buch nicht übernommen. Die Abb. unterteilt den AV-Knoten schematisch in langsam und schnell leitende AV-Knotenfasern (vgl. Abb. 50). 1) Bei SR erfolgt die AV-Überleitung über die schnell leitenden AV-Knotenfasern. Die PQ-Zeit ist deshalb kurz. 2) Eine SVES wird wegen der längeren Refraktärzeit der schnell leitenden Bahn dort blockiert und wird mit sprunghaft verlängerter PQ-Zeit über die langsam leitende Bahn zur Kammer geleitet. 3) Falls sich mittlerweile die schnell leitende Bahn von der Blockierung „erholt"

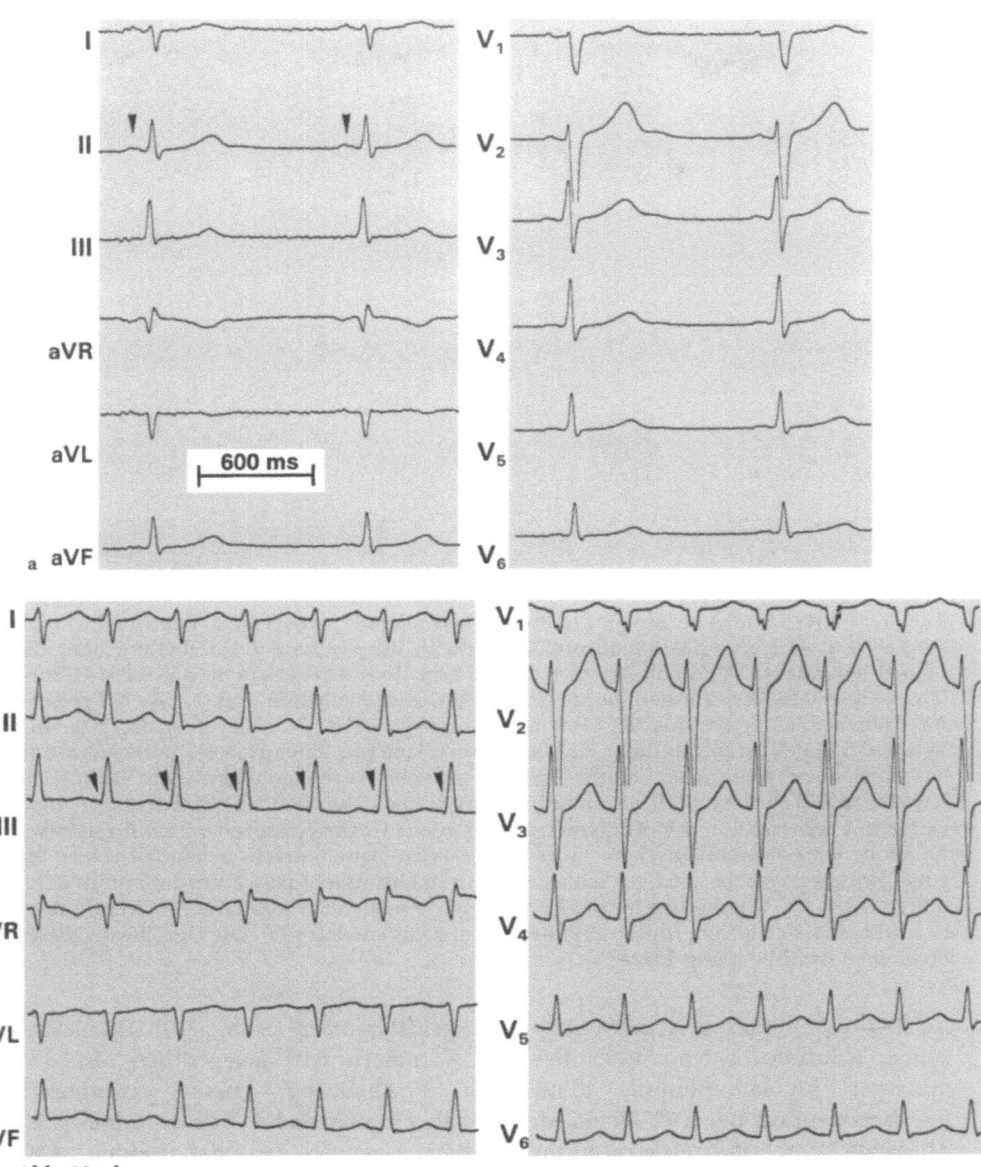

Abb. 52a, b

hat, so kann die Erregung über die schnelle Bahn rückwärts wieder zum Vorhof gelangen und der Erregungskreis kann sich schließen. Da bei AVNRT die Vorhoferregung im Gegensatz zu SR von kaudal nach kranial erfolgt, sind die P-Wellen negativ in II, III, aVF, b Entstehung der seltenen, atypischen AVNRT („Fast-slow-Form"): 1) Bei SR erfolgt die AV-Überleitung über die schnell leitende Bahn. 2) Bei atypischer AVNRT erfolgt die AV-Überleitung ebenfalls über die schnell leitende Bahn. Die Erregung wird dann über die langsam leitende Bahn zurück zum Vorhof geleitet. Deshalb sind im EKG negative P-Wellen in II, III, aVF mit langem RP-Abstand zu sehen

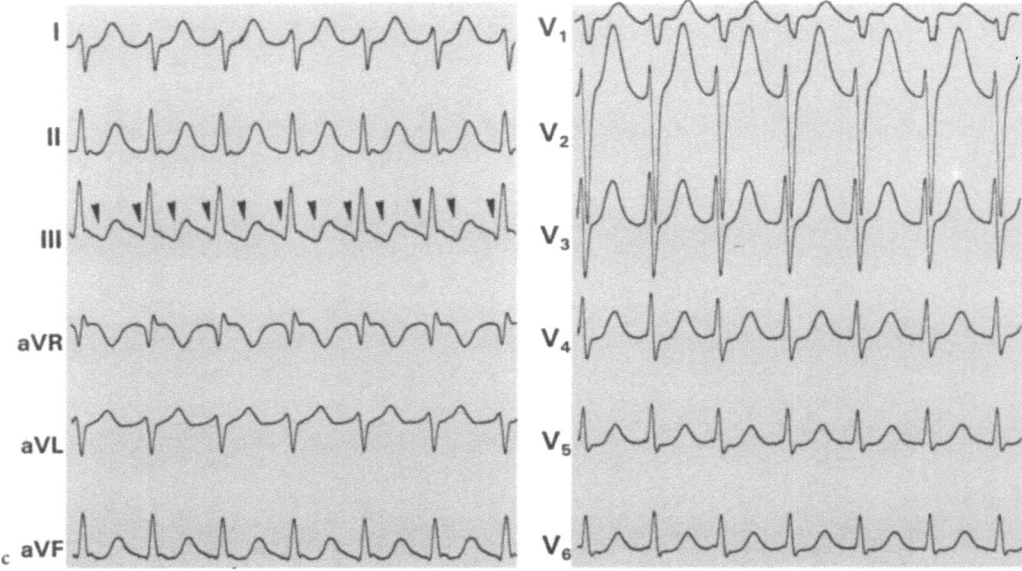

Abb. 52. a SR (54/min) bei einem 17j. Pt. mit *Synkopen unklarer Genese.* Beachte die kurze PQ-Zeit von 110 ms („LGL-Syndrom"), die durch die rasche AV-Überleitung über die schnell leitende AV-Knotenbahn zustande kommt. Eine akzessorische AV-Bahn (Kent-, James-, oder Mahaim-Bündel) wurde bei der EPU ausgeschlossen (vgl. 2 3.7). **b** Typische AV-Knoten-Reentrytachykardie (165/min) beim gleichen Pt. wie in Abb. 52a mit antegrader AV-Überleitung über eine funktionell langsam leitende AV-Knotenbahn und anschließender retrograder Leitung über die schnelle AV-Knotenbahn zum Vorhof Die retrograde P-Welle ist im QRS-Komplex verborgen und daher nicht erkennbar. Der Patient wurde mit transvenöser AV-Knotenmodifikation mit Hochfrequenzenergie mit selektiver Ablation der unphysiologischen, langsam leitenden Bahn kurativ behandelt, ohne die guten Leitungseigenschaften der schnellen Bahn zu beeinträchtigen, c Vorhofflattern (320/min) mit 2:1-AV-Überleitung bei der EPU des gleichen Pt. wie in Abb. 52.a,b. Vorhofflattern ist bei Pt. mit AVNRT überdurchschnittlich häufig induzierbar [93]. Die Ursache für dieses Phänomen ist bislang ungeklärt

AVNRT vasodepressorische Synkopen ausgelöst werden (Abb. 52a). Die gleichzeitige Kontraktion von Vorhöfen und Kammern tritt gelegentlich als prominenter Jugularvenenpuls klinisch in Erscheinung. Dieser prominente Jugularvenenpuls bei AVNRT wurde auch als „Froschzeichen" beschrieben [72]. Abhängig von den elektrophysiologischen Eigenschaften der beiden AV-Knotenbahnen, den Einflüssen des autonomen Nervensystems und der Wirkung von Antiarrhythmika kann die Frequenz von AVNRT zwischen 120/min und 250/min variieren (Abb. 52, 53, 54). Bei ca. 30% der typischen AVNRT ist die retrograde P-Welle in Ableitung V_1 als Pseudo-r' zu erkennen, wodurch ein inkompletter RSB imitiert wird (Abb. 53).

Gelegentlich haben Patienten mit typischen AVNRT eine kurze PQ-Zeit (≤120 ms) bei Sinusrhythmus, ohne daß bei der elektrophysiologischen Untersuchung eine akzessorische atrionodale oder atriohissäre Bahn (James-Bündel

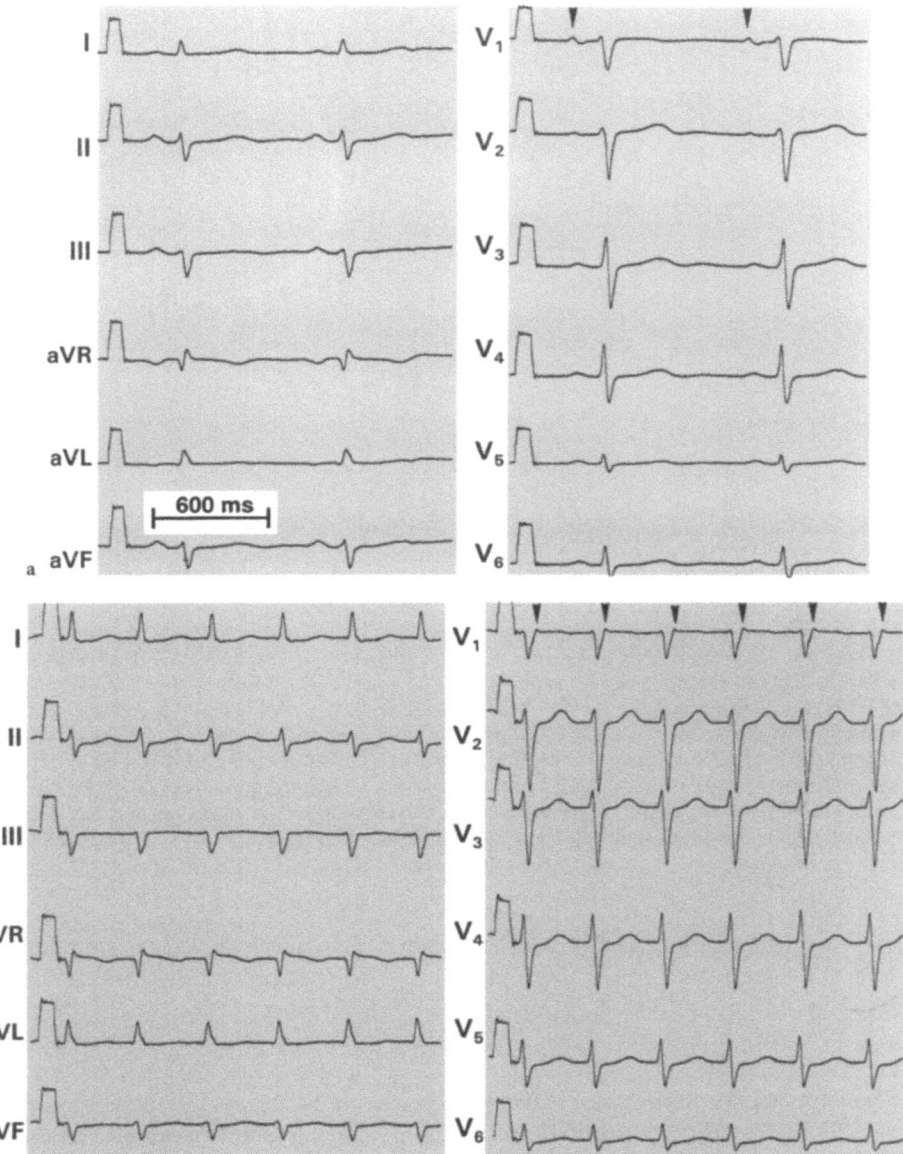

Abb. 53. a SR (64/min) bei einer 50j. Pt. ohne strukturelle Herzkrankheit. Beachte das Fehlen des imkompletten RSB in V$_1$. **b** Typische AV-Knoten-Reentrytachykardie (160/min) bei der gleichen Pt. wie in Abb. 53a. Die retrograde P-Welle erscheint in V$_1$ als Pseudo-r′ in und imitiert somit einen inkompletten RSB

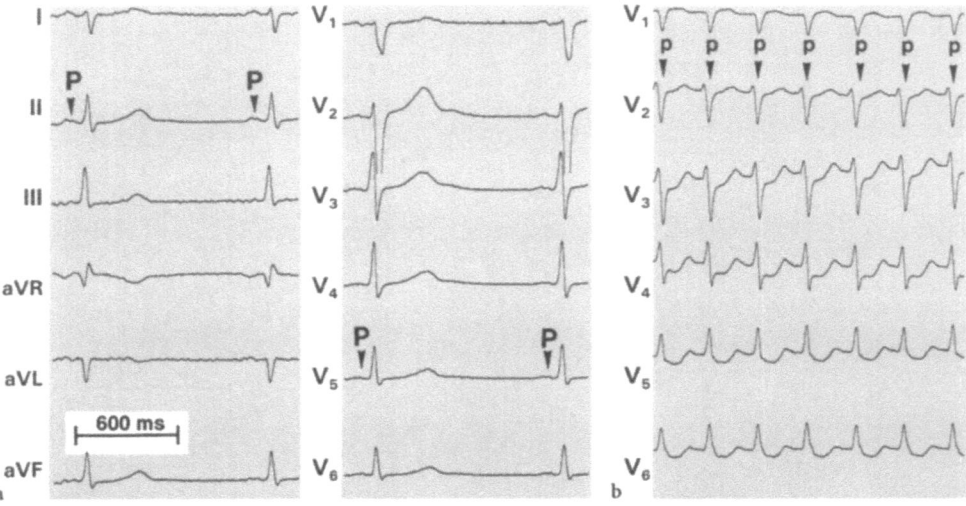

Abb. 54. a SR (55/min) bei einer 40j. Pt. ohne strukturelle Herzkrankheit. Beachte die kurze PQ-Zeit von 110 ms („LGL-Syndrom"), die durch die rasche AV-Überleitung über die schnell leitende AV-Knotenbahn zustandekommt. Eine akzessorische AV-Bahn (Kent-, James-, oder Mahaim-Bündel) wurde bei der EPU ausgeschlossen. Beachte, daß die in Abb. 54b gezeigten Endstreckenveränderungen in V_3 bis V_6 bei SR vollständig verschwinden. **b** Typische, schnelle AVNRT (215/min) bei der gleichen Pt. wie in Abb. 54a. Die retrograde P-Welle ist im QRS-Komplex verborgen und daher nicht erkennbar. Die deutlichen Endstreckenveränderungen in V_3 bis V_6 während der AVNRT sind insbesondere bei schnellen Tachykardien häufig zu beobachten und sind nicht als Hinweis auf eine organische Herzerkrankung verwertbar. Die Tachykardie trat ca. 2–3mal pro Woche auf. Behandlungsversuche zur Rezidivprophylaxe mit 5 verschiedenen Antiarrhythmika waren ineffektiv. Die Pt. wurde schließlich mittels transvenöser AV-Knotenmodifikation mit Hochfrequenzenergie behandelt und ist seither beschwerdefrei

[83]) nachweisbar ist (Abb. 52, 54). Nach ihren Beschreibern werden paroxysmale SVT bei Patienten mit kurzer PQ-Zeit und normalem QRS-Komplex bei Sinusrhythmus als **Lown-Ganong-Levine-(LGL-)Syndrom** bezeichnet [121]. Beim LGL-Syndrom handelt es sich also um einen Sammelbegriff für paroxysmale SVT unterschiedlicher Genese bei Patienten mit kurzer PQ-Zeit und normalem QRS-Komplex bei Sinusrhythmus, wobei typische AV-Knoten-Reentrytachykardien wesentlich häufiger beobachtet werden als Tachykardien infolge akzessorischer atrionodaler Bahnen [87, 90] (vgl. 2.3.7).

Bei ca. einem Drittel aller Patienten mit AVNRT kommt es meist zu Beginn der Tachykardien zu **funktionellen Rechts- oder Linksschenkelblockierungen** (Abb. 55). Da die P-Wellen bei AVNRT mit funktionellen Schenkelblockierungen regelhaft im QRS-Komplex verborgen und damit im Oberflächen-EKG unsichtbar sind, beruht die elektrokardiographische Differentialdiagnose gegenüber Kammertachykardien und Tachykardien mit Präexzitation wesentlich auf der Analyse der QRS-Morphologie, die in 3.2 ausführlich beschrieben wird. Falls an der

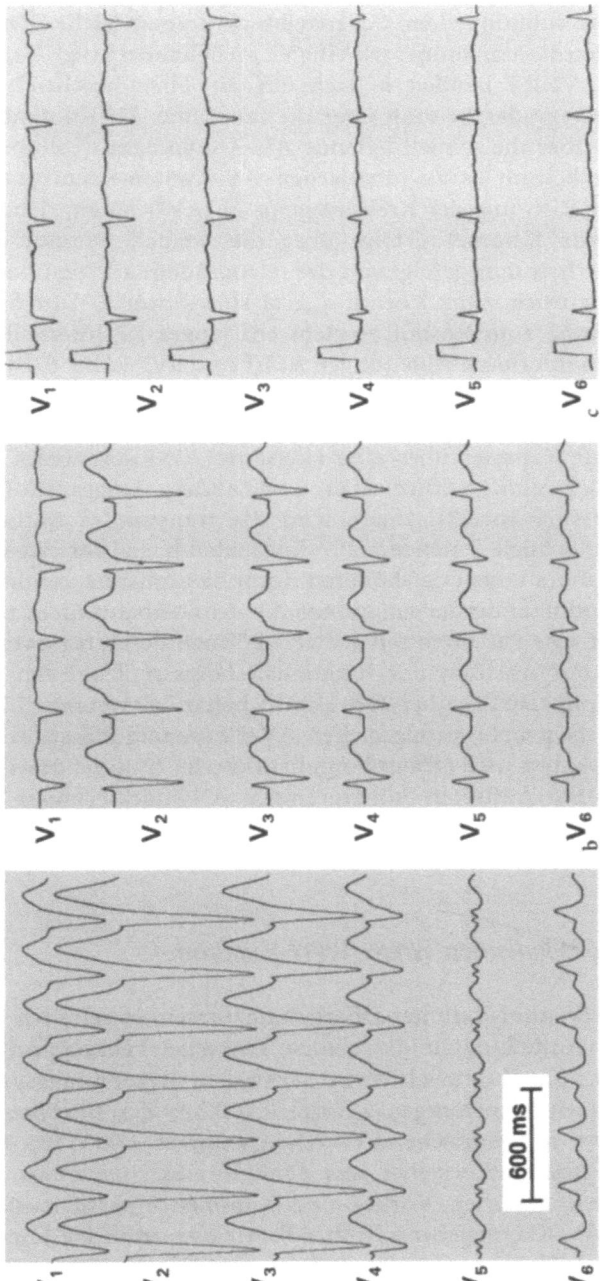

Abb. 55. a AV-Knoten-Reentrytachykardie (200/min) mit funktionellem LSB (QRS-Dauer 120 ms). Keine P-Wellen erkennbar. Die morphologischen Kriterien (keine r-Zacke in V₁, schneller Abstrich der S-Zacke, keine Q-Zacke in V₆, QRS-Dauer <140 ms) sprechen mit mehr als 90% Wahrscheinlichkeit für SVT mit LSB und gegen VT oder Präexzitation (vgl. 3.2). Da die Diagnose aber nicht mit letzter Sicherheit aus diesem EKG gestellt werden kann, wurde die Tachykardie zunächst wie eine VT behandelt mit langsamer i.v.-Gabe von 50 mg Ajmalin. **b** Nach Ajmalin-Injektion sank die Tachykardiefrequenz auf 152/min mit Verschwinden des LSB. Die P-Welle ist nach wie vor im QRS-Komplex verborgen. An der Diagnose einer SVT besteht jetzt aber kein Zweifel mehr. Die Tachykardie wurde nunmehr mit 5 mg Verapamil i.v. zu SR konvertiert (Abb. 55c), **c** SR (104/min) bei der gleichen Pt. wie in Abb. 55a,b

Diagnose einer SVT mit funktionellem Schenkelblock irgendwelche Zweifel bestehen, so ist die Tachykardie akut immer wie eine VT zu behandeln (vgl. Kap. 4)!

Bei über 90% der AVNRT handelt es sich um die oben beschriebenen typischen AVNRT mit antegrader Leitung über die langsame AV-Knotenbahn und retrograder Leitung über die schnell leitende AV-Knotenbahn („Slow-fast-Form"; Abb. 51a). Selten kommt es zu **atypischen AV-Knoten-Reentrytachy-kardien** mit umgekehrter Richtung der Kreiserregung im AV-Knoten, d. h.: die antegrade Überleitung zur Kammer erfolgt über die schnell leitende AV-Knotenbahn wie bei Sinusrhythmus gefolgt von der retrograden Leitung über die langsam leitende Bahn zurück zum Vorhof („Fast-slow-Form"). Durch die langsame retrograde Leitung zum Vorhof entsteht ein langes RP-Intervall mit negativen P-Wellen in den inferioren Ableitungen II, III und aVF (Abb. 51b). Als dritte, sehr seltene Variante von AVNRT kann insbesondere nach transvenöser Katheterablation der schnell leitenden AV-Knotenbahn eine Tachykardie durch antegrade Überleitung zur Kammer über eine langsame AV-Knotenbahn und retrograde Leitung zurück zum Vorhof über eine andere langsame Bahn zustandekommen („Slow-slow-Form"). Heute wird die transvenöse Katheter-ablation der funktionell schnell leitenden AV-Knotenbahn in den meisten elektrophysiologischen Labors wegen der höheren Komplikationsrate verglichen mit der Ablation oder Modifikation der langsamen AV-Knotenbahn nicht mehr durchgeführt. Symptomatische Patienten mit AVNRT können durch transvenöse AV-Knotenmodifikation mit Ablation der funktionell langsam leitenden AV-Knotenbahn mit einer Erfolgsrate von über 90% kurativ behandelt werden [73, 80, 85]. Die Rezidivrate nach primär erfolgreicher AV-Knotenmodifikation mit Hochfrequenzenergie beträgt ca. 10%. Hauptkomplikation der transvenösen AV-Knotenmodifikation ist das Auftreten höhergradiger AV-Blockierungen mit anschließend notwendiger Implantation eines permanenten Schrittmachers bei 1–5% der zumeist jungen Patienten.

2.3.6 Tachykardien bei Wolff-Parkinson-White-(WPW-)Syndrom

Normalerweise erfolgt die Vorhof-Kammer-Überleitung ausschließlich über AV-Knoten, His-Bündel mit Aufteilung in die beiden Tawara-Schenkel und das Purkinje-Netzwerk (Abb. 50). Zusätzlich zum normalen Reizleitungssystem haben epidemiologischen Untersuchungen zufolge 0,1–0,3% der Bevölkerung eine oder selten mehrere akzessorische AV-Leitungsbahnen [78, 148, 179]. Akzessorische AV-Leitungsbahnen bestehen aus Bündeln elektrisch meist sehr gut leitender Muskelfasern zwischen Vorhof und Kammer unterschiedlicher Lokalisation entlang der AV-Klappenebene (Abb. 56). Atrioventrikuläre Muskel-faserbrücken wurden bereits im Jahre 1876 von Paladino [153] und 1893 von Kent [99] anatomisch nachgewiesen, ohne daß damals die mögliche Bedeutung dieser Bahnen für die Entstehung von Tachykardien entdeckt wurde [217]. Der Zusammenhang zwischen ventrikulärer Präexzitation im EKG bei Sinusrhythmus und paroxysmalen SVT wurde erstmals 1928 von White erkannt und gemeinsam

A) Geringe Präexzitation   B) Ausgeprägte Präexzitation

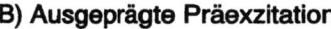

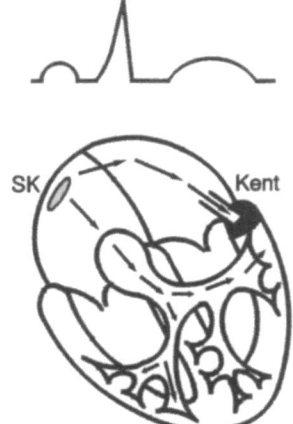
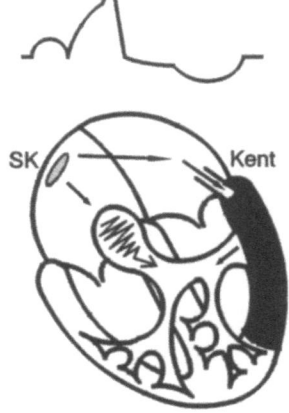

Abb. 56. A Sinusrhythmus bei WPW-Syndrom: die AV-Überleitung erfolgt gleichzeitig über den AV-Knoten und das Kent-Bündel. Bei guten AV-Knotenleitungseigenschaften und weit vom Sinusknoten entferntem Kent-Bündel (z. B. am lateralen Mitralklappenring) ist die Deltawelle bei SR klein. Die PQ-Zeit ist dann nur unwesentlich verkürzt und kann >120 ms sein, **B** SR mit ausgeprägter Deltawelle. Ein großer Teil des Myokards wird über ein Kent-Bündel im „Kurzschluß" zum AV-Knoten vorzeitig erregt (schwarz schraffiert). Dies führt im EKG zu den 3 Charakteristika ventrikulärer Präexzitation: 1) verkürzte PQ-Zeit durch die Umgehung der Leitungsverzögerung im AV-Knoten, 2) Deltawelle mit QRS-Verbreiterung durch die abnormale Kammererregung und 3) sekundäre ST-Senkungen und T-Negativierungen

mit Wolff und Parkinson 1930 veröffentlicht [217, 122]. Seither spricht man bei symptomatischen Patienten mit akzessorischen AV-Leitungsbahnen von **Wolff-Parkinson-White-(WPW-)Syndrom.** Bei asymptomatischen Patienten mit zufällig entdeckter Deltawelle im EKG sollte nur von ventrikulärer Präexzitation und nicht von einem WPW-Syndrom gesprochen werden, da lediglich bei ca. 30 % dieser Patienten unbehandelt innerhalb von 10 Jahren symptomatische Tachykardien auftreten [148]. Nachfolgend werden in diesem Kapitel ausschließlich die bei WPW-Syndrom am häufigsten vorkommenden, schnell leitenden akzessorischen AV-Leitungsbahnen ohne Verbindung zum normalen Reizleitungssystem besprochen (Kent-Bündel). Varianten akzessorischer Leitungsbahnen einschließlich James- und Mahaim-Bündeln ist das nächste Kapitel gewidmet.

Bei **Sinusrhythmus mit ventrikulärer Präexzitation** erfolgt die Kammererregung gleichzeitig über das normale Reizleitungssytem und „im Kurzschluß" dazu über die akzessorische AV-Bahn (Abb. 56). Folgende 3 Kriterien kennzeichnen ventrikuläre Präexzitation im EKG:

– eine verkürzte PQ-Dauer durch die vorzeitige Kammererregung,
– eine Deltawelle mit Verbreiterung des QRS-Komplexes durch die abnormale Kammererregung über die akzessorische AV-Bahn und

– sekundäre Erregungsrückbildungsstörungen mit mehr oder weniger ausgeprägten ST-Streckensenkungen und T-Wellennegativierungen.

Die Größe der Deltawelle bei Sinusrhythmus hängt davon ab, wieviel Myokard über das Kent-Bündel vorzeitig erregt wird. Insbesondere bei linkslateral gelegenen akzessorischen AV-Bahnen ist die Deltawelle gelegentlich nur gering ausgeprägt und die PQ-Zeit kann trotz vorhandener Deltawelle mit >120 ms noch im Normbereich liegen [189] (Abb. 56). Die Größe der Deltawelle bei Sinusrhythmus korreliert *nicht* mit der Leitungsgeschwindigkeit des Kent-Bündels bei Vorhofflimmern (s. unten).

Etwa 20–30% aller akzessorischen AV-Bahnen leiten ausschließlich retrograd von der Kammer zum Vorhof, nicht aber vom Vorhof zur Kammer [87, 64] (Abb. 76a). Wegen der fehlenden antegraden Erregungsleitung kommt es bei diesen akzessorischen AV-Bahnen nicht zu ventrikulärer Präexzitation und somit nicht zu einer Deltawelle im EKG bei Sinusrhythmus. Man spricht deshalb auch von „verborgenen" akzessorischen AV-Bahnen. Patienten mit verborgenen akzessorischen AV-Bahnen können genauso häufig orthodrome AV-Reentrytachykardien bekommen wie Patienten mit ventrikulärer Präexzitation (Abb. 57). Dies hat zum Begriff „verborgenes" WPW-Syndrom geführt. Im Unterschied zu Patienten mit ventrikulärer Präexzitation sind Patienten durch das Auftreten von Vorhofflimmern nicht durch schnelle Kammerfrequenzen vital gefährdet, da keine akzessorische AV-Überleitung stattfindet.

Selten tritt eine Deltawelle intermittierend auf, d. h. in einem EKG-Streifen sind gleichzeitig Aktionen mit Präexzitation und **völlig ohne** Präexzitation vorhanden bei gleichbleibender Vorhoffrequenz (Abb. 58). Eine intermittierende Präexzitation deutet auf eine lange Refraktärzeit der akzessorischen AV-Bahn hin, welche den Patienten beim Auftreten von Vorhofflimmern vor lebensbedrohlich hohen Kammerfrequenzen schützt [104]. Von intermittierender Präexzitation muß das Phänomen des Größer- und Kleinerwerdens der Deltawelle („Concertina-Effekt") bei unterschiedlichen Frequenzen und bei unterschiedlicher Aktivierung des autonomen Nervensystems unterschieden werden. Dieses Größer- und Kleinerwerden der Deltawelle beruht im wesentlichen auf einer Abnahme und Zunahme der AV-Knotenleitungseigenschaften mit umgekehrter Zunahme und Abnahme der vorzeitig erregten Kammermuskulatur über die unverändert schnell leitende akzessorische AV-Bahn. Die Größe der Deltawelle korreliert in der Regel weder mit der Refraktärzeit noch mit der Leitungsgeschwindigkeit der akzessorischen AV-Bahn. **Nur das plötzliche, vollständige Verschwinden der Deltawelle** bei intermittierender Präexzitation oder bei der Katheterablation mit Hochfrequenzenergie signalisiert antegraden Leitungsblock in der akzessorischen AV-Bahn (Überleitung nach dem „Alles-oder-nichts-Prinzip"). Bei 5–10% aller Patienten mit WPW-Syndrom finden sich bei der elektrophysiologischen Untersuchung 2 oder sehr selten mehrals 2 akzessorische AV-Bahnen [202].

Die verschiedenen **Möglichkeiten der Tachykardieentstehung bei WPW-Syndrom** sind in Abb. 59 schematisch zusammengefaßt. Die häufigste Tachy-

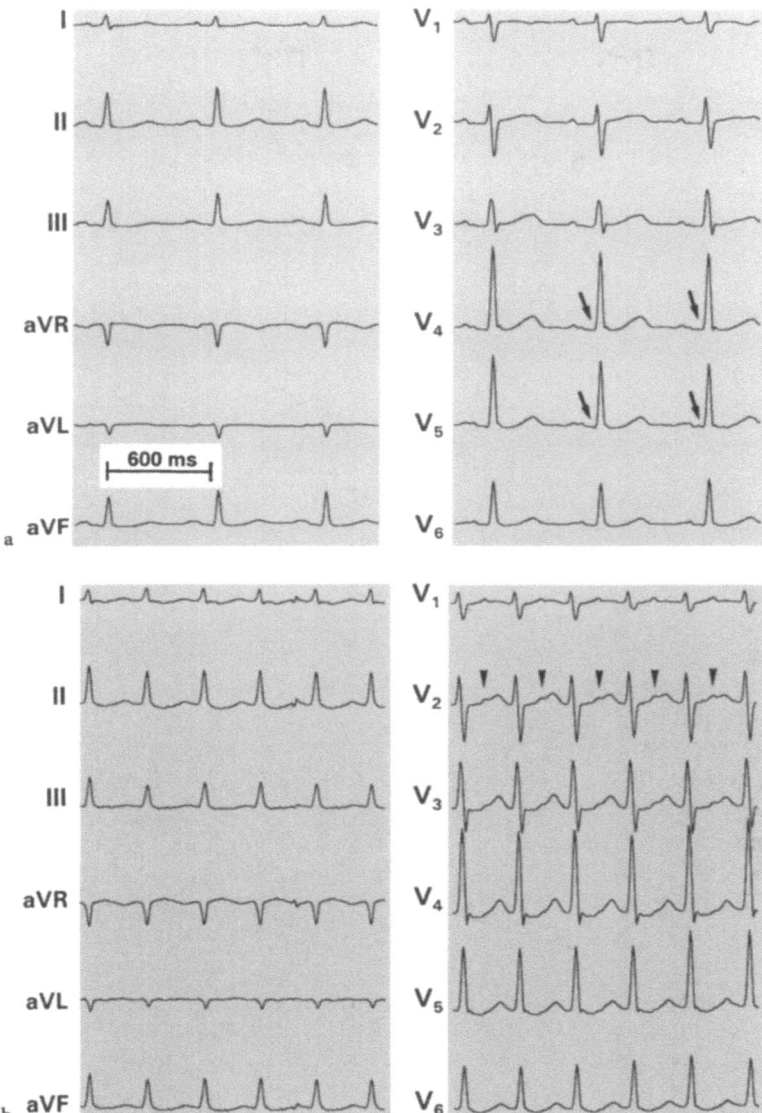

Abb. 57. a SR (94/min) bei einem 50j. Pt. mit „verborgenem" WPW-Syndrom. Es ist keine Deltawelle vorhanden (*Pfeile* in V_4 und V_5), da das vorhandene, linksseitige Kent-Bnndel nur retrograd leitet. **b** Orthodrome AV-Reentrytachykardie beim gleichen Pt. wie Abb. 57a. Beachte die retrograden P-Wellen (*Pfeile*) am Übergang der ST-Strecke zur T-Welle!

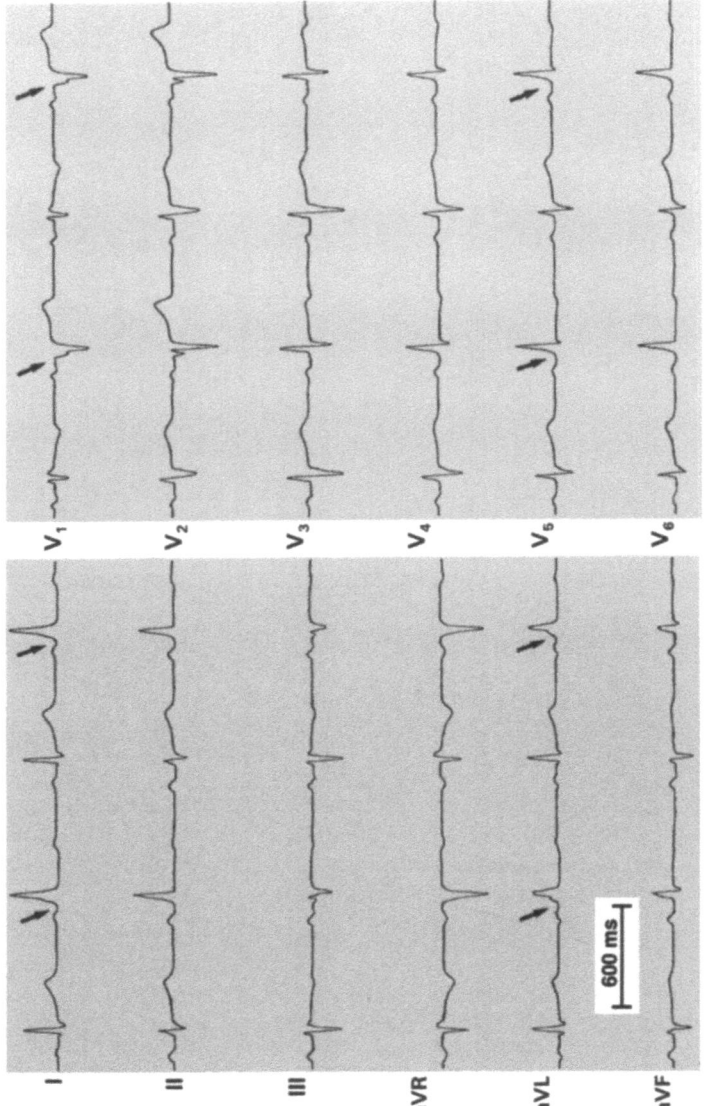

Abb. 58. SR (75/min) mit intermittierender Präexzitation (*Pfeile*) bei einer 45j. asymptomatischen Frau (Zufallsbefund). Da die Patientin völlig asymptomatisch ist, sollte der Befund nicht als WPW-Syndrom, sondern nur als intermittierende ventrikuläre Präexzitation beschrieben werden. Eine Behandlungsindikation besteht nicht. Bei fehlender Präexzitation demaskiert sich ein inkompletter RSB vom physiologischen Typ (rSr'-Konfiguration in V1)

Abb. 59. A Orthodrome AV-Reentrytachykardie: über 90% aller SVT bei WPW-Syndrom sind orthodrome AV-Reentrytachykardien, d. h., die Kammererregung erfolgt antegrad über den AV-Knoten. Anschließend wird die Erregung über das Kent-Bündel wieder zurück zum Vorhof geleitet, wo sich der Erregungskreis schließt. Da bei orthodromen AV-

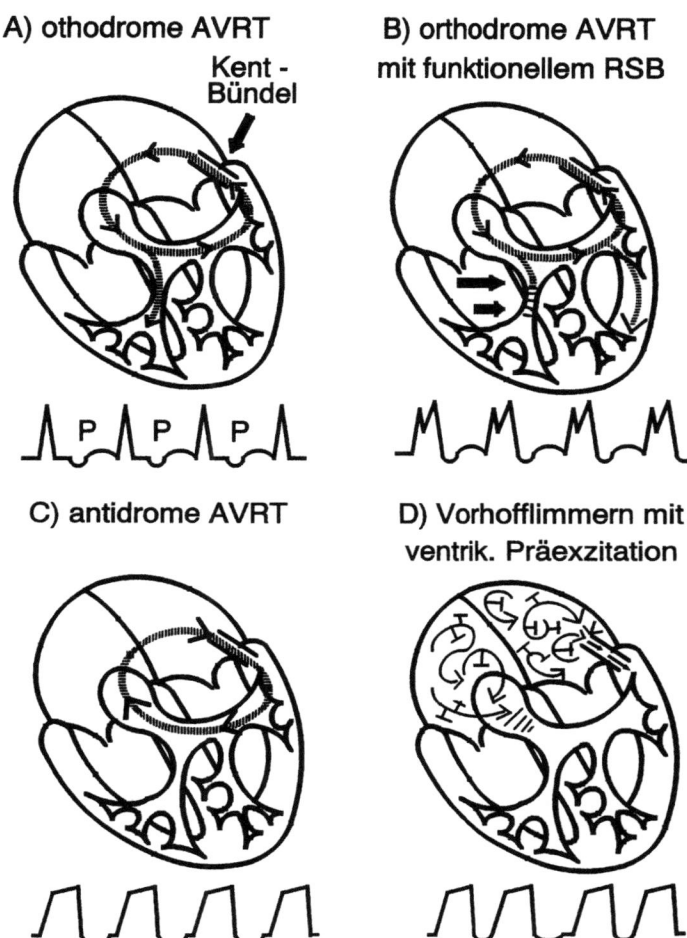

A) othodrome AVRT
Kent - Bündel

B) orthodrome AVRT
mit funktionellem RSB

C) antidrome AVRT

D) Vorhofflimmern mit
ventrik. Präexzitation

Reentrytachykardien das Kent-Bündel ausschließlich rückwärts leitet, verschwindet eine ggf. bei SR vorhandene Deltawelle. Es entsteht eine SVT mit schmalem QRS-Komplex. **B** Orthodrome AV-Reentrytachykardie mit funktionellem Schenkelblock: bei ca. 30% aller orthodromen AV-Reentrytachykardien ist wegen der hohen Kammerfrequenz der rechte oder linke Tawara-Schenkel bereits refraktär, so daß die SVT einen breiten QRS-Komplex infolge LSB- oder RSB-Aberration aufweist. **C** Antidrome AV-Reentrytachykardie: bei ca. 5% der AV-Reentrytachykardien werden die Kammern antegrad über das Kent-Bündel erregt, wodurch eine maximale Präexzitation mit ausgeprägter QRS-Verbreiterung entsteht. Die Erregung läuft anschließend über den AV-Knoten oder selten über ein zweites Kent-Bündel zurück zum Vorhof, wo sich der Erregungskreis schließt. Der durch maximale Präexzitation deformierte QRS-Komplex kann im EKG morphologisch nicht von einer VT unterschieden werden (vgl. 3.2), **D** Vorhofflimmern mit schneller AV-Überleitung über ein Kent-Bündel. Die QRS-Komplexe sind durch die ausgeprägte Präexzitation wie bei antidromer AV-Reentrytachykardie deutlich deformiert und verbreitert. Die RR-Abstände sind aber bei Vorhofflimmern unregelmäßig. Bei Vorhofflattern mit regelmäßiger 1:1- oder 2:1-AV-Überleitung über ein Kent-Bündel bleibt die korrekte Diagnose meist der EPU vorbehalten

kardie bei WPW-Syndrom ist die **orthodrome AV-Reentrytachykardie** mit
normaler AV-Überleitung über den AV-Knoten und retrograder Leitung über das
Kent-Bündel zum Vorhof, wo sich der Erregungskreis schließt (Abb. 59a). Im
Gegensatz zu AV-Knoten-Reentrytachykardien erfolgt bei AV-Reentrytachykardien bei WPW-Syndrom die Kammer- und Vorhoferregung nacheinander und
nicht gleichzeitig. Die P-Wellen befinden sich bei AV-Reentrytachykardien
deshalb hinter dem QRS-Komplex in der ST-Strecke oder am Beginn der T-Welle
(Abb. 11, 59a). Da bei orthodromen AV-Reentrytachykardien die Kammern über
das normale Reizleitungssystem erregt werden, sind die QRS-Komplexe meist
schmal und eine ggf. bei Sinusrhythmus vorhandene Deltawelle verschwindet
während der Tachykardie (Abb. 60b, 61b). Bei bis zu 50% der Patienten mit
orthodromen AV-Reentrytachykardien kann der QRS-Komplex während der
Tachykardie durch funktionelle oder vorbestehende Rechts- oder Linksschenkelblockierungen verbreitert sein [43] (Abb. 59b, 60c, 62b). Wenn die Refraktärzeiten beider Tawara-Schenkel nahe beieinander liegen, können bei demselben
Patienten abwechselnd gelegentlich AV-Reentrytachykardien mit schmalem
QRS-Komplex, mit Rechtsschenkelblockaberration und mit Linksschenkelblock-
aberration beobachtet werden (Abb. 16a–c). Die morphologischen Kriterien für die

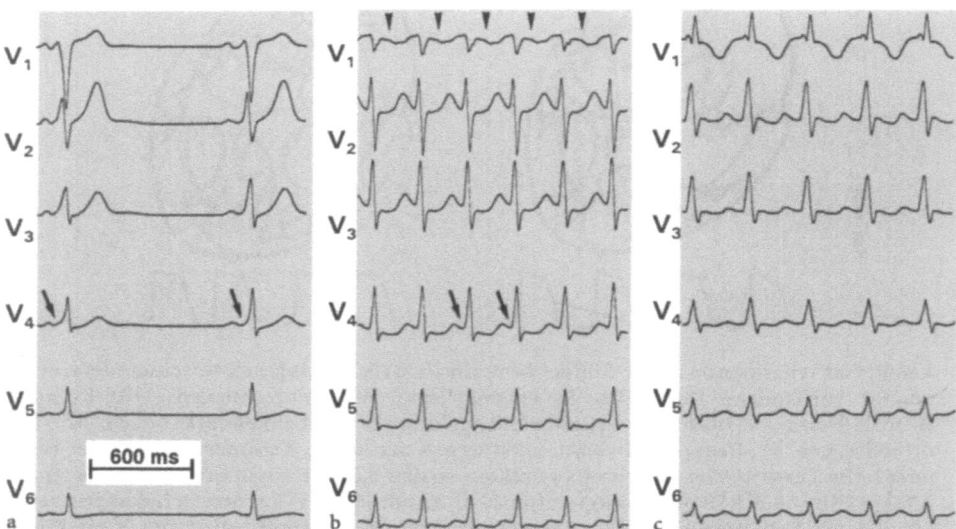

Abb. 60. a SR (54/min) bei WPW-Syndrom mit re. posterior gelegenem Kent-Bündel.
b Orthodrome AV-Reentrytachykardie (214/min) mit schmalem QRS-Komplex. Da das
Kent-Bündel während der SVT nur zurück zum Vorhof leitet, ist keine Deltawelle
vorhanden. **c** Orthodrome AV-Reentrytachykardie mit funktionellem RSB (180/min). Die
Frequenzverlangsamung von 214/min in Abb. 67b auf 180/min bei RSB erklärt sich dadurch,
daß die akzessorische Bahn auf derselben Seite wie der Schenkelblock liegt: die Erregung in
der Kammer erreicht bei RSB die rechts gelegene Bahn langsamer über den linken Tawara-
Schenkel und das Kammermyokard, d. h. der Reentrykreis wird größer, so daß bei gleicher
Leitungsgeschwindigkeit die Tachykardiefrequenz abnehmen muß

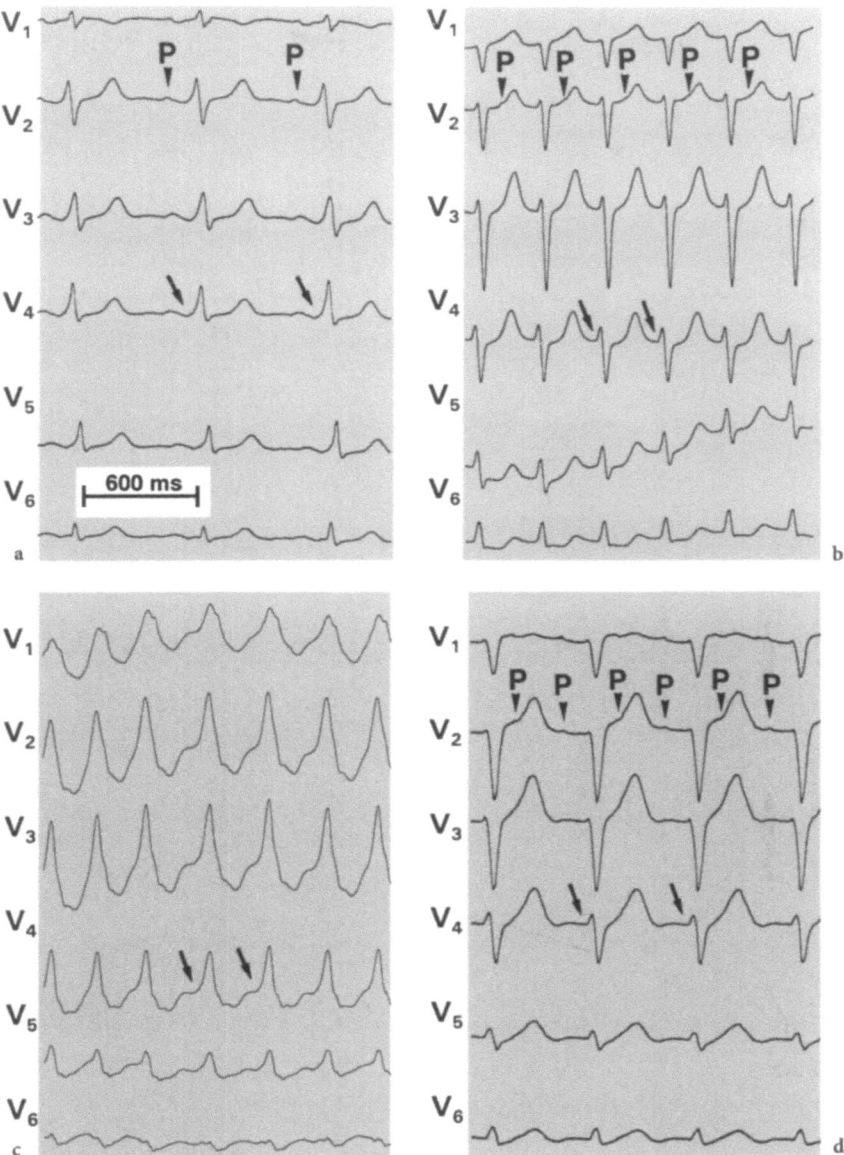

Abb. 61. a SR (82/min) bei WPW-Syndrom mit linksseitigem Kent-Bündel. **b** Orthodrome
AV-Reentrytachykardie (180/min). **c** Vorhofflimmern mit Präexzitation beim gleichen Pt.
wie Abb 68a, b. **d** Nach Gabe von 50 mg Ajmalin langsam i. v. Vorhofflattern (220/min) mit
2:1-AV-Block ohne Präexzitation

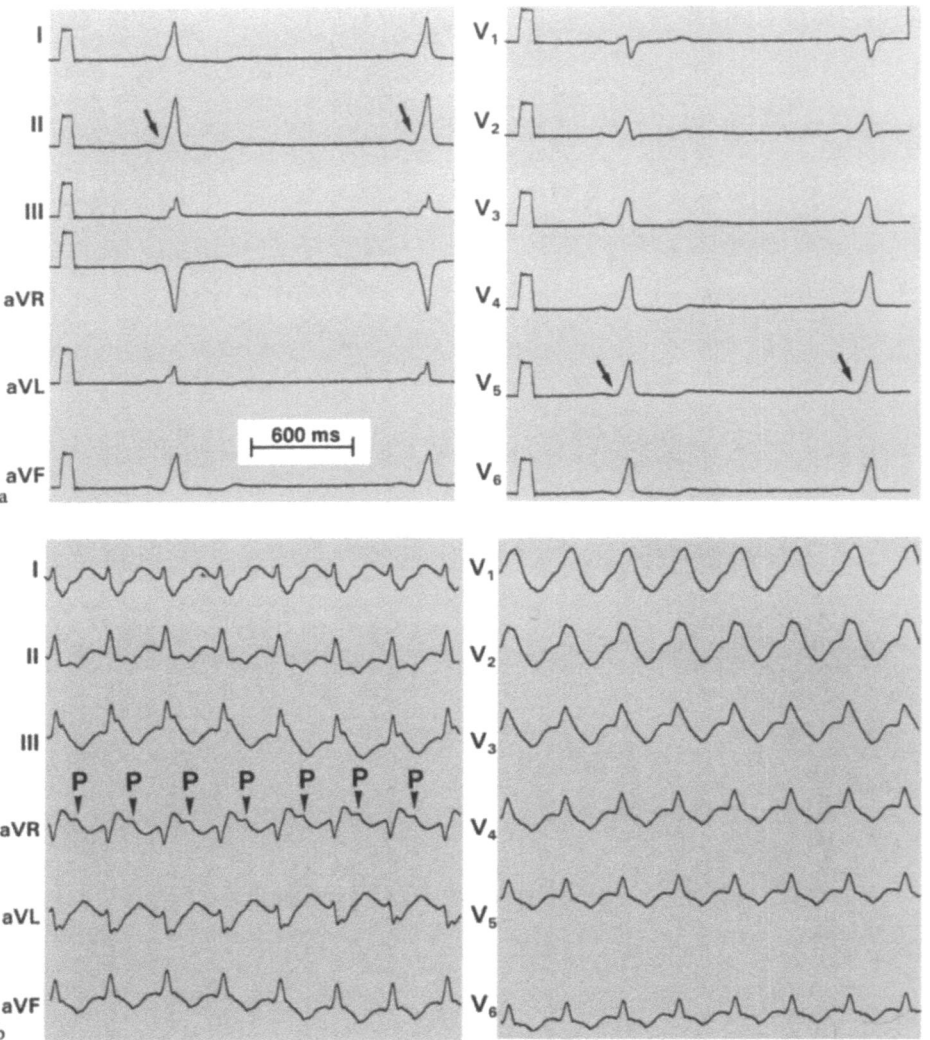

Abb. 62 a,b

Abgrenzung funktioneller Schenkelblockierungen von Kammertachykardien werden in 3.2 ausführlich besprochen.

Wichtig ist die Differenzierung zwischen den eben besprochenen orthodromen AV-Reentrytachykardien und den in Abb. 59c dargestellten antidromen AV-Reentrytachykardien. Bei **antidromen AV-Reentrytachykardien** erfolgt die Überleitung zur Kammer ausschließlich über das Kent-Bündel, um anschließend über das normale Reizleitungssystem oder ein weiteres Kent-Bündel zurück zum Vorhof zu gelangen, wo sich der Erregungskreis schließt (Abb. 63b). Etwa die

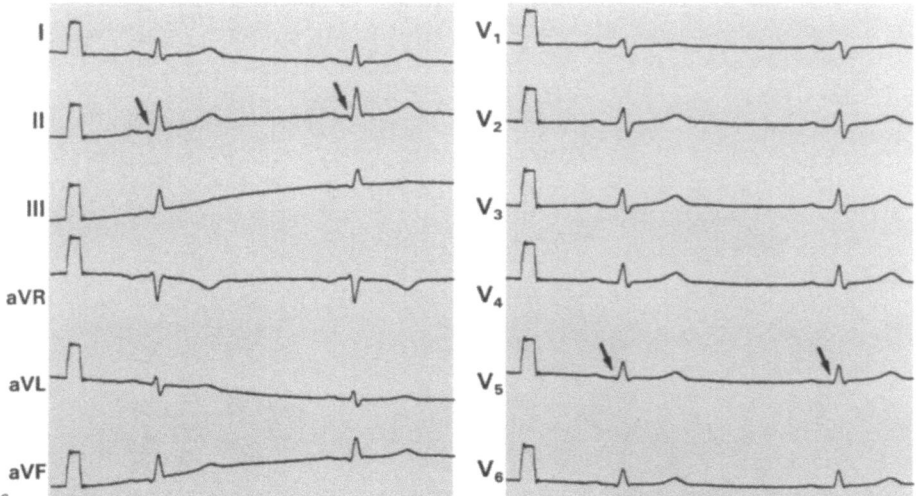

Abb. 62. a Sinusbradykardie (40/min) bei WPW-Syndrom mit rechts anteroseptalem Kent-Bündel unter antiarrhythmischer Therapie mit Propafenon in Kombination mit Metoprolol. **b** Orthodrome AV-Reentrytachykardie (185/min) mit RSB-Aberration. Der QRS-Komplex ist auf 140 ms verbreitert unter Propafenon. Die retrograd geleiteten P-Wellen sind in der ST-Strecke in aVR am besten zu sehen (*Pfeile*). **c** SR (50/min) ohne Deltawelle nach erfolgreicher Ablation des Kent-Bündels mit Hochfrequenzenergie beim gleichen Pt. wie in Abb. 62a,b

Hälfte der Tachykardien mit Präexzitation und regelmäßigen RR-Abständen beruht nicht auf antidromen AV-Reentry, sondern auf **Vorhofflattern** meist mit 2:1-AV-Überleitung über die akzessorische Bahn [13] (Abb. 64). Antidrome AV-Reentrytachykardien und Vorhofflattern mit ventrikulärer Präexzitation und regelmäßiger AV-Überleitung können nach morphologischen Kriterien nicht von Kammertachykardien abgegrenzt werden (vgl. 3.2). Hilfreich ist in diesen Fällen die Anamnese: falls ein WPW-Syndrom bekannt ist, handelt es sich fast immer um antidrome AV-Reentrytachykardien oder um Vorhofflattern mit Präexzitation; falls ein alter Myokardinfarkt bekannt ist, handelt es sich fast immer um eine Kammertachykardie.

Bis zu 30% der Patienten mit WPW-Syndrom haben **intermittierendes Vorhofflimmern mit ventrikulärer Präexzitation** [27, 74] (Abb. 59d, 61c, 63c, 65). Bei Vorhofflimmern mit ventrikulärer Präexzitation haben die verbreiterten und stark deformierten QRS-Komplexe eine relativ gleichbleibende Morphologie bei variablen RR-Abständen und können hierdurch von Kammertachykardien differentialdiagnostisch abgegrenzt werden: monomorphe VT haben regelhaft sehr gleichmäßige RR-Abstände, wogegen polymorphe VT bei unregelmäßigen RR-Abständen ausgeprägte Änderungen der QRS-Morphologie zeigen (vgl. 3.2).

Die Erstmanifestation des WPW-Syndroms zeigt einen Häufigkeitsgipfel bei Säuglingen im ersten Lebensjahr und einen zweiten Häufigkeitsgipfel im frühen Erwachsenenalter (Abb. 12). Zwei Drittel der Patienten mit WPW-Syndrom sind

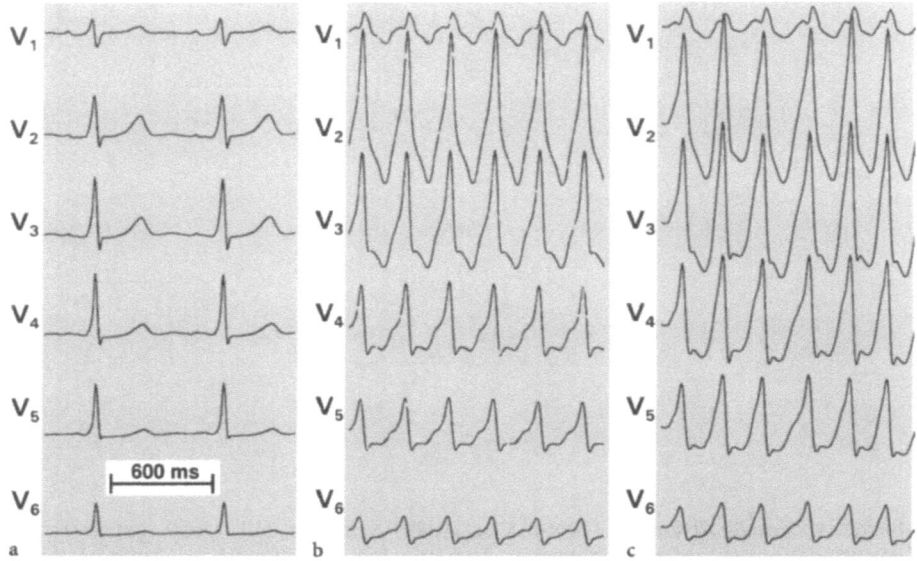

Abb. 63. a SR (96/min) bei WPW-Syndrom mit linksseitigem Kent-Bündel. **b** Antidrome AV-Reentrytachykardie (230/min) mit RSB-Konfiguration. Die QRS-Komplexe können EKG-morphologisch nicht von einer VT unterschieden werden. **c** Vorhofflimmern mit scheller Überleitung über das Kent-Bündel mit maximaler Präexzitation (Kammerfrequenz ca. 250/min)

männlich. Über 90% der Patienten mit WPW-Syndrom haben keine nachweisbare strukturelle Herzerkrankung [148, 64, 87]. Verwandte ersten Grades von Patienten mit WPW-Syndrom haben mit 3% Wahrscheinlichkeit ebenfalls ein WPW-Syndrom [193]. Bei der **Ebstein-Anomalie**, eine Fehlbildung der Trikuspidalklappe mit Verlagerung derselben in den rechten Ventrikel, findet man bei ca. 10% der Patienten fast immer rechtsseitig gelegene akzessorische AV-Leitungsbahnen als begleitende kongenitale Anomalie. Umgekehrt haben wegen der Seltenheit der Ebstein-Anomalie weniger als 5% der Patienten mit WPW-Syndrom eine Ebstein-Anomalie. Bei Patienten mit linksseitig gelegenen akzessorischen AV-Bahnen wurde eine Assoziation zum Mitralklappenprolapssyndrom beschrieben [91]. Ein Mitralklappenprolaps findet sich echokardiographisch aber auch bei 10–20% der Normalbevölkerung ohne WPW-Syndrom. Die beobachtete Häufigkeit des Mitralklappenprolaps bei WPW-Syndrom spiegelt somit möglicherweise lediglich die Häufigkeit des Mitralklappenprolaps in der Normalbevölkerung wieder. Bei Patienten mit hypertrophischer Kardiomyopathie oder hypertensiver Herzerkrankung kommt es gelegentlich zu einer „Pseudopräexzitation", d. h., bedingt durch die Hypertrophie ähnelt der Beginn des verbreiterten QRS-Komplexes einer Deltawelle, ohne daß ein Kent-Bündel vorhanden ist (Abb. 66, 67). Der Nachweis ventrikulärer Präexzitation durch eine akzessorische Leitungsbahn bleibt in Zweifelsfällen der elektrophysiologischen Untersuchung vorbehalten durch Demonstration eines verkürzten HV-Intervalls

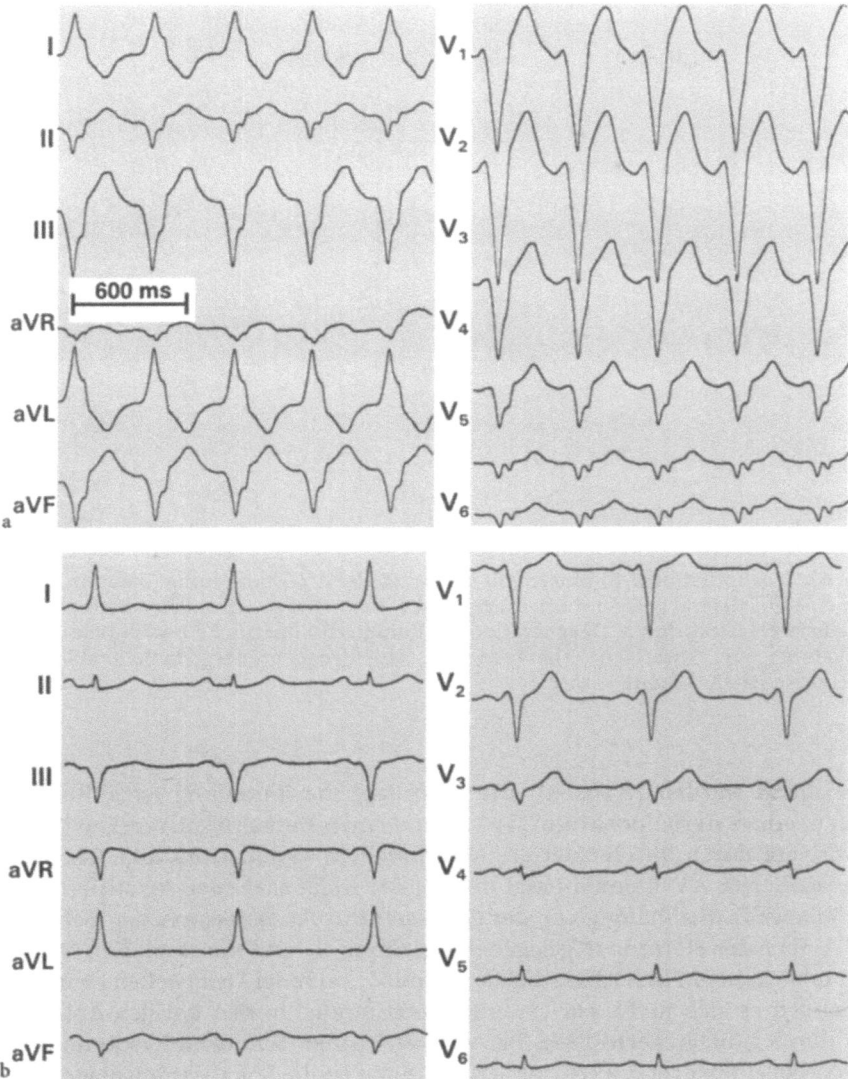

Abb. 64. a Vorhofflattern (290/min) mit ausgeprägter Präexzitation bei 2:1-AV-Überleitung über ein rechts posterior gelegenes Kent-Bündel, **b** SR (82/min) beim gleichen Pt. wie in Abb. 64a

in Ruhe oder durch entsprechende Manöver wie Vorhofstimulation [87] oder die intravenöse Bolusgabe von 3–12 mg Adenosin [98, 192]. Adenosin führt zu einer kurzfristigen Leitungsblockierung im AV-Knoten ohne Leitungsverzögerung im Kent-Bündel, so daß eine angedeutete Deltawelle im EKG kurzfristig sehr ausgeprägt werden kann. Aus der Morphologie der Deltawelle im 12-Kanal-EKG kann die Lokalisation des Kent-Bündels entlang der AV-Klappenebene

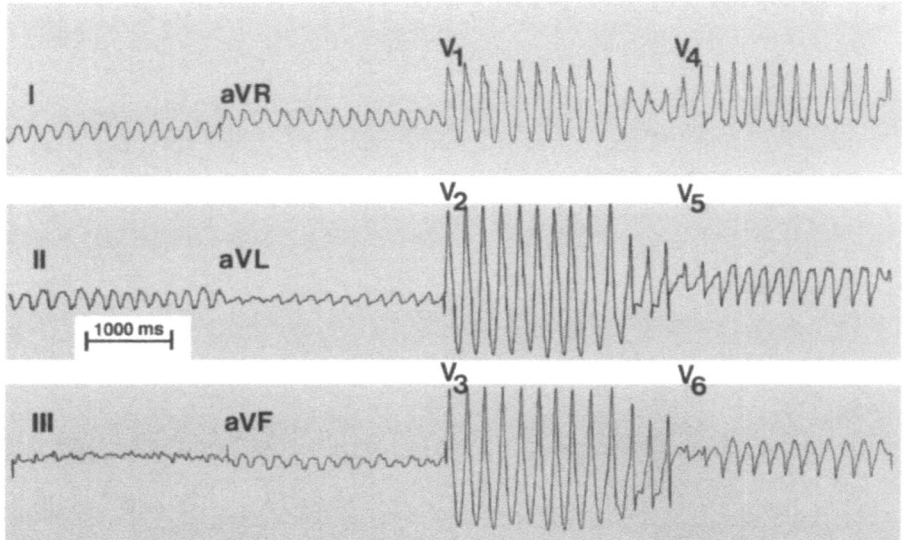

Abb. 65. Vorhofflattern/-flimmern mit sehr schneller AV-Überleitung (300/min, 25 mm/s) über eine linkslateral gelegene akzessorische AV-Bahn. Bei einem solchen Befund droht der plötzliche Herztod durch Degeneration zu Kammerflimmern. Es besteht die dringliche Indikation zur kurativen Therapie mit Hochfrequenzenergiekatheterablation der akzessorischen AV-Bahn

abgeschätzt werden (Abb. 68). Die ursprüngliche Einteilung nach Rosenbaum [162] in einen sternalpositiven Typ (A) und einen sternalnegativen Typ (B) wurde inzwischen durch differenziertere Algorhythmen abgelöst [45, 142, 223]. Da alle akzessorischen AV-Bahnen basal um die AV-Klappenebenen lokalisiert sind, ist die Deltawelle unabhängig von der genauen Lage der akzessorischen Bahn immer in der über der Herzspitze gelegenen Ableitung V_4 und meist auch in V_5 positiv. Sind umgekehrt in den Ableitungen V_4 und V_5 keinerlei Deltawellen zu erkennen, so handelt es sich meist um „Pseudopräexzitation" in den übrigen Ableitungen, z. B. durch Linkshypertrophie. Bei vorbestehenden Schenkelblockierungen oder bei Vorliegen mehrerer akzessorischer Bahnen ist die Lokalisationsdiagnostik aus dem Oberflächen-EKG meist schwierig. Die Lokalisation akzessorischer AV-Bahnen besitzt keine prognostische Bedeutung, sondern dient lediglich dazu, bei der kurativen Katheterablation die akzessorische Bahn schneller aufzufinden. Außerdem kann bei Kenntnis der Lokalisation bestimmten lageabhängigen Komplikationen der Katheterablation vorgebeugt werden, wie z. B. Prophylaxe zerebrovaskulärer Embolien mit Heparin und Azetylsalizylsäure bei Ablation linksseitig gelegener Bahnen oder Verwendung niedriger Energien bei der Ablation midseptaler Bahnen zur Vermeidung von AV-Blockierungen. Inzwischen wurde die Katheterablation akzessorischer AV-Bahnen bei Erfolgsraten >90% in den Händen erfahrener Untersucher zur Therapie der Wahl bei symptomatischen

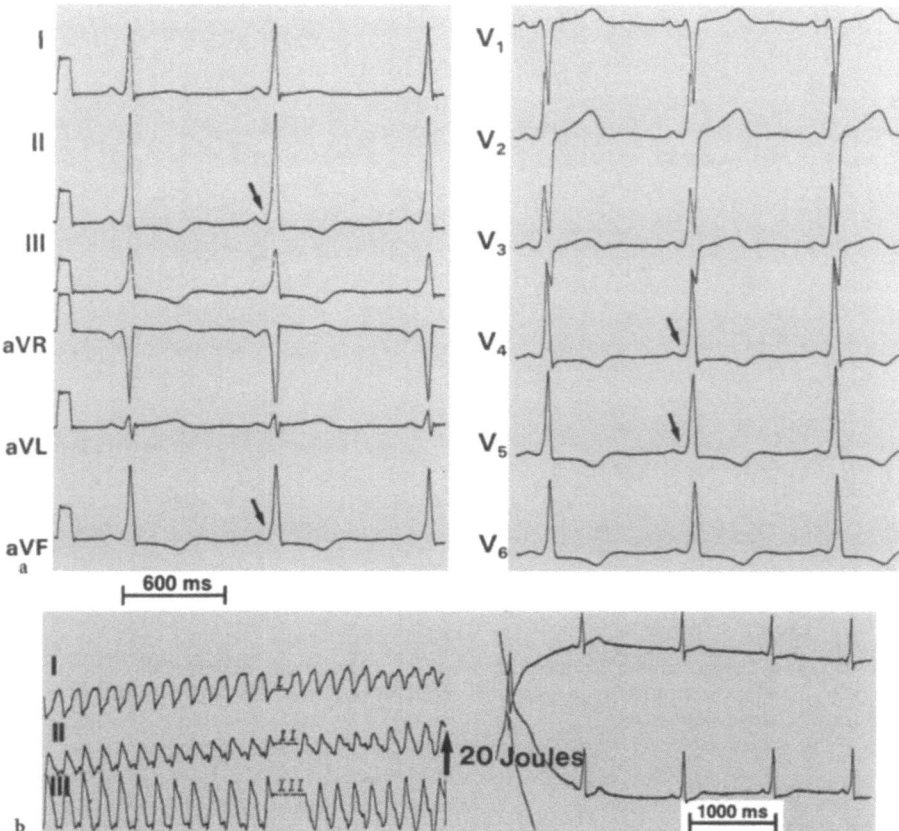

Abb. 66. a SR (68/min) mit „Pseudopräexzitation" (*Pfeile*) bei einer 17j. Pt. mit hypertropher Kardiomyopathie und Reanimation bei VF. Ein WPW-Syndrom wurde bei einer EPU ausgeschlossen, **b** Kammerflattern (300/min; 25 mm/s) bei der gleichen Pt. wie in Abb. 66a mit Konversion zu SR durch einen automatischen Defibrillator

Patienten mit WPW-Syndrom [75, 64, 81, 110]. Da bei der Katheterablation akzessorischer Bahnen selten lebensbedrohliche Komplikationen auftreten können, ist diese Maßnahme bei asymptomatischen Patienten mit ventrikulärer Präexzitation in der Regel nicht indiziert. Ausgenommen hiervon sind Risikogruppen wie Piloten oder Leistungssportler, bei denen eine prophylaktische Katheterablation diskutiert werden muß. Bei Kleinkindern mit WPW-Syndrom wird derzeit die medikamentös antiarrhythmische Therapie der Katheterablation meist vorgezogen, da die Langzeitauswirkungen von Hochfrequenzenergieläsionen im wachsenden Herzen nicht hinreichend bekannt sind [111].

Die Ursache für die gegenüber der Normalbevölkerung erhöhte Inzidenz von intermittierendem Vorhofflimmern bei bis zu 30% der Patienten mit WPW-Syndrom ist bislang ungeklärt [27]. Nach erfolgreicher Katheterablation einer

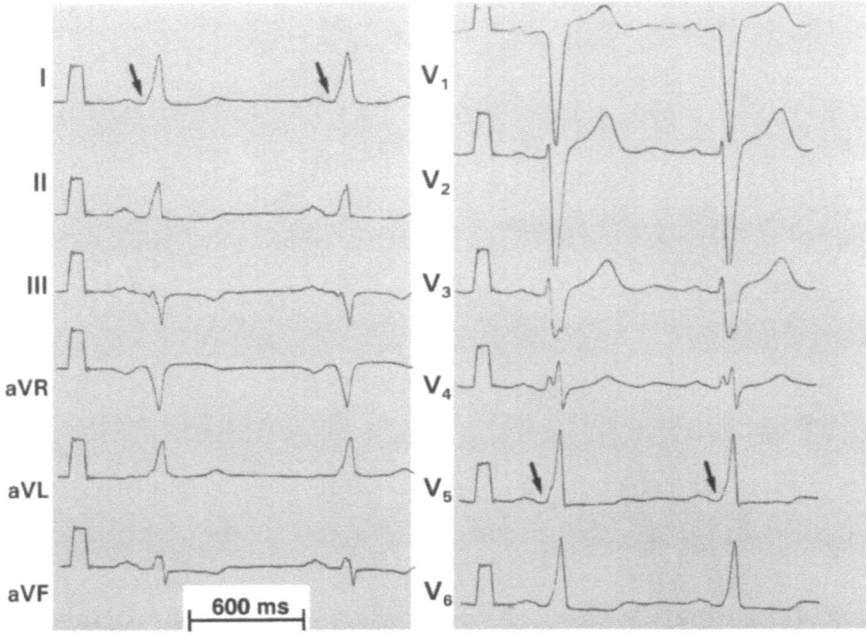

Abb. 67. SR (60/min) mit „Pseudopräexzitation" (*Pfeile*) bei einem 56j. Pt. mit ausgeprägter LV-Hypertrophie bei hypertensiver Herzkrankheit. Ein WPW-Syndrom wurde bei einer EPU ausgeschlossen

akzessorischen AV-Bahn scheint auch die Inzidenz von Vorhofflimmern abzunehmen [74]. Bei kurzer Refraktärzeit der akzessorischen AV-Bahn kann durch Vorhofflimmern mit schneller AV-Überleitung über das Kent-Bündel Kammerflimmern entstehen (Abb. 65). Das Risiko von Patienten mit WPW-Syndrom, am plötzlichen Herztod zu versterben, ist allerdings gering und wird auf weniger als 1 pro 1000 Patientenjahre geschätzt [148, 182, 219]. Die Gabe von Digitalis, Adenosin oder Verapamil bei Vorhofflimmern mit ventrikulärer Präexzitation ist kontraindiziert, da hierdurch die AV-Überleitung über die akzessorische Bahn beschleunigt und Kammerflimmern induziert werden kann [105] (Abb. 146). Mittel der Wahl bei Vorhofflimmern mit Präexzitation ist die langsame i. v.-Gabe von 50 mg Ajmalin (vgl. Kap. 4). Zur nichtinvasiven Abschätzung der Refraktärzeit der akzessorischen AV-Bahn dienen Ajmalin-Test und Fahrradergometrie (Abb. 69). Verschwindet die Deltawelle plötzlich unter Belastung oder nach langsamer, intravenöser Injektion von 50 mg Ajmalin, so besitzt die akzessorische AV-Bahn eine relativ lange Refraktärzeit. Die Entstehung von Kammerflimmern durch schnelle AV-Überleitung bei Vorhofflimmern ist dann sehr unwahrscheinlich [22, 109, 203]. Umgekehrt kann aber bei Persistieren der Deltawelle unter Belastung oder nach Ajmalin i. v. nicht auf eine schlechte Prognose geschlossen werden [87, 219].

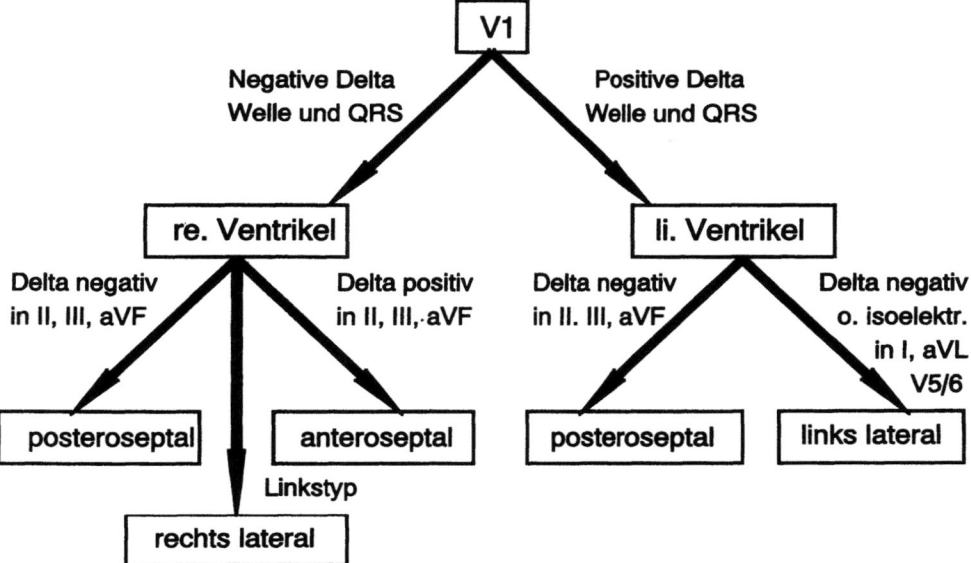

Abb. 68. Orientierende Lokalisation akzessorischer AV-Bahnen aufgrund der Delta-wellenmorphologie [223]. Die Lokalisation aus dem Oberflächen-EKG wird erschwert durch 1) gering ausgeprägte Präexzitation, 2) vorbestehende Schenkelblockierungen und 3) das Vorhandensein mehrerer Kent-Bündel

2.3.7 Varianten akzessorischer Leitungsbahnen

Die ursprüngliche Einteilung akzessorischer Leitungsbahnen in Kent-, James-und Mahaim-Bündel (Abb. 70) wurde 1975 von einer europäischen Studien-gruppe [6] nach anatomischen Gesichtspunkten weiter differenziert in:

– akzessorische atrioventrikuläre Bahnen,
– akzessorische nodoventrikuläre Bahnen,
– atriofaszikuläre Umgehungsbahnen,
– akzessorische faszikuloventrikuläre Verbindungen,
– intra- bzw. paranodale Umgehungsbahnen.

Die anatomisch klassifizierten akzessorischen Leitungsbahnen wurden be-stimmten EKG-Mustern bei Sinusrhythmus zugeordnet: Kent-Bündel bei ventri-kulärer Präexzitation mit kurzer PQ-Zeit, nodofaszikuläre oder nodoventrikuläre Fasern (Mahaim) bei Präexzitation mit normaler PQ-Zeit und James-Bündel oder Atrio-His-Fasern bei kurzer PQ-Zeit ohne Präexzitation („LGL-Syndrom" [121]; Abb. 70). Lediglich bei den im vorherigen Kapitel ausführlich besprochenen Kent-Bündeln konnte Wood bereits 1943 die Korrelation von pathologischer Anatomie mit klinischer Funktion wahrscheinlich machen. Aufgrund neuerer elektro-physiologischer Untersuchungsbefunde müssen die beschriebenen, weitverbrei-

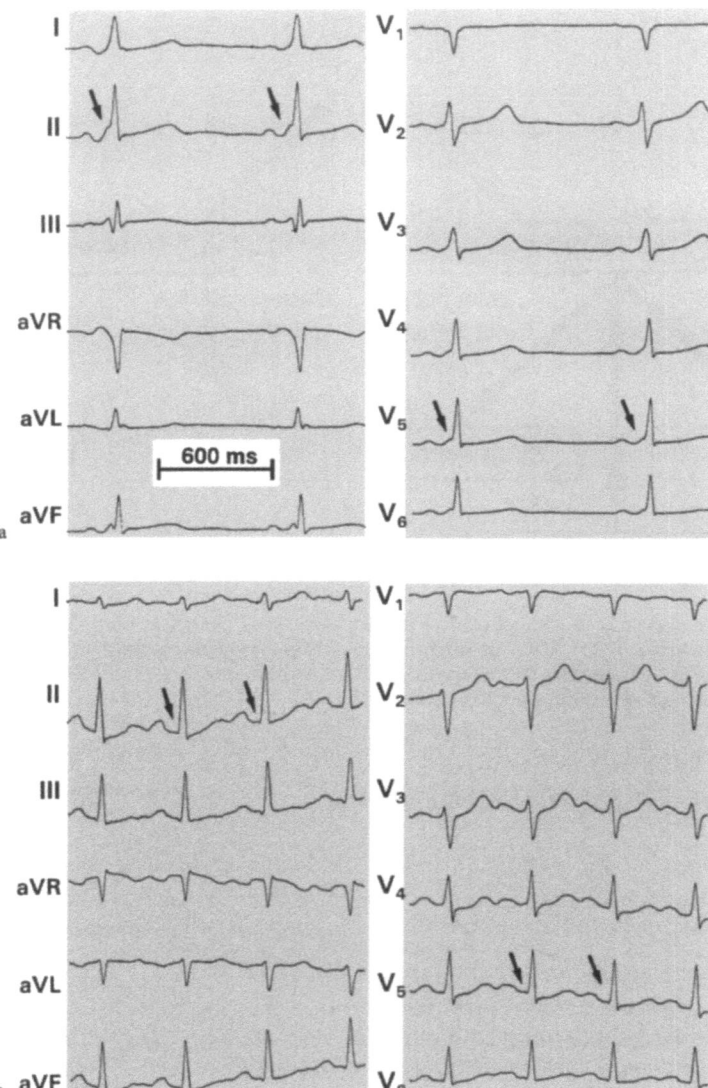

Abb. 69. a SR (64/min) bei einer völlig asymptomatischen 20j. Pt. mit ventrikulärer Präexzitation (Zufallsbefund). **b** Unter Belastung Sinustachykardie (140/min) mit vollständigem Verschwinden der Deltawelle durch tachykardiebedingten Leitungsblock in der akzessorischen Bahn. Dies bedeutet, daß die akzessorische AV-Bahn trotz belastungsinduzierter Sympathikusaktivierung eine lange Refraktärzeit hat, die die Patientin bei Vorhofflimmern vor lebensbedrohlichen Kammerfrequenzen schützt. Bei der beschwerdefreien Pt. ist weder eine EPU noch eine Katheterablation indiziert, sofern die Pt. nicht den Wunsch verspürt, Flugzeugpilotin oder Leistungssportlerin, Bergsteigerin oder ähnliches zu werden

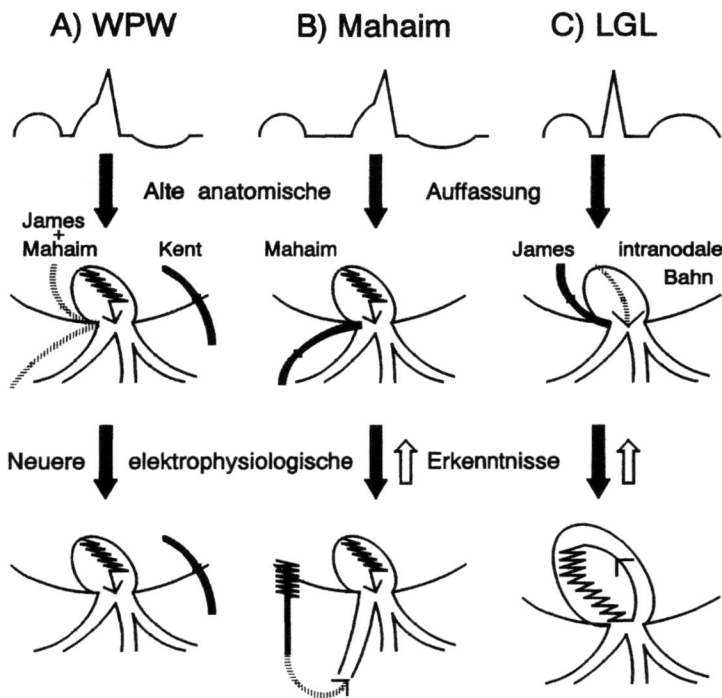

Abb. 70. Varianten akzessorischer Leitungsbahnen mit EKG-Morphologie (*oben*), alter anatomischer Auffassung (*Mitte*) und neueren elektrophysiologischen Erkenntnissen (*unten*). A Beim WPW-Syndrom handelt es sich praktisch immer um akzessorische AV-Leitungsbahnen (Kent-Bündel). Das gleichzeitige Vorhandensein von atrionodalen und nodoventrikulären Bahnen („James+Mahaim") wurde bislang nie überzeugend dokumentiert. B Das alte „Mahaim-Bündel-Leitungskonzept" mit normaler PQ-Zeit durch die zunächst normale Leitungsverzögerung im AV-Knoten mit anschließender Präexzitation durch nodoventrikuläre Bahnen hat sich bei der überwiegenden Mehrzahl der Patienten nicht bestätigt. Vielmehr handelt es sich beim „Mahaim-Syndrom" um atriofaszikuläre Bahnen am lateralen Trikuspidalring. Diese „Mahaim-Bündel" bestehen aus einem proximalen Teil mit AV-Knoten ähnlichen, leitungsverzögernden Eigenschaften sowie einem distalen, schnell leitenden Teil (vgl. Abb. 71). C Beim LGL-Syndrom handelt es sich meist nicht um SVT infolge intranodaler oder paranodaler akzessorischer Bahnen („James-Bündel"), sondern um typische AV-Knoten-Reentrytachykardien (*unten rechts*). Die kurze PQ-Zeit bei SR entsteht hierbei durch die guten Leitungseigenschaften der funktionell schnell leitenden AV-Knotenbahn

teten anatomischen Vorstellungen über Vorhandensein und Lage akzessorischer Bahnen bei LGL-Syndrom [14, 87, 90] und Mahaim-Bündel-Leitung [49, 103, 126] teilweise revidiert werden (Abb. 70). Die meisten Varianten akzessorischer Leitungsbahnen beruhen auf anekdotischen Berichten und haben keine große klinische Relevanz [152, 103, 87]. Trotz ihrer Seltenheit ist die Kenntnis folgender 3 Syndrome bzw. Varianten akzessorischer Leitungsbahnen differentialdiagnostisch wichtig:

- Atriofaszikuläre akzessorische Bahnen (Mahaim-Bündel-Leitung),
- Lown-Ganong-Levine-(LGL-)Syndrom,
- AV-Reentrytachykardien mit langem RP-Intervall mit der permanenten junktionalen Reentrytachykardie (PJRT) als Sonderform.

Tachykardien bei Mahaim-Bündel-Leitung

Mahaim [125, 126] beschrieb im Jahre 1937 anatomisch akzessorische Bahnen zwischen dem AV-Knoten und den Kammern bzw. zwischen den Tawara-Schenkeln und den Kammern. Diese nodoventrikulären bzw. nodofaszikulären anatomischen Kurzschlußverbindungen wurden lange Zeit zur Erklärung von Tachykardien mit linksschenkelblockartiger ventrikulärer Präexzitation bei normaler PQ-Zeit im Sinusrhythmus herangezogen (Abb. 70). Die normale PQ-Zeit bei Sinusrhythmus wurde bei dem „Mahaim-Bündel-Leitungskonzept" durch die zunächst stattfindende physiologische Leitungsverzögerung im AV-Knoten erklärt. Die Deltawelle entsprach dabei ventrikulärer Präexzitation durch Kurzschluß der intraventrikulären Erregungsausbreitung über nodoventrikuläre oder nodofaszikuläre akzessorische Bahnen. Neuere elektrophysiologische Untersuchungen haben das eben beschriebene „Mahaim-Bündel-Leitungskonzept" bei der Mehrzahl der Patienten nicht bestätigt. Vielmehr konnte nachgewiesen werden, daß nahezu alle Tachykardien mit linksschenkelblockartiger Präexzitation bei normaler PQ-Zeit im Sinusrhythmus durch atriofaszikuläre

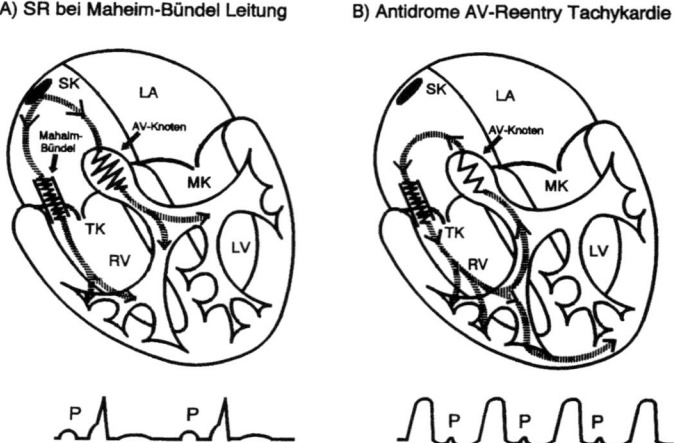

Abb. 71. A Sinusrhythmus bei Mahaim-Bündelleitung, B Entstehung antidromer AV-Reentrytachykardien bei Mahaim-Bündelleitung: die Erregung wird antegrad über die atriofaszikuläre Bahn zum rechten Ventrikel übergeleitet, wodurch der QRS-Komplex die typische LSB-Morphologie erhält. Anschließend wird die Erregung über den rechten Tawara-Schenkel, His-Bündel und AV-Knoten zurück zum Vorhof geleitet, wo sich der Erregungskreis schließt

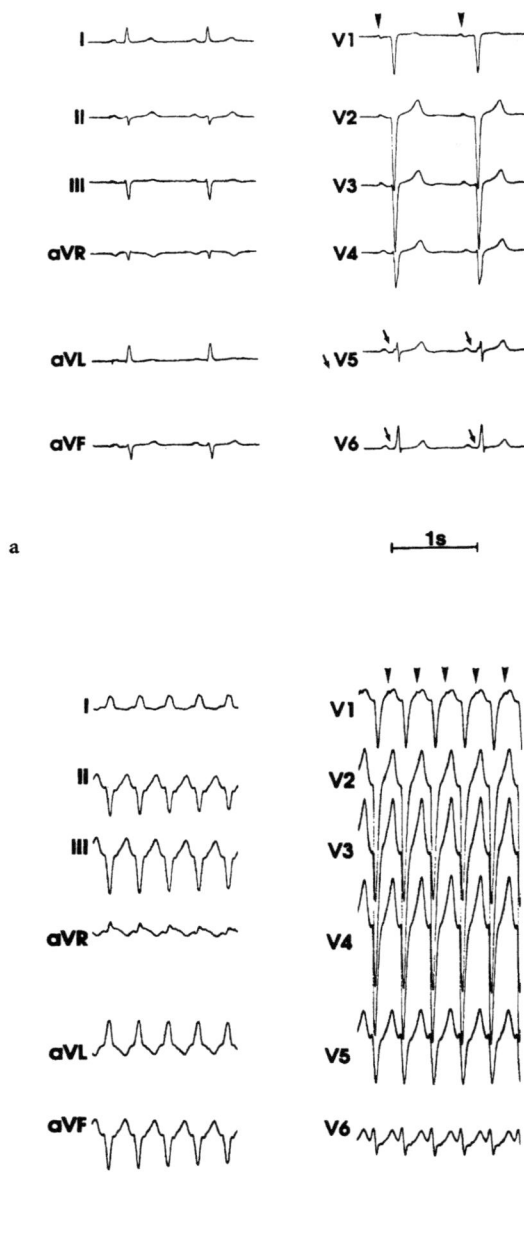

Abb. 72. a SR (70/min) bei einem Pt. mit Mahaim-Bündel. **b** Antidrome AV-Reentrytachykardie bei Mahaim-Bündel beim gleichen Pt. wie Abb. 72a (die EKGs für Abb. 72
wurden freundlicherweise von Dr. Stellbrink, Univ. Aachen, zur Verfügung gestellt)

Bahnen am lateralen Trikuspidalring vermittelt werden (Abb. 70, 71, 72) [71, 103, 106, 131]. Die normale PQ-Zeit bei Sinusrhythmus resultiert bei diesen atriofaszikulären Bahnen durch AV-Knoten ähnliche leitungsverzögernde Eigenschaften. Da atriofaszikuläre Bahnen regelhaft ausschließlich antegrad von Vorhof zu Kammer überleiten, sind alle AV-Reentrytachykardien bei „Mahaim-Bündel-Leitung" antidrom, d. h. die Leitung von Vorhof zu Kammer erfolgt über die rechts gelegene atriofaszikuläre Bahn mit dementsprechender linksschenkelblockartiger Präexzitation und anschließender retrograder Leitung über den AV-Knoten zurück zum Vorhof, wo sich der Erregungskreis schließt (Abb. 71, 72). Die Erfolgsrate der transvenösen Katheterablation der atriofaszikulären Mahaim-Bündel am lateralen Trikuspidalring beträgt wie beim „klassischen" WPW-Syndrom mit schnell leitenden akzessorischen AV-Bahnen über 90% [71, 106, 131]. Es ist deshalb wichtig, trotz der Seltenheit von atriofaszikulären Mahaim-Bündeln bei allen Tachykardien mit linksschenkelblockartiger QRS-Verbreiterung an diese Diagnose zu denken, damit den zumeist jungen Patienten die Möglichkeit der kurativen Katheterablation nicht vorenthalten wird.

Lown-Ganong-Levine-(LGL-)Syndrom

Lown, Ganong und Levine beschrieben 1952 paroxysmale SVT bei Patienten mit kurzer PQ-Zeit (<120 ms) und normalem QRS-Komplex bei Sinusrhythmus [121]. Seither werden SVT bei kurzer PQ-Zeit und fehlender Präexzitation bei Sinusrhythmus unter dem Sammelbegriff LGL-Syndrom („short PR-syndrome") zusammengefaßt [87, 174, 175].

Am häufigsten finden sich als Ursache von SVT beim LGL-Syndrom typische AV-Knoten-Reentrytachykardien bei funktioneller Längsdissoziation des AV-Knotens in eine langsam und eine schnell leitende AV-Knotenbahn (Abb. 70, 73). Seltener erbringt die elektrophysiologische Untersuchung Hinweise auf akzessorische atrionodale, atriohissäre oder intranodale Bahnen (James-Bündel [83]) (Abb. 70, 74). Intermittierendes Vorhofflattern oder Vorhofflimmern bei kurzer PQ-Zeit bei Sinusrhythmus fällt ebenfalls unter den Sammelbegriff LGL-Syndrom. Besteht bei Vorhofflattern oder -flimmern eine beschleunigte AV-Knotenleitungsfähigkeit („enhanced AV-nodal conduction"), so können Kammerfrequenzen bis 300/min durch schnelle AV-Knotenüberleitung erreicht werden (Abb. 48b). Vielfach scheint die beschleunigte AV-Knotenüberleitung nur das obere Ende der Normalverteilung darzustellen [82]. Die Erklärung beschleunigter AV-Knoten-Überleitung durch den in der Literatur häufig erwähnten anatomisch „kleinen" AV-Knoten ist rein spekulativ. Äußerst selten wurde bei Patienten mit Vorhofflimmern und gesteigerter AV-Knotenüberleitung die Entstehung von Kammerflimmern beobachtet [195].

In der Regel bleibt die Klärung des SVT-Mechanismus beim LGL-Syndrom der invasiven elektrophysiologischen Untersuchung vorbehalten. In entsprechend ausgestatteten Zentren wird der elektrophysiologischen Diagnostik meist in gleicher Sitzung eine kurative Therapie mit Hochfrequenzenergie-

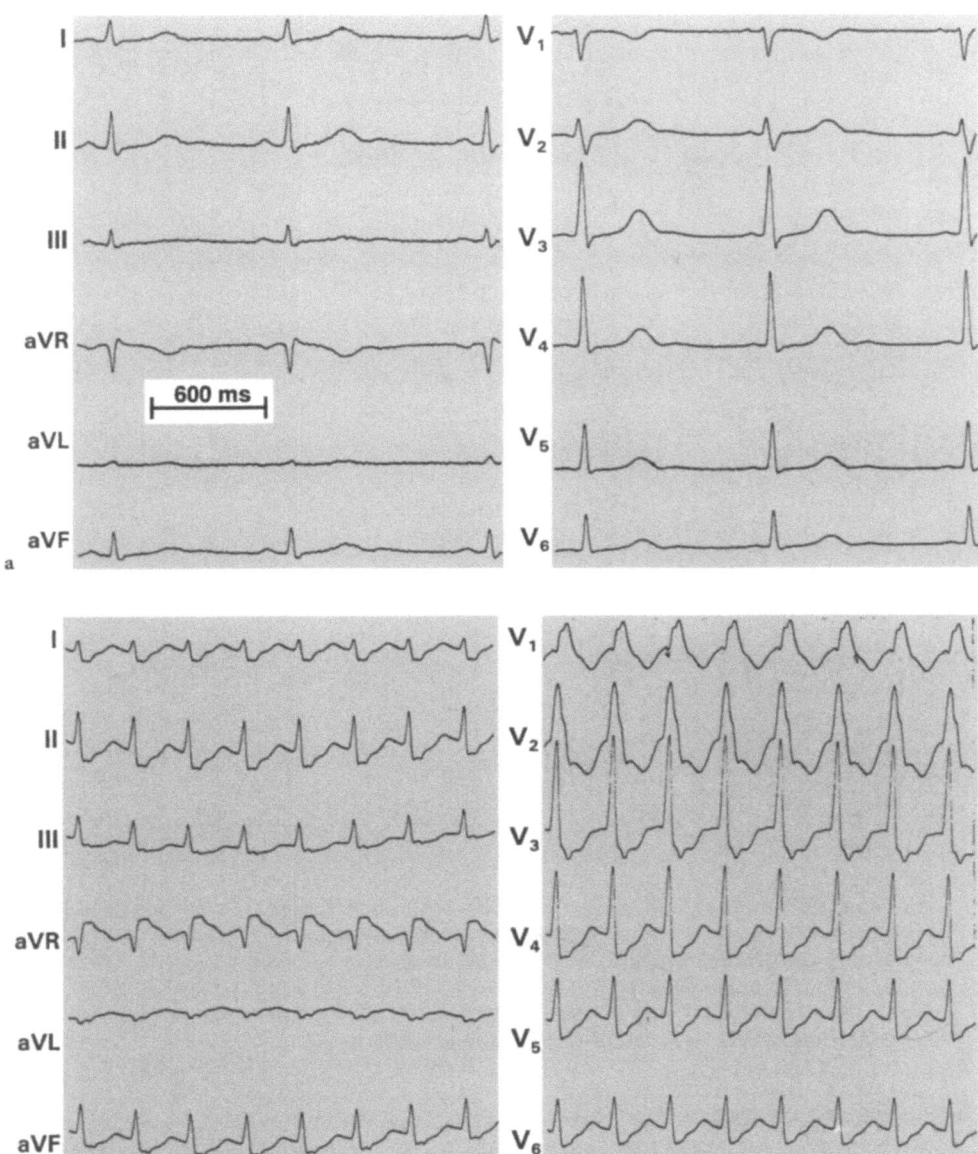

Abb. 73. a SR (60/min) mit kurzer PQ-Zeit (120 ms) bei einer 22j. Pt. ohne strukturelle Herzerkrankung. **b** Typische AV-Knoten-Reentrytachykardie (200/min) mit RSB-Aberration (durch EPU gesichert). Kein Nachweis eines James-Bündels!

ablation folgen (Abb. 74). Gemäß ihren Beschreibern [121] ist der Begriff LGL-Syndrom nur bei Patienten mit normalem QRS-Komplex, kurzer PQ-Zeit bei Sinusrhythmus und paroxysmalen SVT reserviert. Bei beschwerdefreien Patienten sollte eine kurze PQ-Zeit mit normalem QRS-Komplex bei Sinusrhythmus

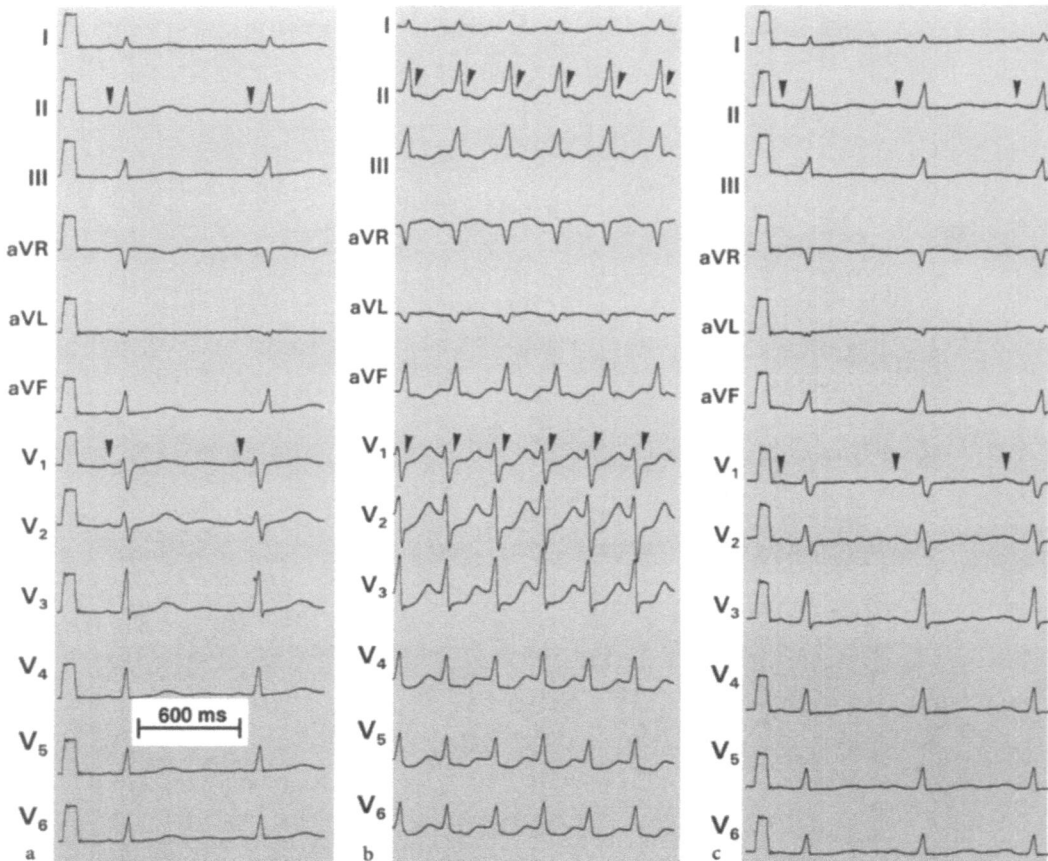

Abb. 74. a SR (76/min) mit kurzer PQ-Zeit (110 ms) bei dem elektrophysiologisch gesicherten, seltenen Befund einer akzessorischen atrionodalen Bahn (James-Bündel; LGL-Syndrom). **b** Reentrytachykardie (220/min) mit antegrader AV-Überleitung über den AV-Knoten und retrograder Leitung über das James-Bündel. Beachte die negativen P-Wellen am QRS-Ende in II, III und aVF (*Pfeile*). **c** SR (90/min) mit Normalisierung der PQ-Zeit (160 ms) nach erfolgreicher Katheterablation des James-Bündels

lediglich als Normvariante ohne weitere diagnostische oder therapeutische Konsequenzen zur Kenntnis genommen werden. Die Bezeichnung LGL-Syndrom ist bei asymptomatischen Patienten nicht gerechtfertigt.

AV-Reentrytachykardien mit langem RP-Intervall

Die meisten Kent-Bündel leiten schnell in antegrader und retrograder Richtung. So entsteht die Deltawelle bei Sinusrhythmus und der kurze RP-Abstand bei orthodromen AV-Reentrytachykardien (Abb. 56, 59). Etwa 20–30% aller Patienten

A) SR bei verborgenem WPW

B) AV-Reentry Tachykardie mit langem RP-Intervall

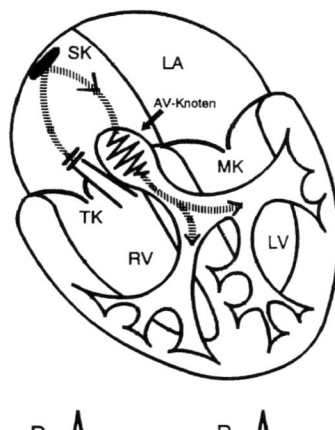 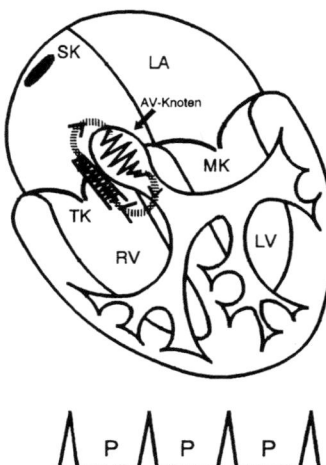

Abb. 75. A Sinusrhythmus bei verborgenem, d. h. nur retrograd leitendem Kent-Bündel. Da keine AV-Überleitung über das Kent-Bündel erfolgt, ist das EKG bei SR unauffällig. **B** Entstehung von AV-Reentrytachykardien mit langem RP-Abstand: die antegrade Überleitung erfolgt über den AV-Knoten zur Kammer. Anschließend wird die Erregung über eine langsam leitende akzessorische Bahn wieder zum Vorhof geleitet, wo sich der Erregungskreis schließt. Meist liegen diese langsam retrograd leitenden akzessorischen Bahnen posteroseptal in der Nähe des Koronarsinusostiums. SVT bei langsam leitenden posteroseptalen Bahnen sind häufig unaufhörlich („incessant"). In diesem Fall spricht man von permanenten junktionalen Reentrytachykardien (PJRT)

mit akzessorischen AV-Bahnen haben verborgene, d. h. nur retrograd von der Kammer zum Vorhof leitende Kent-Bündel („verborgenes WPW-Syndrom" Abb. 75a). Ein kleiner Teil dieser verborgenen akzessorischen AV-Bahnen zeigt keine schnelle VA-Überleitung nach dem „Alles-oder-nichts-Gesetz" wie beim typischen WPW-Syndrom, sondern eine langsame VA-Überleitung (Abb. 75b). Durch die langsame Leitung zum Vorhof liegt die P-Welle bei der orthodromen AV-Reentrytachykardie näher am nächsten QRS-Komplex als am vorangehenden und es entsteht eine AV-Reentrytachykardie mit langem RP-Intervall (RP-Abstand>PR-Abstand). Akzessorische AV-Bahnen mit langsamer VA-Überleitung bilden häufig das Substrat für unaufhörliche AV-Reentrytachykardien („incessant" SVT) (Abb. 76). Ursache für das unaufhörliche Fortbestehen dieser SVT ist die ausgeprägte Stabilität des in Abb. 75b dargestellten Reentrykreises bedingt durch die langsame Leitung in AV-Knoten und akzessorischer Bahn. Grundsätzlich können langsam leitende akzessorische AV-Bahnen überall entlang der AV-Klappenringe lokalisiert sein. Prädilektionsstelle ist aber der posteroseptale Bereich um das Ostium des Koronarvenensinus posterior vom AV-Knoten. Deshalb wird häufig die Bezeichnung **„permanente junktionale**

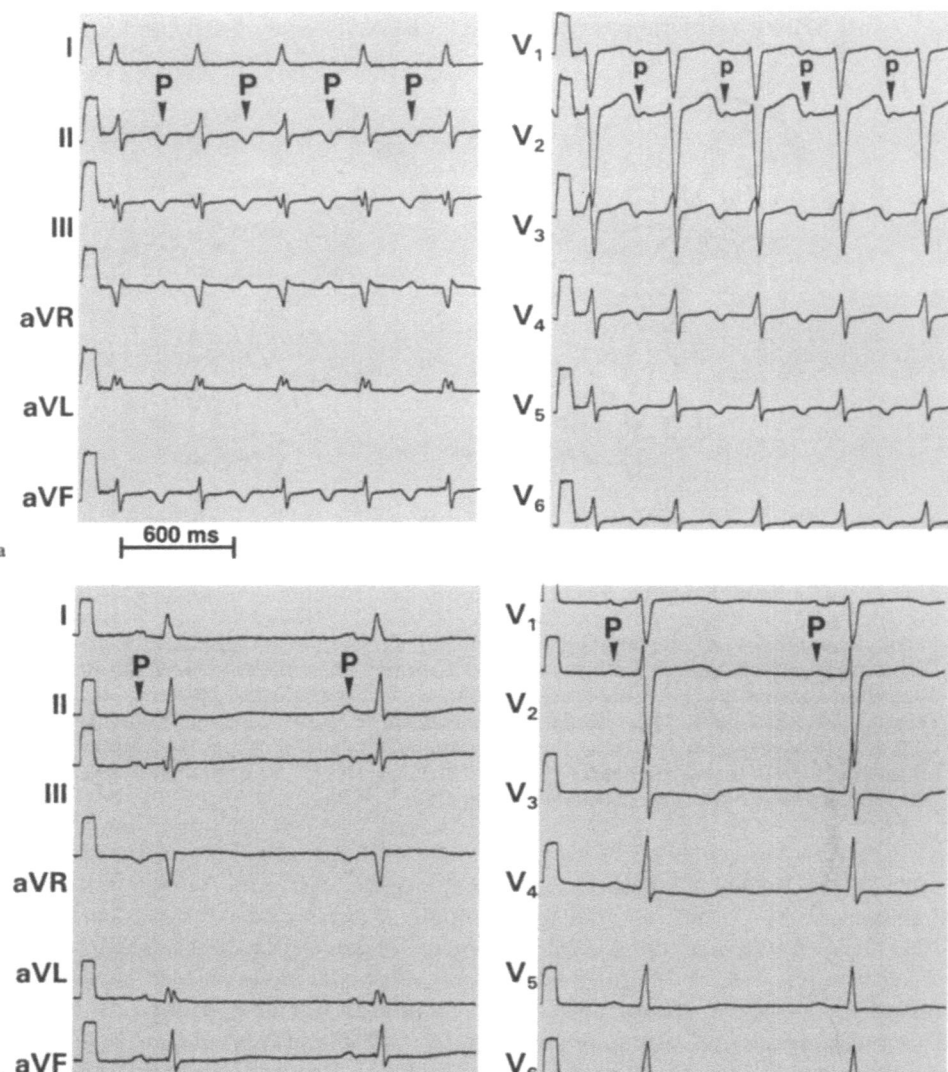

Abb. 76. a Permanente junktionale Reentrytachykardie (PJRT) (142/min) bei einer 20j. Pt. mit Belastungsdyspnoe als Erstsymptom einer tachykardieinduzierten Herzinsuffizienz. Beachte die negativen P-Wellen am Ende der T-Welle in II, III und aVF, die eine Sinustachykardie als SVT-Ursache ausschließen. Dennoch wurde dieses EKG initial als Sinustachykardie infolge fortgeschrittener Herzinsuffizienz bei DCM fehlinterpretiert. **b** SR (56/min) bei der gleichen Patientin wie in Abb. 76a nach erfolgreicher Katheterablation der akzessorischen Bahn am Koronarsinusostium. Die LV-Auswurffraktion stieg innerhalb weniger Wochen von 25% auf über 50% nach erfolgreicher Katheterablation an!

Reentrytachykardie (PJRT)" anstelle von „AV-Reentrytachykardie mit langem RP-Intervall" gebraucht (Abb. 76). Klinisch werden PJRT häufiger bei Kindern als bei jüngeren Erwachsenen beobachtet [26, 29, 138]. Durch die katecholaminabhängige Leitungsverzögerung im AV-Knoten und in der akzessorischen Bahn übersteigt die Frequenz von PJRT selten 160/min. Die Symptomatik besteht wegen der moderaten Frequenz von PJRT weniger in Palpitationen oder Schwindelattacken als vielmehr in Belastungsdyspnoe infolge einer tachykardieinduzierten Herzinsuffizienz [138, 33] (Abb. 76). Da PJRT häufig nicht auf alle verfügbaren medikamentös antiarrhythmischen Therapien ansprechen, sollte vor Auftreten einer tachykardieinduzierten Herzinsuffizienz eine kurative Katheterablation mit Hochfrequenzenergie durchgeführt werden. Eine ggf. bereits bestehende tachykardieinduzierte Herzinsuffizienz kann sich nach erfolgreicher Katheterablation eindrucksvoll zurückbilden [33].

Elektrokardiographisch sind PJRT gekennzeichnet durch die negative P-Wellen am Ende der T-Welle (=langer RP-Abstand) in den Ableitungen II, III und aVF. Die negative P-Welle in den inferioren Ableitungen II, III und aVF resultiert aus der retrograden Erregung der Vorhöfe über die posteroseptal gelegene Bahn von „unten nach oben" während der Tachykardie (Abb. 76). **Differentialdiagnostisch** müssen PJRT bei der elektrophysiologischen Untersuchung von den äußerst seltenen atrialen Tachykardien aus dem basalen rechten Vorhof oder Vorhofseptum sowie von junktionalen Tachykardien infolge abnormer Auto

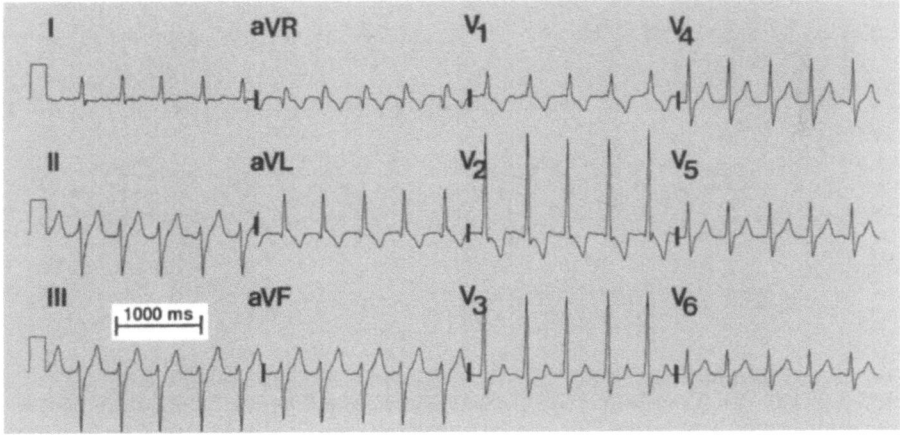

Abb. 77. „Idiopathische" linksventrikuläre VT (170/min; 25 mm/s) mit grenzwertig schmalem QRS-Komplex (115 ms) bei einem 26j. Pt. ohne nachweisbare strukturelle Herzerkrankung. Typisch für „idiopathische" LV-VT ist die RSB-Konfiguration mit überdrehtem Linkstyp. Der VT-Ursprung wurde im LV in der Nähe des linksposterioren Faszikels erfolgreich durch Katheterablation beseitigt. Differentialdiagnostisch muß eine SVT mit funktionellem RSB abgegrenzt werden (vgl. 3.2). Im vorliegenden Beispiel zeigte sich eine komplette AV-Dissoziation bei der EPU, die im abgebildeten EKG nicht sicher nachzuweisen ist

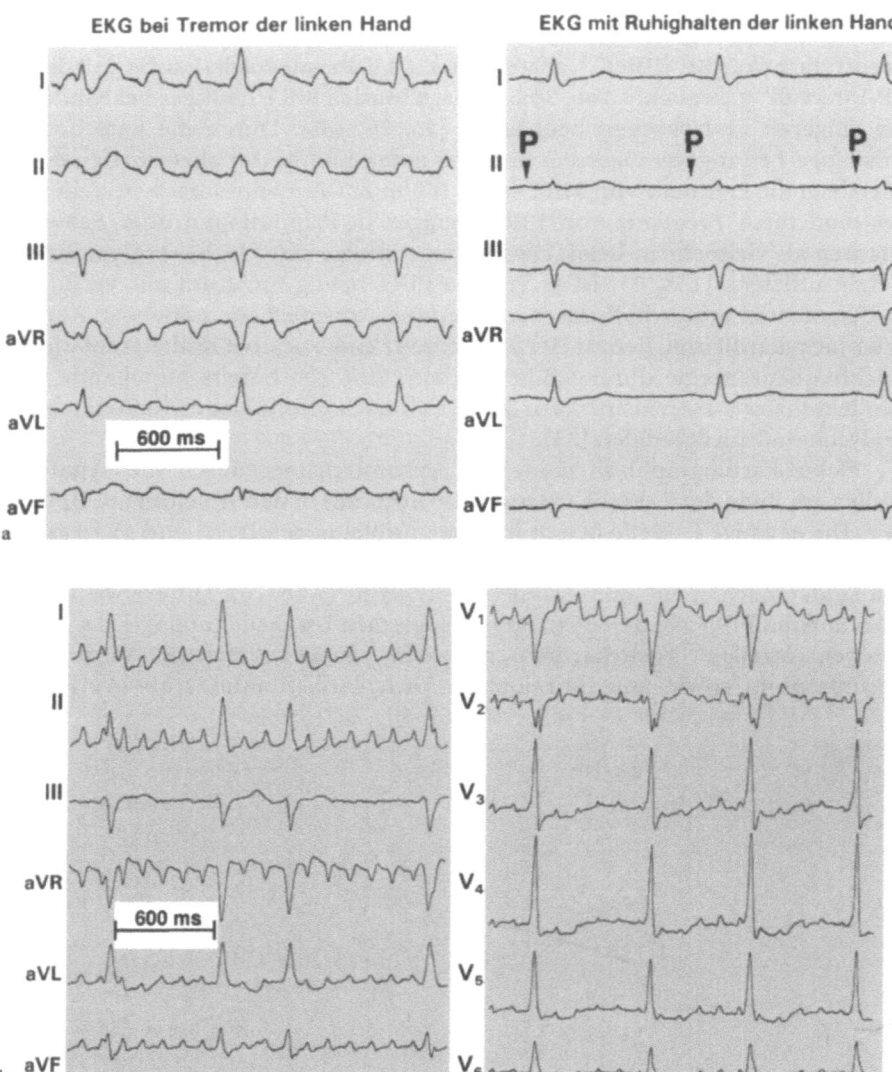

EKG bei Tremor der linken Hand

EKG mit Ruhighalten der linken Hand

Abb. 78. a Extremitätenableitungen bei einer 70j. Pt. mit ausgeprägtem Tremor der rechten Hand bei Morbus Parkinson. Die Artefakte durch den Tremor (*Pfeile*) können leicht zur Fehldiagnose von atypischem Vorhofflattern führen. In Wirklichkeit besteht normfrequenter SR. Beachte, daß Ableitung III keine Artefakte zeigt, da der Tremor nur rechtsseitg vorhanden war und die linke Hand, von welcher Abl. III ausgeht, nicht zitterte! (vgl. Abb. 7). Durch Festhalten der rechten Hand (EKG rechts) konnten die Bewegungsartefakte im EKG vollständig beseitigt werden. **b** Artefakte (*Pfeile*) durch Fazikulieren des M. pectoralis bei einem beatmeten Patienten. Das in Wirklichkeit bestehende Vorhofflimmern ist nur durch die unregelmäßigen RR-Abstände zu erahnen

matie abgegrenzt werden (vgl. 2.3.2). Außerdem muß differentialdiagnostisch an atypische AV-Knoten-Reentrytachykardien gedacht werden, die ebenfalls mit negativen P-Wellen in II, III, aVF und langem RP-Intervall einhergehen. Atypische AV-Knoten-Reentrytachykardien sind aber im Gegensatz zu PJRT meist nur kurz andauernd und treten gewöhnlich bei Patienten auf, die zusätzlich typische AV-Knoten Reentry-Tachykardien haben (vgl. 2.3.5). Die sichere Unterscheidung von PJRT von atypischen AV-Knoten-Reentrytachykardien ist für eine kurative transvenöse Katheterablation unerläßlich, da beim Mapping von PJRT und von AV-Knoten-Reentrytachykardien unterschiedlich vorgegangen wird. Die entsprechenden elektrophysiologischen Kriterien sind in der weiterführenden Literatur ausführlich beschrieben [87, 141, 138, 26, 29].

2.3.8 Kammertachykardien mit schmalem QRS Komplex

Sehr selten kann bei Kammertachykardien die QRS-Breite <120 ms betragen. VT mit schmalem QRS-Komplex entstehen in oder in unmittelbarer Nähe der Tawara-Faszikel oder der Purkinje-Fasern. Der schmale QRS-Komplex entsteht dabei durch die schnelle intraventrikuläre Erregungsausbreitung über die Tawara-Schenkel trotz des ventrikulären Ursprungs der Tachykardie [87, 139] (Abb. 77). Faszikuläre VT kommen selten bei Myokarditis oder bei Digitalisintoxikation vor [63] (Abb. 6). Das Auftreten faszikulärer VT bei Digitalisintoxikation geht mit einer hohen Letalität einher, falls nicht rechtzeitig Digitalis-Antikörper gegeben werden [7, 63]. Wenn bei faszikulären VT die Erregungsbildung abwechselnd im linksanterioren und linksposterioren Faszikel erfolgt, entsteht das Bild der äußerst seltenen bidirektionalen VT (Abb. 6).

2.3.9 Artefakte

Gelegentlich führen Bewegungsartefakte im EKG, die mit P-Wellen verwechselt werden, zu den Fehldiagnosen Vorhoftachykardie, Vorhofflattern oder Vorhofflimmern (Abb. 78). Häufige Ursachen für Bewegungsartefakte sind Tremor der Hände oder Beine bei Parkinson-Syndrom, kälte- oder nervositätsbedingtes Muskelzittern und Faszikulieren des M. pectoralis. Die Überlagerung des EKG mit 50 Hz Wechselstromartefakten bei schlechter Erdung des EKG-Gerätes bietet wegen der gleichmäßigen, hohen Frequenz dieser Artefakte von 50/s in der Regel keine differentialdiagnostischen Schwierigkeiten.

3 Tachykardien mit breitem QRS-Komplex

3.1 Einteilung

Tachykardien mit breitem QRS-Komplex ($\geq$ 120 ms) werden wegen unterschiedlicher therapeutischer Konsequenzen und prognostischer Bedeutung eingeteilt in:

- Kammertachykardien (VT),
- SVT mit funktionellen oder vorbestehenden Schenkelblockierungen,
- SVT mit ventrikulärer Präexzitation (WPW-Syndrom).

Kammertachykardien sind definiert als Tachykardien mit Ursprung unterhalb des His-Bündels [87, 140]. Bei ca. 80% der Patienten, die wegen anhaltender Tachykardien mit breitem QRS-Komplex in eine Klinik gebracht werden, findet sich eine Kammertachykardie. Nur bei ca. 15% aller Patienten mit Klinikeinweisung wegen einer Tachykardie mit breitem QRS-Komplex beruht die Tachykardie auf einer SVT mit Schenkelblockaberration (Abb. 79). SVT mit Präexzitation sind wesentlich seltener und finden sich bei <5 % der Patienten mit Tachykardien mit breitem QRS-Komplex.

Tachykardien mit breitem QRS-Komplex können anhand des EKG auf den ersten Blick weiter unterteilt werden in Tachykardien mit regelmäßigen und unregelmäßigen RR-Abständen (Abb. 80). Ferner werden Tachykardien mit breitem QRS-Komplex weiter differenziert in monomorphe (uniforme) und polymorphe Tachykardien sowie in nichtanhaltende, selbstterminierende Tachykardien und anhaltende Tachykardien. Meist wird zur Abgrenzung anhaltender

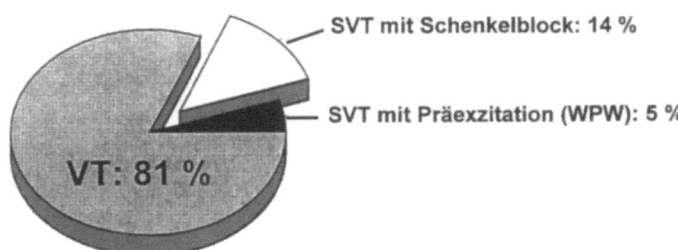

Abb. 79. Differentialdiagnose von Tachykardien mit breitem QRS-Komplex bei 150 konsekutiven Patienten nach Akhtar et al. [1]

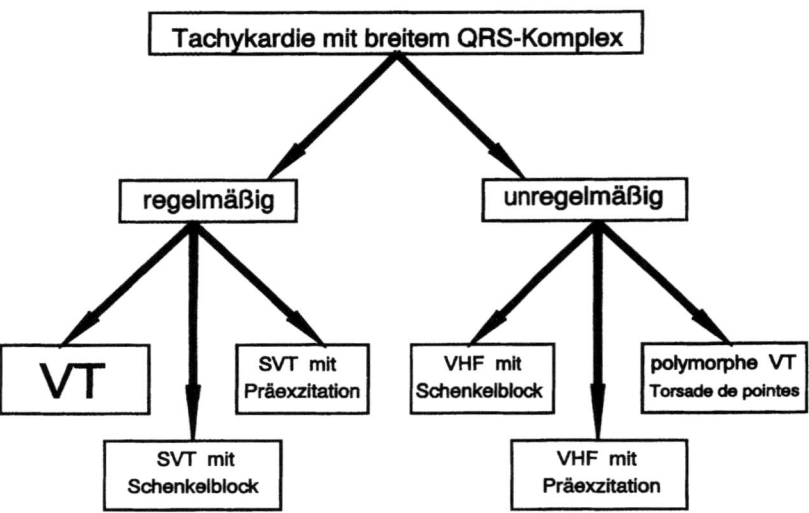

Abb. 80. Differentialdiagnose von Tachykardien mit breitem QRS-Komplex. Es ist zu beachten, daß selten auch bei monomorphen VT und SVT mit Schenkelblockaberration die RR-Abstände besonders bei Beginn und Ende der Tachykardie unregelmäßig sein können mit Veränderungen der RR-Abstände >60 ms

von nichtanhaltenden Tachykardien willkürlich eine Dauer von über 30 Sekunden definiert [66, 87, 140]. Kammertachykardien, die hämodynamisch nicht toleriert werden und deshalb schnell durch Überstimulation oder durch Kardioversion terminiert werden müssen, zählen ebenfalls zu anhaltenden VT, auch wenn bis zur Terminierung noch keine 30 Sekunden verstrichen sind. Die folgende Erörterung von Tachykardien mit breitem QRS-Komplex in diesem Buch ist auf die Differentialdiagnose anhaltender Tachykardien ausgerichtet.

Am wichtigsten für die Akuttherapie ist die klinische Einteilung in hämodynamisch tolerierte Tachykardien, bei denen der Patient noch ansprechbar und der Karotispuls noch tastbar ist, und Tachykardien mit Bewußtlosigkeit oder Kreislaufstillstand, die eine sofortige Kardioversion oder Defibrillation erforderlich machen (vgl. Kap. 4). Die klinische Symptomatik sowie der vermeintliche Nachweis von P-Wellen im Verhältnis 1:1 zu den QRS-Komplexen erlauben keine verläßliche Differenzierung in SVT mit Schenkelblock und Kammertachykardie (Abb. 1, 2, 3)! Die falsche Behandlung einer VT, wie z. B. mit Verapamil i. v., kann fatale Folgen für den Patienten haben [9, 35, 146, 183]. Deshalb sind alle Tachykardien mit breitem QRS-Komplex bis zum Beweis des Gegenteils wie VT zu behandeln (vgl. Kap. 4).

Tachykardien mit breitem QRS-Komplex können weiterhin eingeteilt werden nach der zugrundeliegenden Herzerkrankung. Monomorphe VT werden am häufigsten bei Patienten nach abgelaufenem Myokardinfarkt beobachtet, wobei der Infarkt mehrere Jahre zurückliegen kann. Polymorphe VT treten nicht selten bei Patienten mit akuter Myokardischämie sowie bei Patienten mit nichtischämischen dilatativen Herzmuskelerkrankungen auf. Außerdem muß bei polymorphen VT auch an ein erworbenes oder angeborenes langes QT-Syndrom und an Elektrolytstörungen gedacht werden (vgl. 3.3.2). Bei Patienten ohne faßbare strukturelle Herzerkrankung lassen sich Tachykardien mit breitem QRS-Komplex häufig auf funktionelle Schenkelblockierungen bei WPW-Syndrom oder AV-Knoten-Reentrytachykardien zurückführen [43]. Selten treten „idiopathische" VT aus dem linken der rechten Ventrikel bei Patienten ohne nachweisbare strukturelle Herzerkrankung auf (Abb. 78). Die klinischen und morphologischen Charakteristika der häufig verkannten idiopathischen VT werden in 3.3.5 und 3.3.6 ausführlich besprochen.

Bei hämodynamisch tolerierten Tachykardien mit breitem QRS-Komplex sollte vor medikamentöser oder elektrischer Therapie der Tachykardie immer ein 12-Kanal-EKG geschrieben werden, da durch die Analyse des 12-Kanal-EKG in 80–90% der Fälle die korrekte Diagnose gestellt werden kann [21, 140, 199]. Handelt es sich um eine VT, so ist in der Regel eine umfassende Abklärung der zugrundeliegenden Herzerkrankung und des arrhythmogenen Substrates einschließlich Koronarangiographie und elektrophysiologischer Untersuchung indiziert, bevor eine definitive Empfehlung zur antiarrhythmischen Therapie erfolgen kann. Handelt es sich um eine SVT mit Schenkelblockaberration oder ein WPW-Syndrom, so genügen in der Regel klinischer Untersuchungsbefund, Echokardiogramm und ggf. Belastungs-EKG, bevor der Patient einer kurativen Therapie der SVT mittels Katheterablation oder einer prophylaktischen medikamentös antiarrhythmischen Therapie zugeführt werden kann. Bei 10–20% aller Tachykardien mit breitem QRS-Komplex kann aus dem 12-Kanal-EKG die Diagnose nicht zweifelsfrei gestellt werden. Bei diesen Fällen erbringt in der Regel eine elektrophysiologische Untersuchung Klarheit über Ursprung und Mechanismus der Tachykardie (vgl. 1.3). Die Übereinstimmung der bei der elektrophysiologischen Untersuchung induzierten Tachykardie mit der spontanen Tachykardie kann aber nur bewiesen werden, wenn ein 12-Kanal-EKG der spontanen Tachykardie geschrieben wurde!

3.2 Differentialdiagnostisches Vorgehen bei Tachykardien mit breitem QRS-Komplex

Ursprünglich wurde von Wellens et al. [201] 1978 ein mittlerweile über nahezu 2 Jahrzehnte bewährtes Stufenschema (Abb. 81) zur Differentialdiagnose von Tachykardien mit breitem QRS-Komplex vorgeschlagen. Brugada et al. [21] veröffentlichten 1991 ein alternatives, „neues" Stufenschema zur Differentialdiagnose von Tachykardien mit breitem QRS-Komplex (Abb. 82). Da eine AV-Dissoziation als Hinweis auf VT im EKG nur bei ca. 20% aller VT eindeutig nachweisbar ist (Abb. 83), beinhalten beide Diagnoseschemata als zentrale Kriterien die Beurteilung der QRS-Morphologie, die bei VT gegenüber SVT mit Schenkelblockaberration in über 80% der Fälle deutlich verändert ist. Die

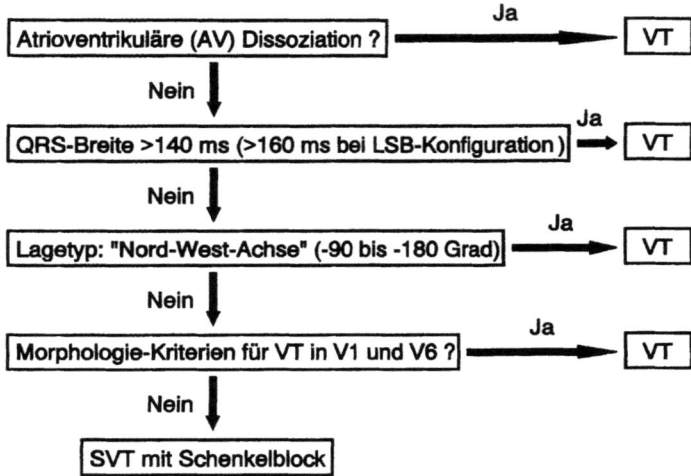

Abb. 81. „Konventionelle" EKG-Kriterien zur Differentialdiagnose von Tachykardien mit breitem QRS-Komplex [101, 140, 201, 208, 209]. Die Kriterien der QRS-Morphologie in V_1 und V_6 werden in Abb. 84 und 85 separat erläutert

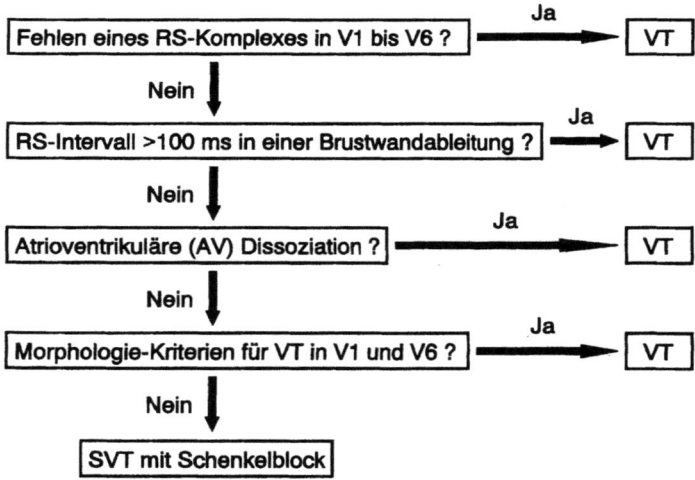

Abb. 82. „Neue" EKG-Kriterien zur Differentialdiagnose von Tachykardien mit breitem QRS-Komplex [22]. Die Kriterien der QRS-Morphologie entsprechen den „konventionellen" EKG-Kriterien in Abb. 81 und werden in Abb. 84 und 85 separat erläutert

systematische, stufenweise Analyse des 12-Kanal-EKG nach einem der beiden abgebildeten Stufenschemata erlaubt jeweils bei 80–90% aller Tachykardien mit breitem QRS-Komplex die richtige Diagnose. Es ist dabei nicht entscheidend, welches der beiden Stufenschemata man anwendet, sondern daß man eines der beiden Schemata richtig anwendet. Die wichtigsten Kriterien der beiden diagnostischen Stufenschemata wie AV-Dissoziation, QRS-Achse, QRS-Breite und QRS-Morphologie werden nachfolgend einzeln besprochen und mit EKG-Beispielen von Tachykardien mit breiten QRS-Komplexen illustriert (Abb. 84, 85).

Anamnese, Klinischer Befund und Vor-EKG

Anamnestische Hinweise auf eine strukturelle Herzerkrankung wie Myokardinfarkt, Kardiomyopathie oder Klappenfehler machen die Diagnose VT wahrscheinlich (Abb. 99, 100, 104, 105, 107, 108). Bei einem Patienten mit einer Tachykardie mit breitem QRS-Komplex handelt es sich unabhängig von der Symptomatik und Tachykardiefrequenz mit über 90% Wahrscheinlichkeit um eine VT, falls ein alter Myokardinfarkt bekannt ist! Das Vorhandensein einer strukturellen Herzerkrankung schließt eine SVT mit Schenkelblock oder seltener eine SVT mit Präexzitation aber keinesfalls aus. (Abb. 91, 94, 103, 106). Insbesondere bei Patienten, die mit Klasse I- oder Klasse III-Antiarrhythmika

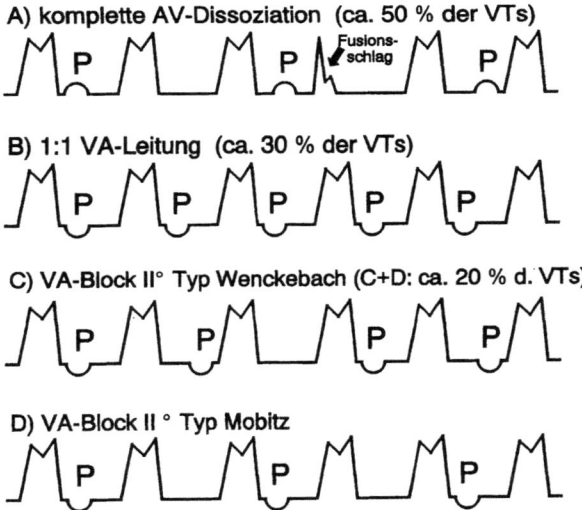

Abb. 83. Verhältnis der P-Wellen zu den QRS-Komplexen bei monomorphen VT. Bei langsamen VT kommt es insbesondere bei AV-Dissoziation gelegentlich zu Fusionsschlägen („capture beats") zwischen VT-Schlag und übergeleiteter Vorhofaktion (*Pfeil*). Dieser Befund ist nahezu beweisend für die Diagnose VT. Sind eindeutig weniger P-Wellen als QRS-Komplexe vorhanden (*A, C, D*), so ist die Diagnose VT ebenfalls praktisch gesichert. Der Nachweis einer 1:1-VA-Leitung (*B*) ist differentialdiagnostisch nicht hilfreich, da es sich auch um eine SVT mit Schenkelblock oder Präexzitation handeln könnte. Bei 1:1-VA-Leitung müssen deshalb die in Abb. 81 und 82 genannten zusätzlichen Kriterien herangezogen werden

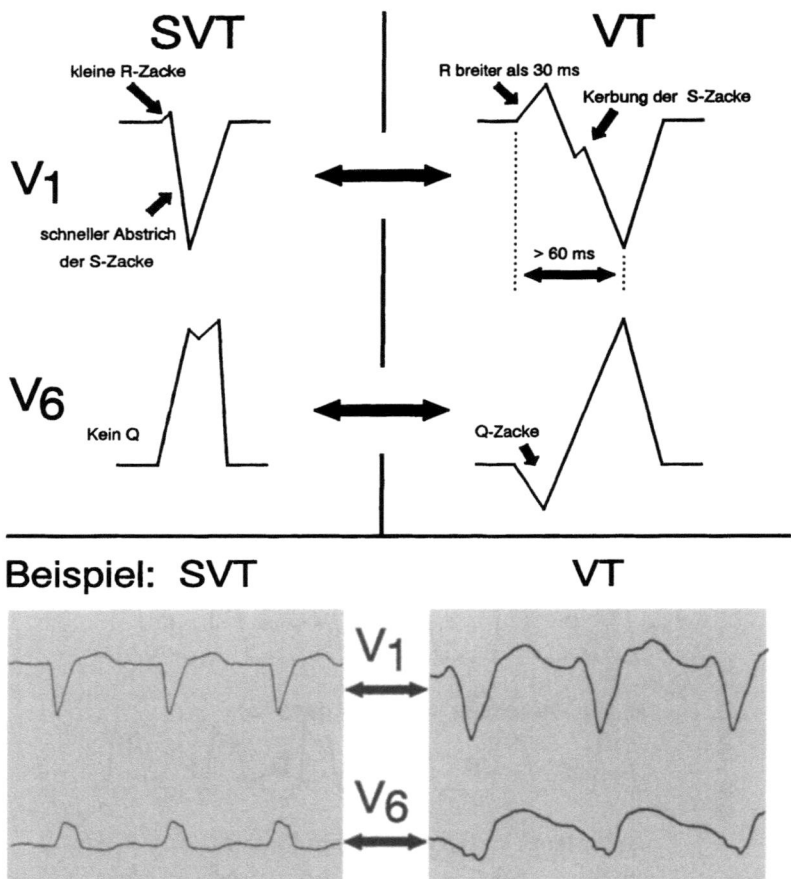

Abb. 84. Morphologiekriterien in V_1 und V_6 für die Differentialdiagnose VT versus SVT bei Linksschenkelblockkonfiguration

behandelt werden, können die QRS-Komplexe bei SVT deutlich verbreitert sein (Abb. 94, 95).

Das jugendliche Alter eines „herzgesunden" Patienten mit einer jahrelangen Anamnese paroxysmaler Tachykardien spricht für die Diagnose SVT und gegen VT [1, 139]. Selten treten „idiopathische" VT bei jungen Patienten ohne nachweisbare strukturelle Herzerkrankung auf. Die Kenntnis dieser seltenen „idiopathischen" VT ist differentialdiagnostisch außerordentlich wichtig, da die meisten dieser jungen Patienten heute durch Katheterablation kurativ behandelt werden können (Abb. 78). Die charakteristischen EKG-Morphologien „idiopathischer" VT werden in 3.3.5 und 3.3.6 ausführlich besprochen.

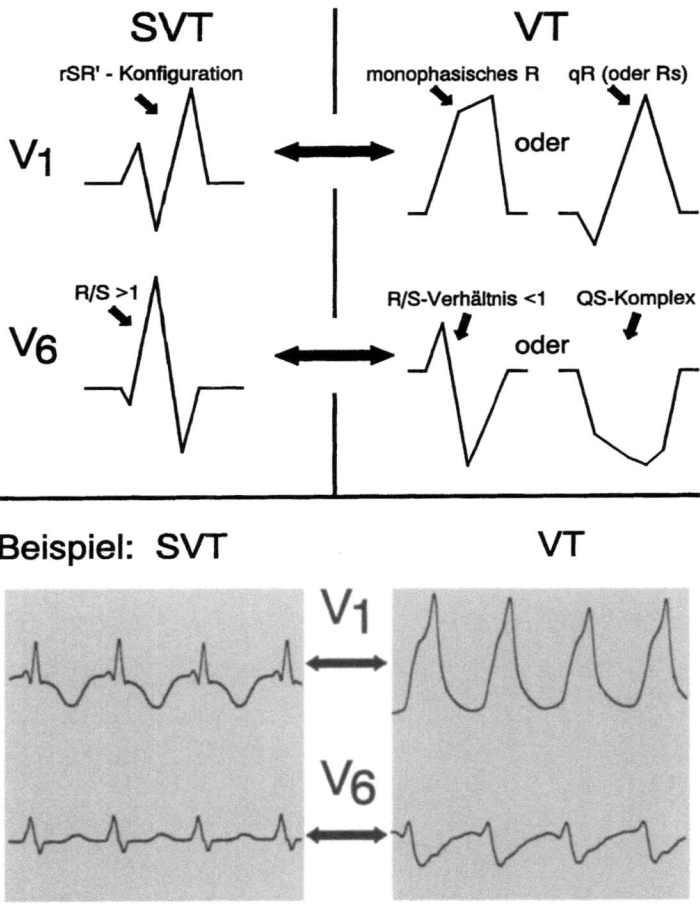

Abb. 85. Morphologiekriterien in V_1 und V_6 für die Differentialdiagnose VT versus SVT bei Rechtsschenkelblockkonfiguration

Bei ca. 50 % aller VT ist eine komplette AV-Dissoziation vorhanden (Abb. 83) Klinisch kann die AV-Dissoziation als wechselnde Lautstärke des ersten Herztones auskultierbar sein. Bei gleichzeitiger Kontraktion von rechtem Vorhof und rechter Kammer kommt es zu einem sichtbar prominenten Jugularvenenpuls (überhöhte A-Welle) [51, 50, 117]. Die ebenfalls ggf. durch eine AV-Dissoziation bedingten Schwankungen des arteriellen Blutdruckes sind vor allem bei schnelleren VT diagnostisch wenig hilfreich. Auch der echokardiographische Nachweis einer AV-Dissoziation ist in der Akutsituation aus Zeitgründen meist nur von theoretischem Interesse, da jede hämodynamisch noch so gut tolerierte VT plötzlich zu Kammerflattern oder Kammerflimmern degenerieren kann.

Wenn ein EKG bei Sinusrhythmus vorhanden ist, sollte auf ventrikuläre Präexzitation (Abb. 64, 99), auf die QT-Zeit und auf Hinweise für eine strukturelle Herzerkrankung geachtet werden. Findet man im Vor-EKG bei Sinusrhythmus pathologische Q-Zacken als Hinweis auf einen alten Myokardinfarkt, so handelt es sich bei einer neu aufgetretenen Tachykardie mit breitem QRS-Komplex mit über 90 % Wahrscheinlichkeit um eine VT (Abb. 88, 92, 99, 100, 101, 102).

Schließlich kann nicht genug betont werden, daß lediglich gering ausgeprägte Beschwerden wie Palpitationen, leichter Schwindel oder geringe Dyspnoe während einer Tachykardie **nicht hilfreich** sind bei der Differentialdiagnose VT versus SVT mit Schenkelblock [9, 35, 146, 183] (Abb. 1, 2, 3). Wegen der möglicherweise fatalen Folgen, die die Fehldiagnose SVT mit Schenkelblock bei einem Patienten mit VT haben kann, ist unabhängig von der klinischen Symptomatik jede Tachykardie mit breitem QRS-Komplex wie eine VT zu behandeln, bis die Diagnose SVT mit Schenkelblock gesichert ist (vgl. Kap. 4).

Atrioventrikuläre Dissoziation

Wenn bei einer Tachykardie mit breitem QRS-Komplex eindeutig eine AV-Dissoziation mit einer höheren Kammerfrequenz als Vorhoffrequenz oder ein

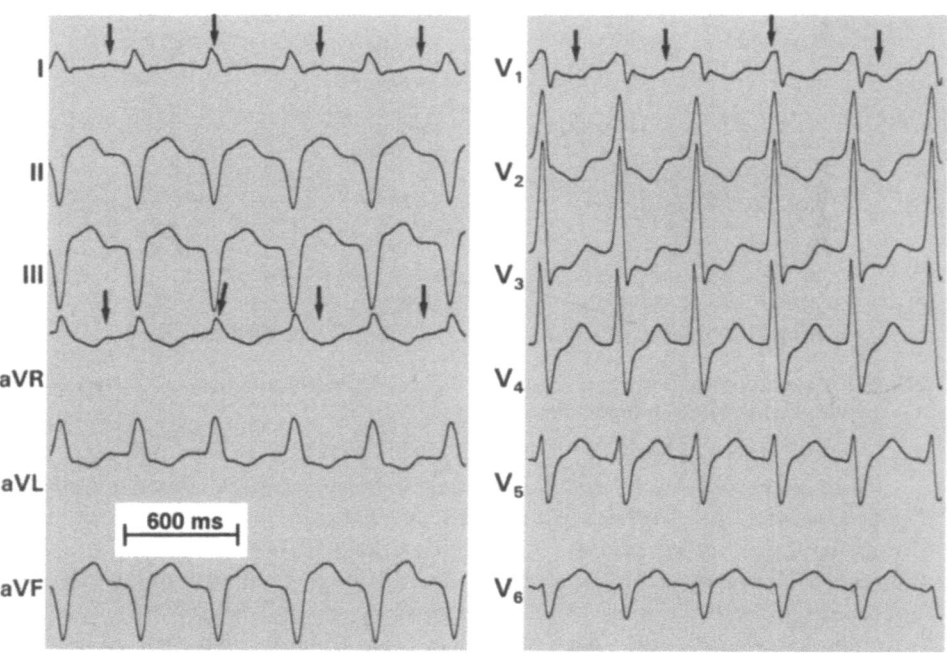

Abb. 86. VT (145/min) mit RSB-Konfiguration und AV-Dissoziation (Vorhoffrequenz: 115/min). Der QRS-Komplex ist mit 130 ms nur gering verbreitert. Der Rs-Komplex in V_1 sowie die kleine R-Zacke in V_6 mit R/S <1 sprechen als morphologische Kriterien trotz des nur gering verbreiterten QRS-Komplexes für die Diagnose VT

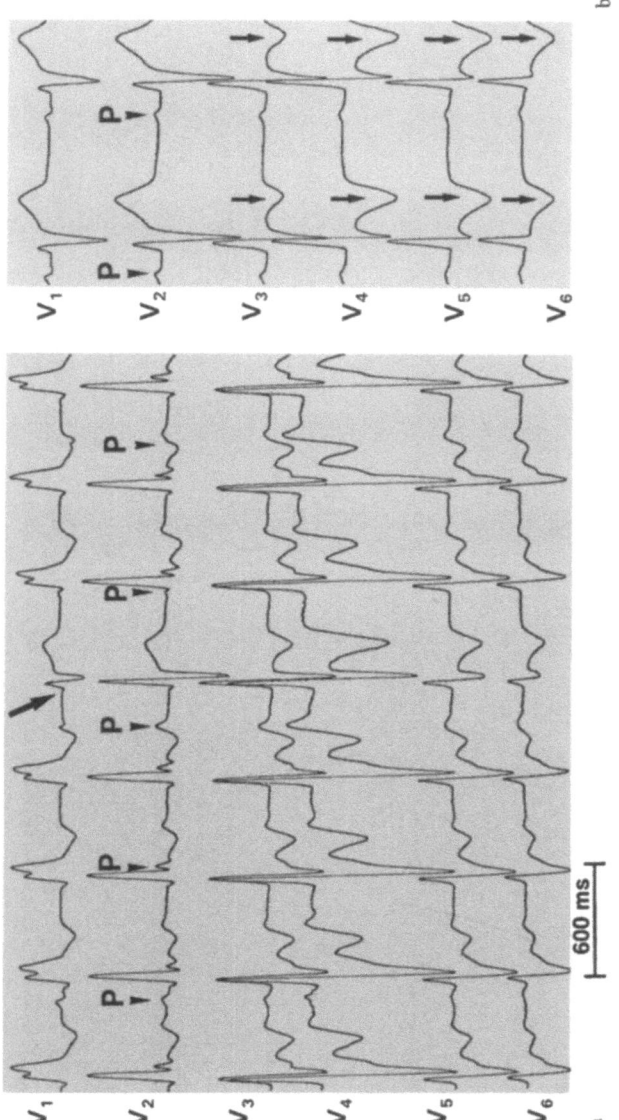

Abb. 87. a VT (120/min) mit RSB-Konfiguration und kompletter AV-Dissoziation bei einem 26j. Pt. nach Myokarditis. Morphologische Kriterien für VT sind: QRS-Breite von 160 ms in V_1, R/S-Verhältnis <1 in V_6. Der *große Pfeil* markiert einen Fusionsschlag in den Brustwandableitungen, der die Diagnose VT praktisch beweist. **b** SR (70/min) nach VT-Terminierung beim gleichen Pt. wie Abb. 87a. Ausgeprägte T-Wellenegativierungen in II, III, aVF, V_3-V_6 als persistierende Erregungsrückbildungsstörung („cardiac memory") nach vorausgegangener Erregungsausbreitungsstörung

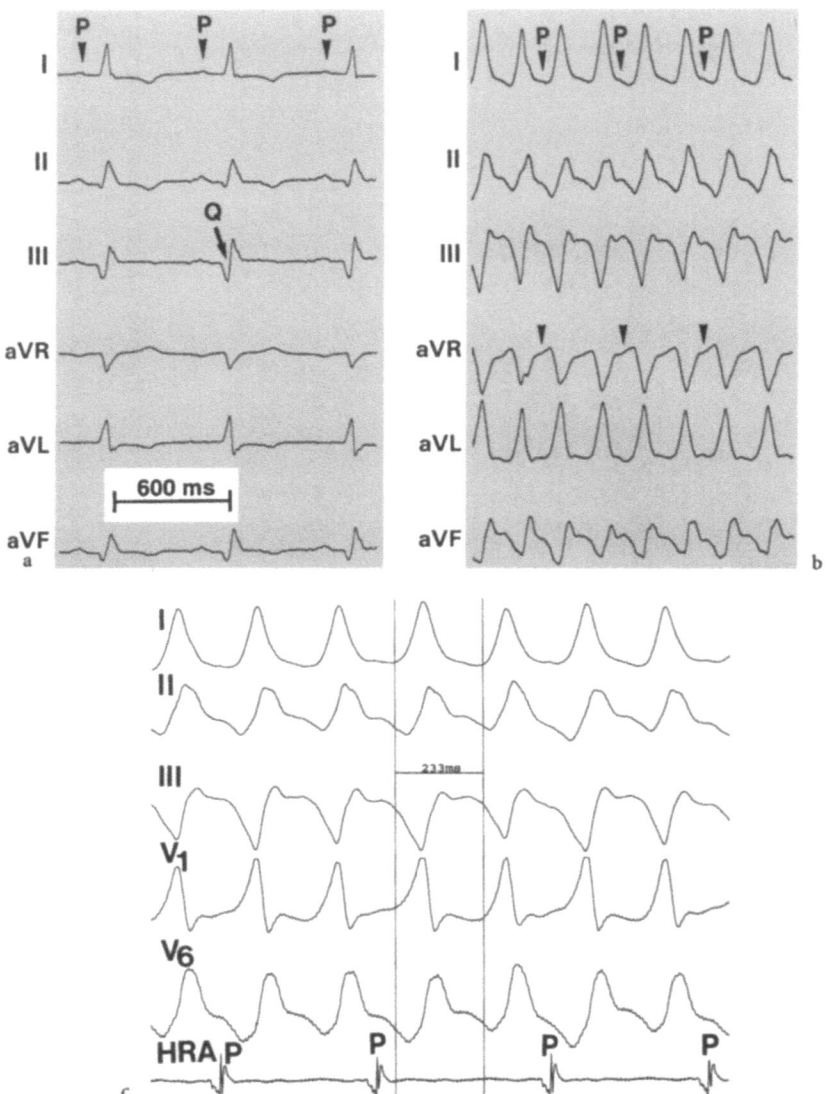

Abb. 88. a SR (92/min) beim gleichen Pt. wie Abb. 88b. Q-Zacken in II, III, aVF als Zeichen für einen alten HW-Infarkt. **b** Schnelle VT (260/min) mit 2:1-VA-Block. Die retrograden P-Wellen (130/min) sind in nur I und aVR zu erahnen (*Pfeile*). **c** Intrakardiale Vorhofableitung bei 2:1-VA-Leitung (HRA, Schreibgeschwindigkeit: 100 mm/s) während der VT von Abb. 88b

retrograder AV-Block II° nachgewiesen werden kann, ist die **Diagnose VT praktisch bewiesen** (Abb. 83, 86, 87). AV-Knoten-Reentrytachykardien oder junktionale Tachykardien mit retrogradem AV-Block sind extrem selten und meist nichtanhaltend (Abb. 30, 35). Wenn mehr P-Wellen als QRS-Komplexe nachweisbar sind, handelt es sich meist um eine SVT mit Schenkelblock oder eine SVT mit Präexzitation (Abb. 93). Differentialdiagnostisch muß an die seltene Kombination von Kammertachykardie und Vorhofflattern gedacht werden. Etwa 5–10% der Patienten mit VT haben gleichzeitig Vorhofflimmern, welches den Nachweis einer AV-Dissoziation bei der VT unmöglich macht.

Abhängig von der Tachykardiefrequenz werden bei bis zu 30% aller VT die Vorhöfe 1:1 retrograd erregt (Abb. 3, 83). Der Nachweis von P-Wellen im Verhältnis 1:1 zu den QRS-Komplexen ist daher für die Differentialdiagnose VT versus SVT mit Schenkelblock nicht hilfreich. In diesen Fällen läßt sich die richtige Diagnose gewöhnlich nur durch die morphologischen EKG-Kriterien stellen (Abb. 3, 84, 85). Das korrekte Erkennen von P-Wellen bei VT hängt neben der VT-Frequenz und der Länge und Qualität der EKG-Registrierung entscheidend von der Erfahrung des Untersuchers ab. Weniger geübte Ärzte diagnostizieren meist mehr P-Wellen im Anfalls-EKG, als in Wirklichkeit vorhanden sind (Abb. 1, 2, 100, 107). Häufig wird aufgrund dieser „Pseudo-P-Wellen" die Fehldiagnose SVT gestellt mit gelegentlich fatalen Folgen für die Patienten [9, 35, 146, 183]. Als Faustregel gilt daher, daß nur sicher nachweisbare P-Wellen diagnostisch verwertet werden dürfen. Auf die Suche nach P-Wellen innerhalb der verbreiterten QRS-Komplexe (Abb. 100, 107) und in artefaktreichen EKG-Registrierungen sollte grundsätzlich verzichtet werden. P-Wellen sollten außerdem in mehreren Ableitungen gleichzeitig nachweisbar sein. Da im 12-Kanal Standard EKG eine AV-Dissoziation nur bei ca. 20% aller VT sicher nachgewiesen werden kann, ist bei den meisten Tachykardien mit breitem QRS-Komplex die unten beschriebene Analyse der QRS-Morphologie differentialdiagnostisch wegweisend.

Regelmäßigkeit der RR-Abstände

Bei Tachykardien mit breiten monomorphen QRS-Komplexen und sehr unregelmäßigen RR-Abständen (>60 ms Unterschied) handelt es sich meist um Vorhofflattern/-flimmern mit Schenkelblock oder mit ventrikulärer Präexzitation (Abb. 80, 89, 90, 91). Selten können monomorphe VT besonders bei Tachykardiebeginn und -ende RR-Intervallunterschiede bis 150 ms zeigen [139]. Daher müssen bei unregelmäßigen RR-Intervallen immer andere morphologische Kriterien zur Differentialdiagnose SVT versus VT mitherangezogen werden. Die Diagnose polymorpher VT bereitet wegen der stark deformierten QRS-Komplexe mit ständig wechselnder Morphologie in der Regel keine Schwierigkeiten (vgl. 3.3.3).

Fusionsschläge („capture beats")

Bei nicht allzu schnellen VT mit kompletter AV-Dissoziation können in ca. 10% der Fälle Fusionsschläge beobachtet werden, die die Diagnose VT nahezu beweisen [140, 201] (Abb. 1, 87). Bei einem Fusionsschlag wird die Kammer bei

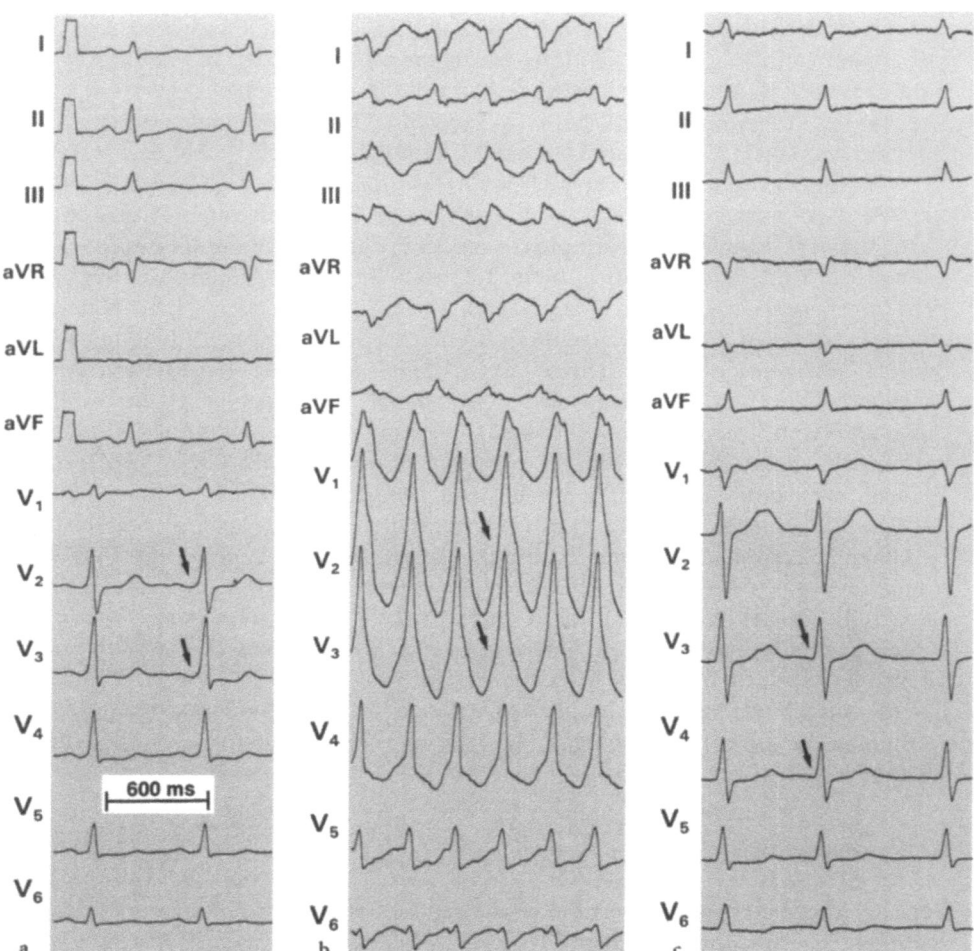

Abb. 89. a SR (88/min) mit ventikulärer Präexzitation über ein linksseitiges Kent-Bündel (positive Deltawelle in V$_1$). **b** Vorhofflimmern mit ausgeprägter ventrikulärer Präexzitation (RSB-Konfiguration). Mit morphologischen Kriterien (vgl. Abb. 85) kann diese Tachykardie nicht von einer VT unterschieden werden. Lediglich die unterschiedlichen RR-Abstände und die Deltawelle im EKG bei SR legen die Diagnose Vorhofflimmern mit Präexzitation nahe. **c** Nach Gabe von 50 mg Ajmalin langsam i. v. beim gleichen Pt. wie Abb. 89a, b verschwindet die Präexzitation durch Leitungsblock im Kent-Bündel bei persistierendem Vorhofflimmern

fortlaufender VT gleichzeitig durch den VT-Fokus und durch eine übergeleitete Vorhofaktion erregt. Im EKG sieht man daher einen schmäleren QRS-Komplex mit vorausgehender P-Welle. Morphologisch ähnelt der Fusionsschlag je nach Grad der „Fusion" mehr oder weniger der QRS-Morphologie bei Sinusrhythmus. Äußerst selten kommen Fusionsschläge durch spontane VES bei SVT mit

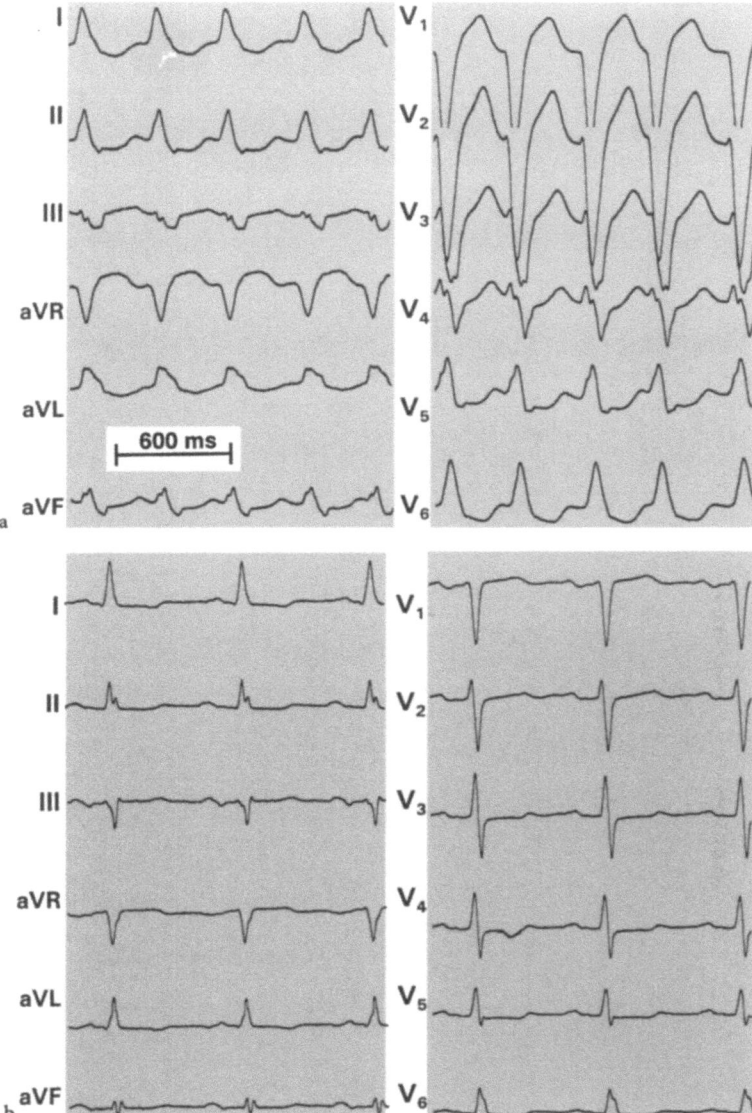

Abb. 90. a Tachyarrhythmia absoluta bei Vorhofflimmern (150/min) mit LSB-Aberration. Typisch für LSB-Aberration sind: die kleine R-Zacke in V_1, der schnelle Abstrich der S-Zacke in V_1 und V_2 ohne Kerbung sowie das Fehlen einer Q-Zacke in V_6 (vgl. Abb. 84). **b** SR (86/min) beim gleichen Pt. wie Abb. 90a

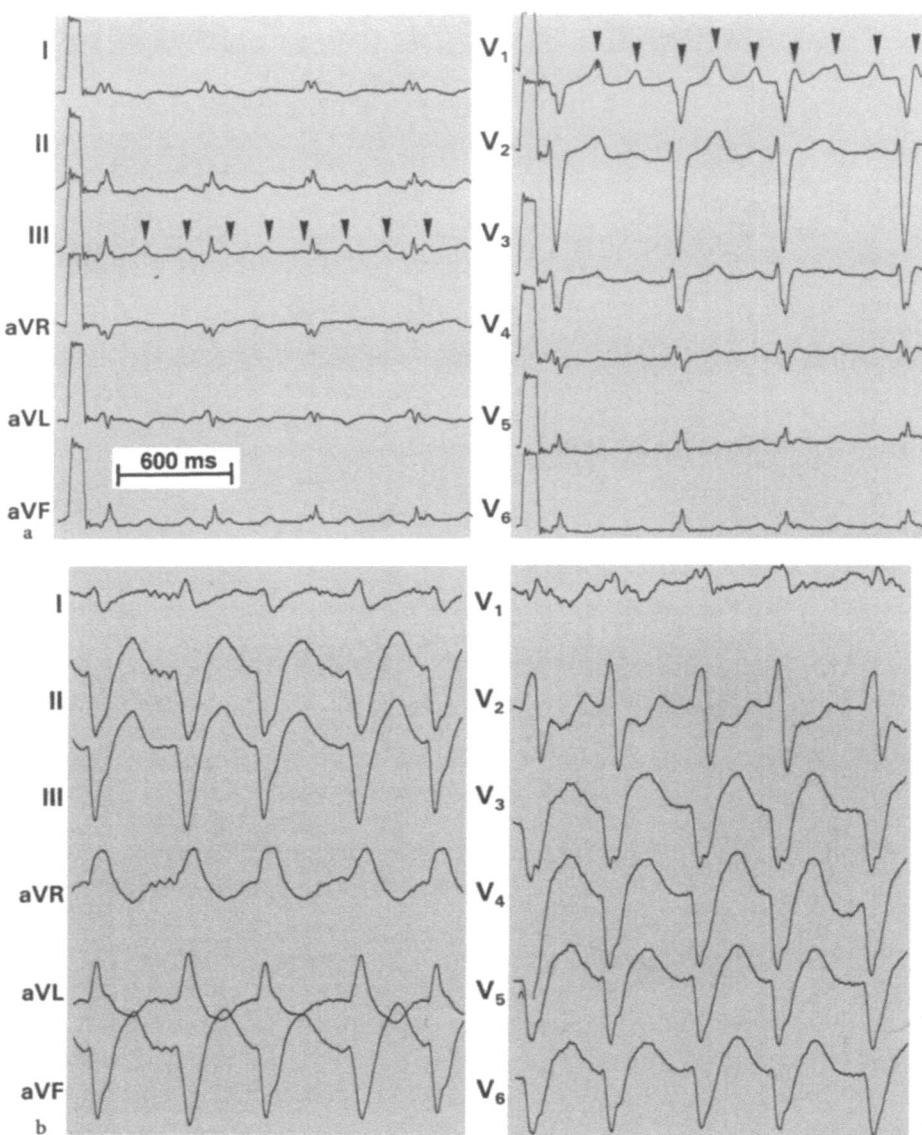

Abb. 91. a Atypisches Vorhofflattern (280/min; positive P-Wellen in II, III und aVF) mit unregelmäßiger AV-Überleitung (Kammerfrequenz ca. 100/min) bei einem 63j. Pt. altem HW-Infarkt und Z. n. Bypass-Operation. **b** Nach Gabe von 50 mg Ajmalin i. v. beim gleichen Pt. wie Abb. 91a kommt es zur Tachyarrhythmia absoluta mit RSB-Aberration und linksanteriorem Hemiblock (überdrehter Linkstyp). Mit morphologischen Kriterien kann diese Tachyarrhythmie nicht mehr sicher von einer VT unterschieden werden! Lediglich die unregelmäßigen RR-Abstände weisen noch auf Vorhofflimmern mit RSB-Aberration hin

Schenkelblock vor [154]. Diese Fusionsschläge ähneln in der Regel aber nicht der QRS-Morphologie bei Sinusrhythmus.

QRS-Breite

Eine QRS-Breite >140 ms bei Rechtsschenkelblock-Konfiguration und >160 ms bei Linksschenkelblock-Konfiguration spricht für VT [1, 201] (Abb. 87, 90, 92, 93, 96, 97, 100, 101, 102). Hierbei muß die QRS-Breite in derjenigen Ableitung des 12-Kanal-EKG gemessen werden, in der der QRS-Komplex am breitesten ist. Eine QRS-Breite <140 ms schließt eine VT aber keineswegs aus (Abb. 77, 86). Unter Einnahme von Antiarrhythmika insbesondere der Klassen I C und III kann die QRS-Breite bei SVT 140 ms deutlich überschreiten (Abb. 94, 95). Bei Patienten, die bereits mit Antiarrhythmika behandelt werden, ist daher die QRS-Breite nur bedingt verwertbar. Dasselbe gilt für Patienten mit vorbestehenden intraventrikulären Leitungsstörungen. Der Vergleich mit dem EKG bei Sinusrhythmus ist differentialdiagnostisch sehr hilfreich (Abb. 96).

QRS-Achse

Bei funktionellem Schenkelblock mit linksanteriorem Hemiblock kann die QRS-Achse bis –90° nach links abweichen, während bei linksposteriorem Hemiblock die elektrische Achse bis +180° nach rechts „überdrehen" kann. Somit verbleibt ein Quadrant der QRS-Achse von –90° bis ±180° in der Frontalebene („Nord-West-Achse"), welcher durch funktionelle Schenkelblockierungen normalerweise nicht erreicht werden kann. Bei Tachykardien mit breitem QRS-Komplex, deren QRS-Achse in der Frontalebene nach „Nord-West" zeigt, handelt es sich mit großer Wahrscheinlichkeit um VT (Abb. 87, 97). Leider haben die meisten VT keine „Nord-West-Achse", so daß andere Kriterien wie die im folgenden beschriebene QRS-Morphologie in den Brustwandableitungen zur Differentialdiagnose herangezogen werden müssen.

QRS-Morphologie in Ableitung V_1 und V_6

Bei funktioneller Blockierung des rechten oder linken Tawara-Schenkels findet die Erregung der Kammer über den kontralateralen Tawara-Schenkel nach bestimmten „Schenkelblockmustern" statt, die in Abb. 84 und 85 schematisch zusammengefaßt sind. Je mehr bei einer Tachykardie mit breitem QRS-Komplex die QRS-Morphologie von diesen typischen Schenkelblockmustern abweicht, desto wahrscheinlicher ist die Diagnose VT. Gelegentlich weicht die QRS-Morphologie bei VT von den typischen Schenkelblockmustern soweit ab, daß es schwierig ist, sie einer LSB- oder RSB-"Konfiguration" zuzuordnen (Abb. 104). Deshalb wird meist die „Schenkelblockkonfiguration" bei Tachykardien mit breitem QRS-Komplex ausschließlich nach Ableitung V_1 definiert: findet sich am

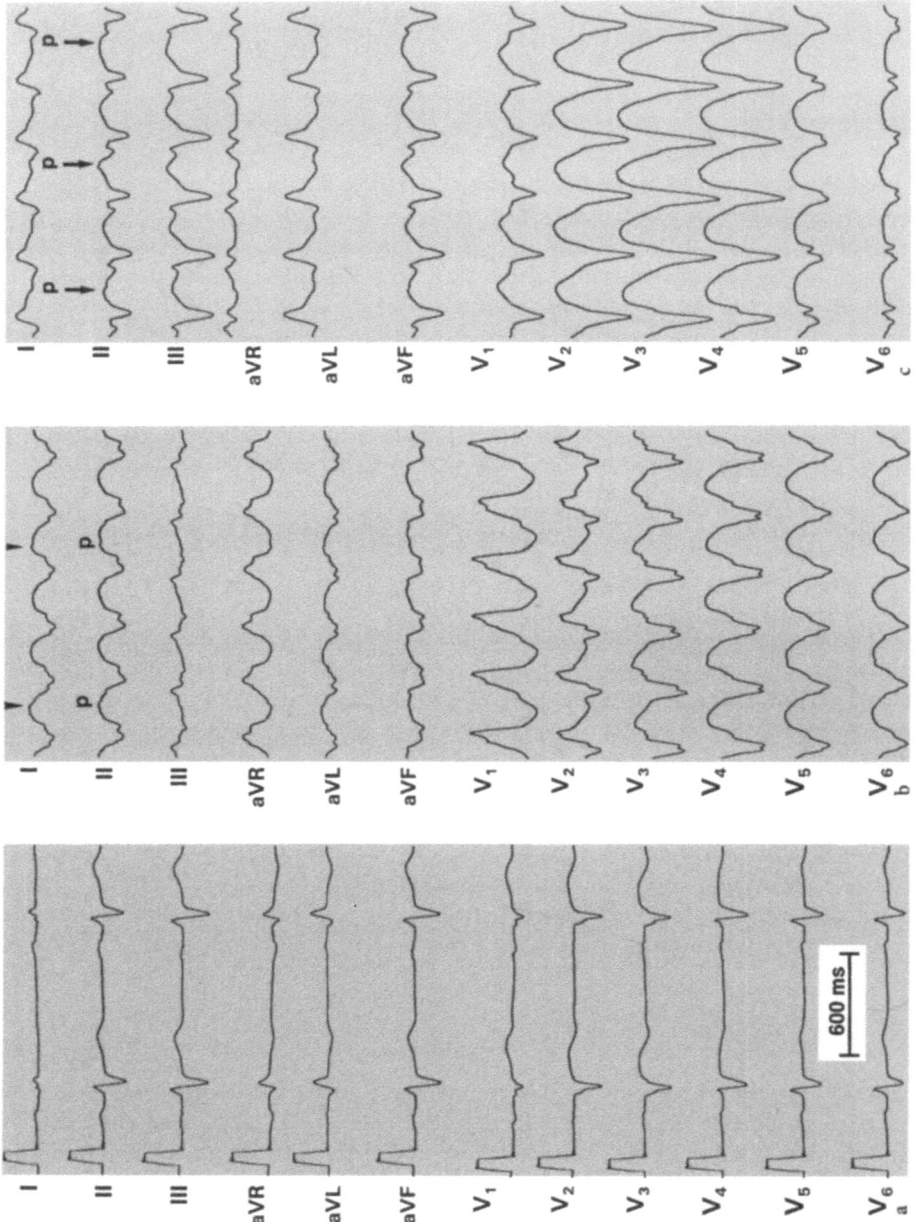

QRS-Ende in V_1 eine große S-Zacke, spricht man von Linksschenkelblock-Konfiguration (Abb. 104, 115, 119); überwiegt die R-Zacke in V_1, spricht man von Rechtsschenkelblock-Konfiguration [21, 140] (Abb. 86, 107, 108).

Bei den seltenen SVT mit ventrikulärer Präexzitation (WPW-Syndrom) werden die Kammern wie bei VT ohne typisches Schenkelblockmuster von der Basis des rechten oder linken Ventrikels aus erregt. Deshalb können antidrome AV-Reentrytachykardien oder Vorhofflattern mit 2:1-Überleitung über ein Kent-Bündel nach morphologischen Kriterien nicht von Kammertachykardien unterschieden werden. Da SVT mit Präexzitation akut ohnehin wie VT behandelt werden, ist dieses differentialdiagnostische Problem für die Akuttherapie von untergeordneter Bedeutung (vgl. Kap. 4). Nach Konversion der Tachykardie zu Sinusrhythmus kann bei WPW-Syndrom meist leicht die Deltawelle bei verkürzter PQ-Zeit nachgewiesen werden. Falls die Deltawelle bei Sinusrhythmus

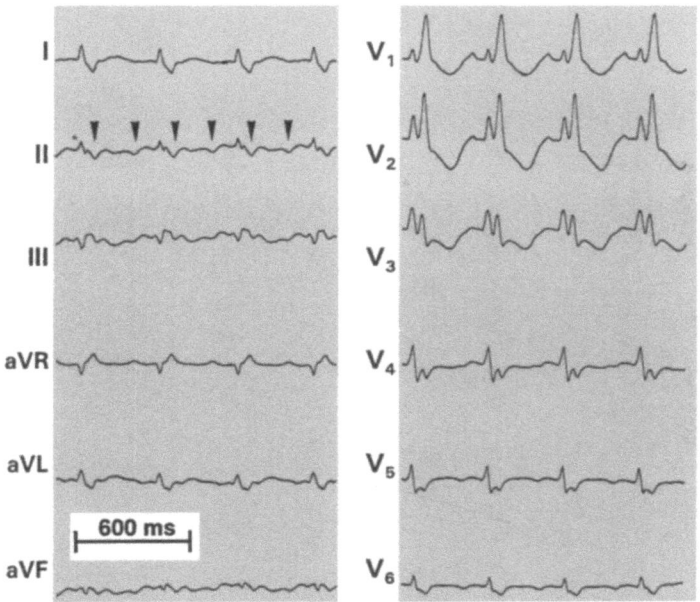

Abb. 93. Vorhofflattern mit 2:1-AV-Überleitung (Kammerfrequenz 150/min) und RSB-Aberration. Typisch für RSB-Aberration sind der nur gering verbreiterte QRS-Komplex (120 ms) und die triphasische rsR'-Konfiguration in V_1. Das 3. Kriterium für RSB-Aberration (R/S >1 in V_6) ist bei diesem Pt. nicht vorhanden. Die Vorhofflatterwellen sind mit *Pfeilen* markiert

---

Abb. 92. a SR (56/min) bei einem 68j. Pt. mit altem VW-Infarkt. **b** VT (170/min) mit RSB-Konfiguration. Bei genauem Hinsehen erkennt man eine komplette AV-Dissoziation. Morphologische Kriterien für VT sind: die QRS-Breite von 180 ms, die monophasische R-Zacke in V_1, der QS-Komplex in V_6 (R/S <1) sowie der überdrehte Rechtstyp. **c** Andere VT-Morphologie (165/min) beim gleichen Pt. wie in Abb. 92b mit negativer Konkordanz der QRS-Komplexe in den Brustwandableitungen

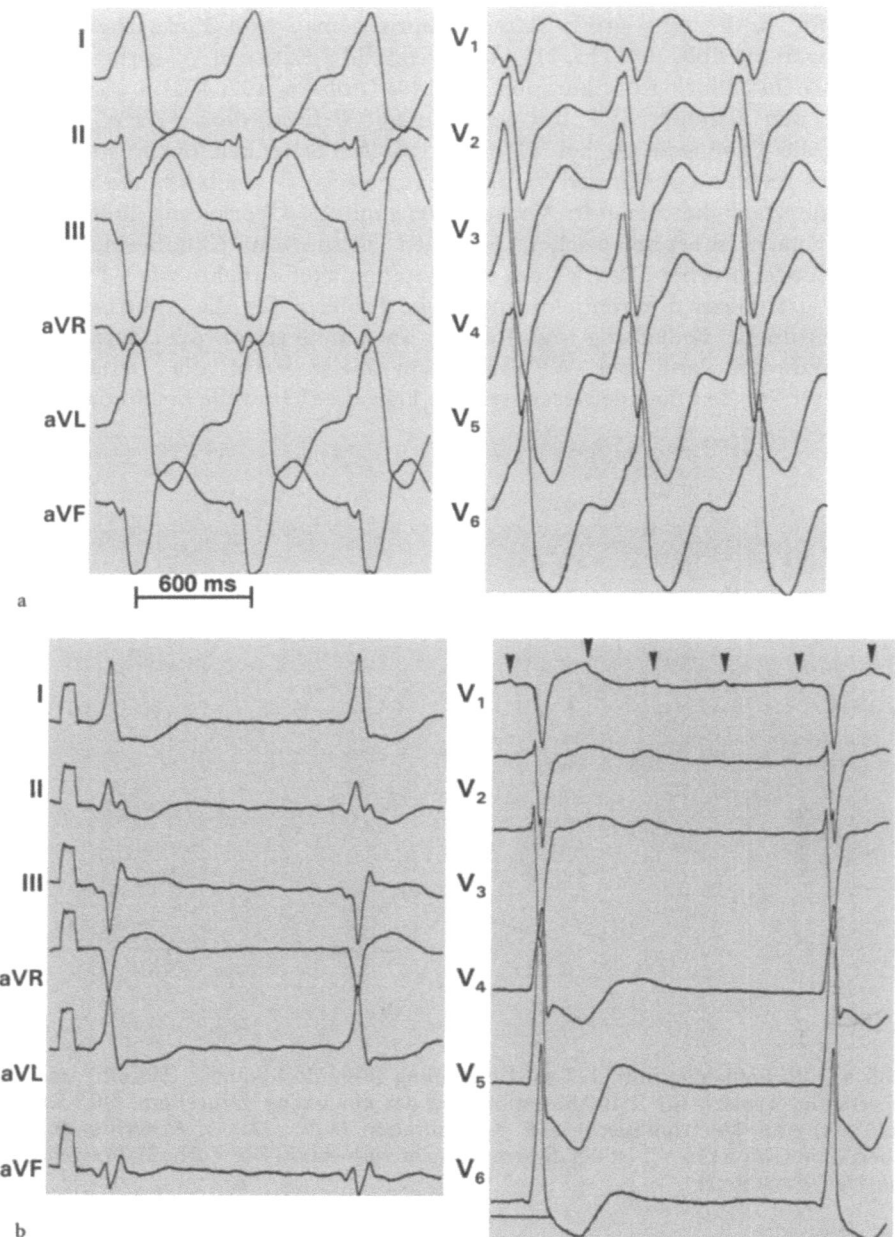

Abb. 94. a Vorhoftachykardie (160/min) mit unregelmäßiger AV-Überleitung bei LSB-Aberration unter chronischer Amiodarontherapie. Die morphologischen Kriterien erlauben bei einer QRS-Breite von 220 ms keine eindeutige Abgrenzung von einer VT. **b** Vorhoftachykardie (160/min) mit höhergradiger AV-Blockierung nach Gabe von Verapamil beim gleichen Pt. wie in Abb. 94a. Die LSB-Aberration ist durch die Senkung der Kammerfrequenz verschwunden. Ausgeprägte LV-Hypertrophie mit sekundären ST-Senkungen und T-Negativierungen in V_4-V_6 [Sokolow-Index für LV-Hypertrophie = 6,5 mV (Norm: <3,5 mV)]

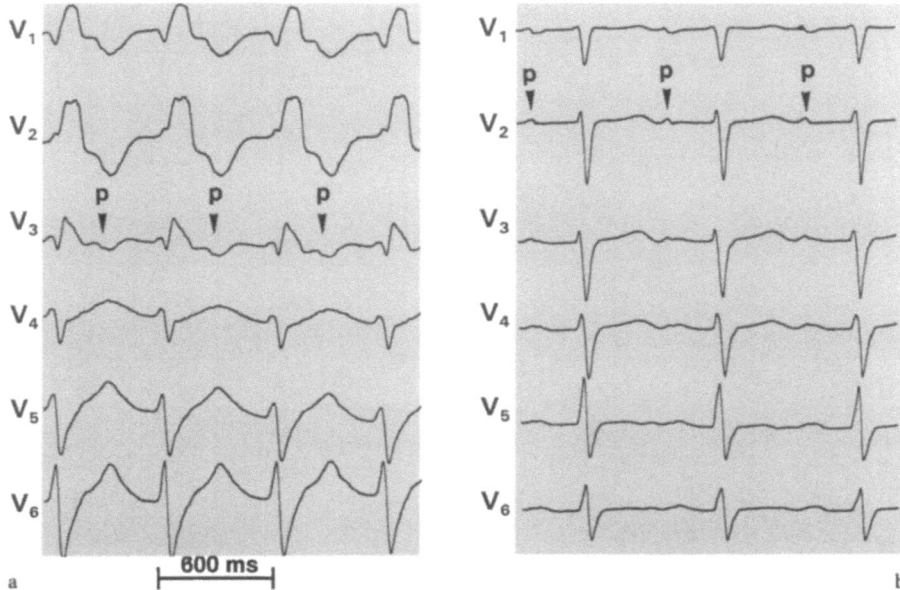

Abb. 95. a Vorhoftachykardie (105/min) mit RSB-Aberration und AV-Block I° (PQ-Zeit: 300 ms) unter hochdosierter Therapie mit einem Klasse IC-Antiarrhythmikum bei einer 73j. Pt. mit hypertensiver Herzkrankheit und Hyperthyreose. Wegen der QRS-Verbreiterung auf 200 ms war zunächst die Fehldiagnose VT gestellt worden. **b** SR (82/min) mit schmalem QRS-Komplex bei der gleichen Pt. wie Abb. 110a nach Absetzen des Klasse IC-Antiarrhythmikums und niedrigdosierter Gabe von Propranolol

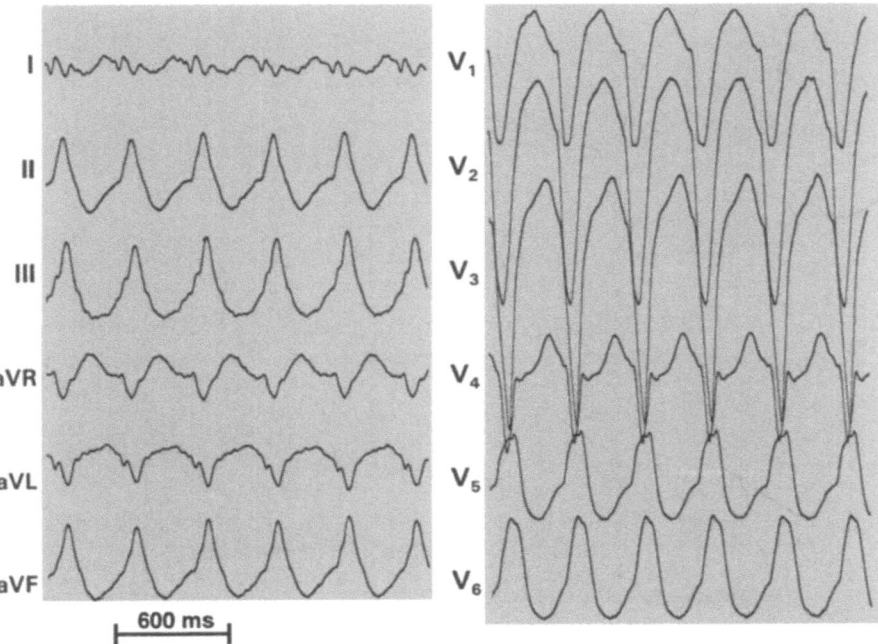

Abb. 96a

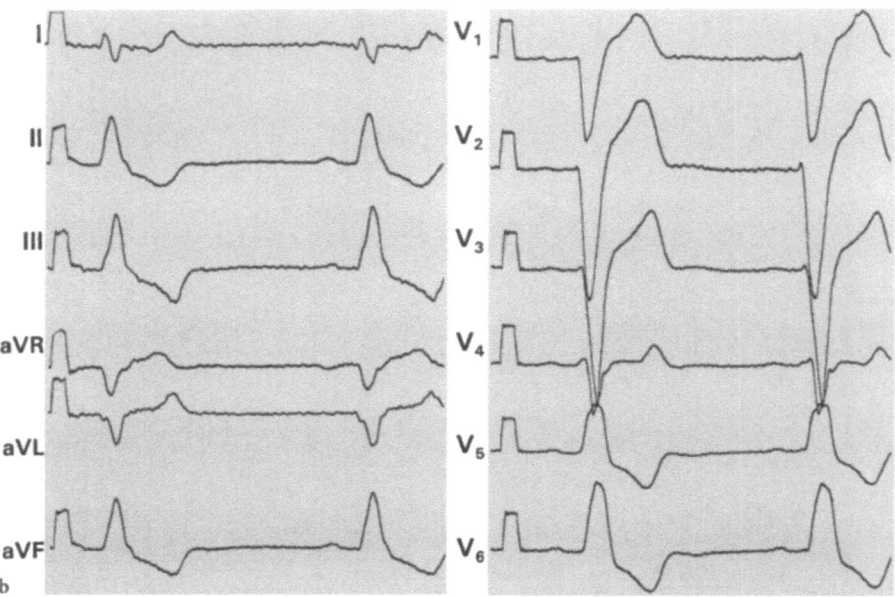

b

Abb. 96. a Vorhofflattern mit 2:1-Überleitung (Kammerfrequenz: 160/min) bei vorbeste-
hendem LSB bei einem 55j. Pt. mit DCM. Trotz der QRS-Verbreiterung auf 160 ms sind die
morphologischen Kriterien für SVT mit LSB noch zu erkennen: kleine R-Zacke in V_1,
schneller Abstrich der S-Zacke in V_1 und V_2 ohne Kerbung, keine Q-Zacken in V_6. P-Wellen
sind nicht erkennbar, **b** SR (50/min) mit LSB beim gleichen Pt. wie Abb. 96a

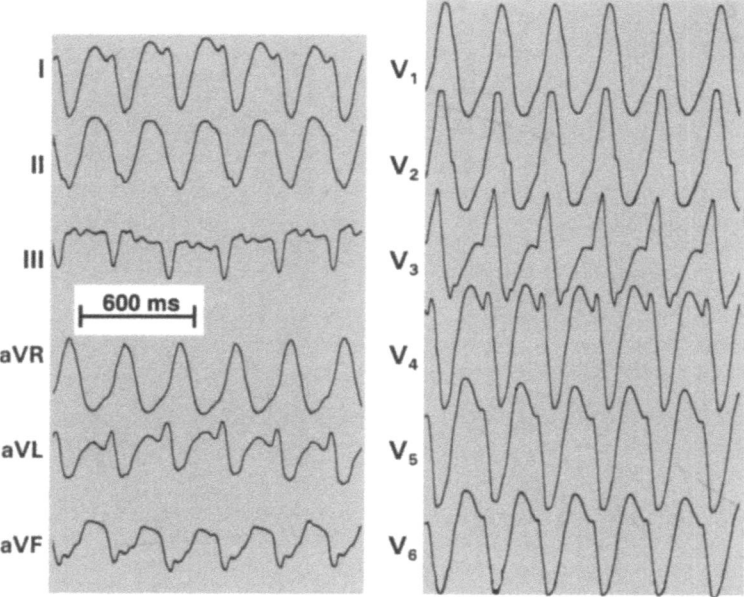

die gleiche Morphologie wie der breite QRS-Komplex bei der Tachykardie hat, ist die Diagnose SVT mit Präexzitation praktisch gesichert (Abb. 61, 63). Bei Vorhofflimmern mit Präexzitation kann die richtige Diagnose meist bereits während der Tachykardie aufgrund der großen RR-Intervallschwankungen gestellt werden (Abb. 59, 89).

Bei vorbestehenden intraventrikulären Leitungsstörungen oder bei Einnahme von Antiarrhythmika insbesondere der Klasse IC und von Amiodaron kann der QRS-Komplex bei SVT so stark verbreitert und deformiert sein, daß eine Abgrenzung von VT nach morphologischen Kriterien schwierig oder unmöglich wird (Abb. 91, 94, 103).

Tachykardien mit Linksschenkelblock-(LSB-)Konfiguration (Abb. 84)

Bei SVT mit funktionellen LSB findet die Erregung über den rechten Tawara-Schenkel relativ rasch Anschluß an das Purkinje-System des linken Ventrikels. Nach kurzzeitiger Drehung des Summationsvektors nach rechts durch Erregung des muskelschwachen rechten Ventrikels (kleine schmale R-Zacke in V_1) dreht der Summationsvektor rasch nach links mit daraus resultierendem steilem Abfall der S-Zacke in V_1 und V_2. Der Abstand von Beginn der R-Zacke bis zur Spitze der S-Zacke beträgt bei funktionellem Links-Schenkelblock deshalb regelhaft ≤ 60 ms in V_1. Da das interventrikuläre Septum von rechts nach links erregt wird, ist bei LSB-Aberration keine Q-Zacke in V_6 zu sehen (Abb. 90, 98).

Die QRS-Morphologie von VT mit LSB-Konfiguration unterscheidet sich in über 90% der Fälle deutlich von dem beschriebenen Muster bei LSB-Aberration (Abb. 84, 99, 100). Da fast alle VT bei koronarer Herzkrankheit vom linken Ventrikel oder Ventrikelseptum ausgehen, sind Q-Zacken in V_6 häufig zu sehen. Meist wird bei einer VT auch ein mehr oder weniger großer Teil des linken Ventrikels von links nach rechts erregt, weshalb die R-Zacke in V_1 deutlich breiter sein kann als 30 ms. Wegen der langsamen intraventrikulären Erregungsausbreitung beträgt der Abstand von Beginn der R-Zacke bis zur Spitze der S-Zacke in V_1 bei VT mit LSB-Konfiguration meist über 60 ms. Häufig ist bei VT außerdem eine Kerbung des absteigenden Schenkels der S-Zacke zu sehen (Abb. 84).

Tachykardien mit Rechtschenkelblock-(RSB)-Konfiguration (Abb. 85)

Bei SVT mit funktionellen RSB entsteht in V_1 typischerweise ein triphasisches Muster mit rSr'-, rsr'- oder rSR'-Konfiguration (Abb. 93). In V_6 bleibt bei RSB-

Abb. 97. VT (210/min) mit RSB-Konfiguration. Obgleich keine AV-Dissoziation nachweisbar ist, kann die Diagnose aus der Summe folgender morphologischer Kriterien sichergestellt werden: QRS-Breite: 180 ms, „Nord-West-Achse", monophasische R-Zacke in V_1, kleine R-Zacke in V_6 (R/S <1), RS-Intervall >100 ms in V_3

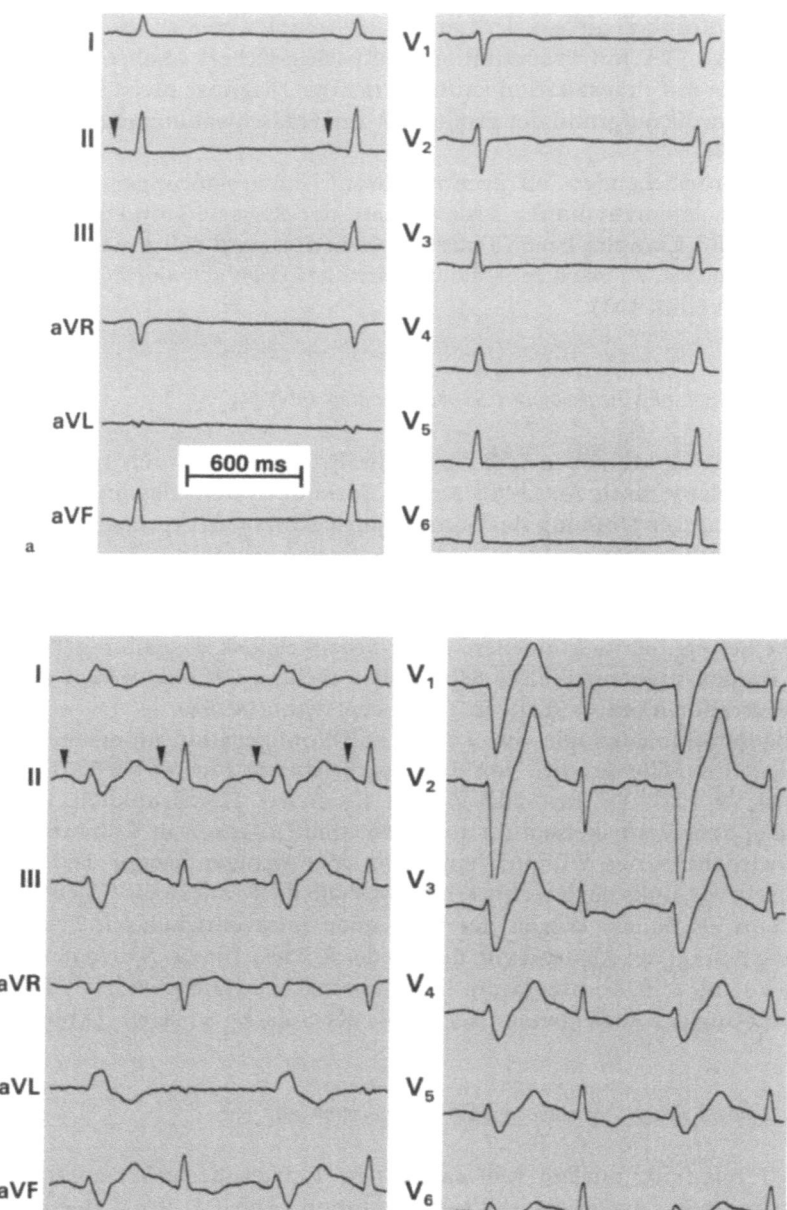

Abb. 98a,b

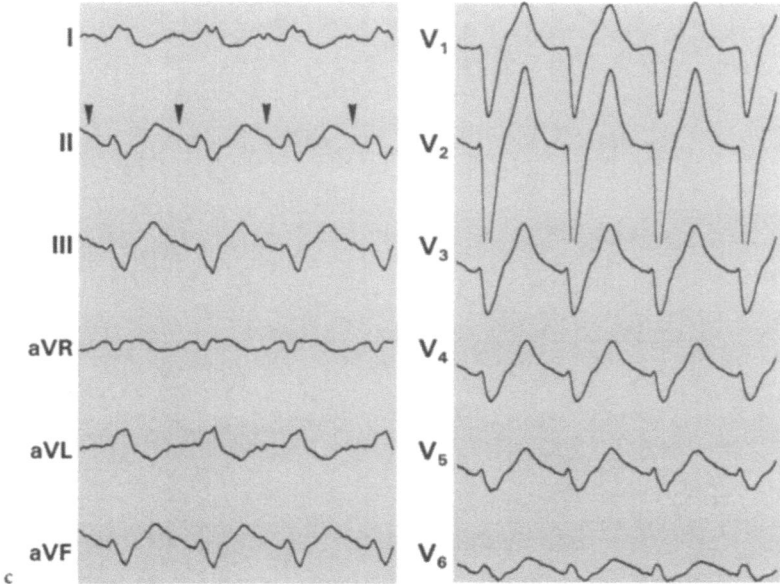

Abb. 98. a SR (52/min) bei einer 62j. Pt. mit arterieller Hypertonie. **b** Sinustachykardie (120/min) bei der gleichen Pt. wie Abb. 98a. Bei jedem 2. Schlag kommt es zu tachykardiebedingter LSB-Aberration. Bei Aktionen mit schmalen QRS-Komplex kommt es zu persistierenden T-Negativierungen in I, II, aVF, V_3–V_6 („cardiac memory"). Diese T-Negativierungen haben keine diagnostische Relevanz. **c** Sinustachykardie (135/min) bei der gleichen Pt. wie Abb. 98a, b. Bei dieser Frequenz besteht durchgehend eine tachykardiebedingte LSB-Aberration. Morphologische Kriterien für SVT mit LSB sind: QRS-Breite nur 130 ms, kleine R-Zacke in V_1, schneller Abstrich der S-Zacke in V_1 und V_2 ohne Kerbung, keine Q-Zacken in V_6

Aberration wegen des im Vergleich zum linken Ventrikel recht muskelschwachen rechten Ventrikels die R-Zacke größer als die durch die verspätete Erregung des rechten Ventrikels entstehende schmale S-Zacke (R/S-Verhältnis >1).

VT mit RSB-Konfiguration entstehen bei Patienten mit altem Myokardinfarkt als arrhythmogenes Substrat ebenso wie VT mit LSB-Konfiguration im linken Ventrikel oder im Ventrikelseptum [87, 177]. In V_1 zeigen VT mit RSB-Konfiguration gegenüber SVT mit RSB-Aberration häufig monophasische R-Zacken oder qR- bzw. Rs-Komplexe, während in V_6 die R-Zacke kleiner ist und die S-Zacke relativ breit und tief sein kann mit einem R/S-Verhältnis <1 (Abb. 85, 87, 97).

Patienten mit mehreren VT-Morphologien

Bei vielen Patienten mit spontanen VT nach Myokardinfarkt sind bei der elektrophysiologischen Untersuchung mehrere verschiedene VT-Morphologien auslösbar (Abb. 92). Dies erschwert die Anwendung der Katheterablation als

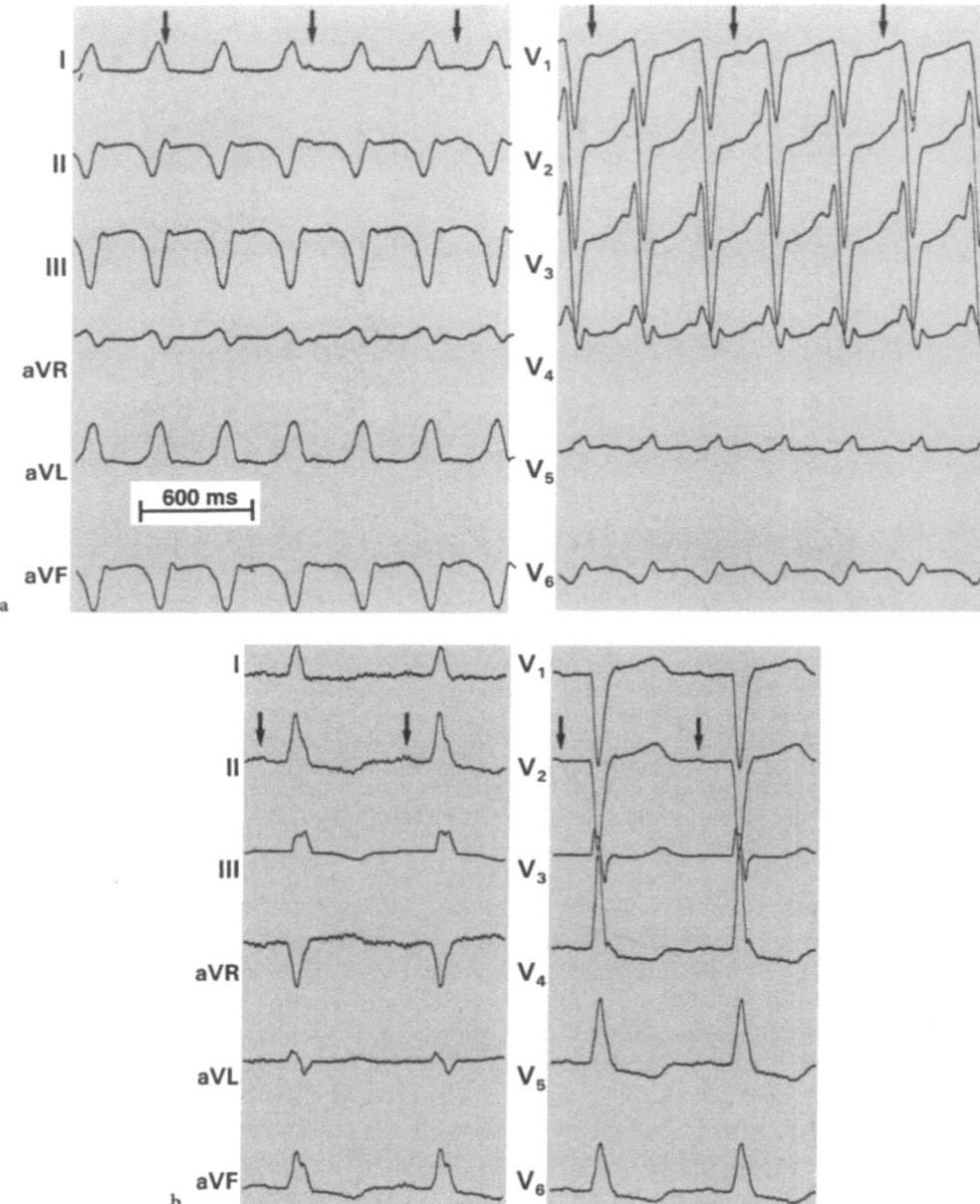

Abb. 99. a VT (168/min) mit LSB-Konfiguration und AV-Dissoziation. Weitere Kriterien für VT sind die breite R-Zacke in V_1 und die große Q-Zacke in V_6. Die QRS-Breite von 140 ms (V_4) wäre auch mit einem funktionellen LSB vereinbar. **b** SR (80/min) beim gleichen Pt. wie Abb. 115a. R-Reduktion in V_2 und V_3 nach anteroseptalem Vorderwandinfarkt als „arrhythmogenes Substrat" für die VT

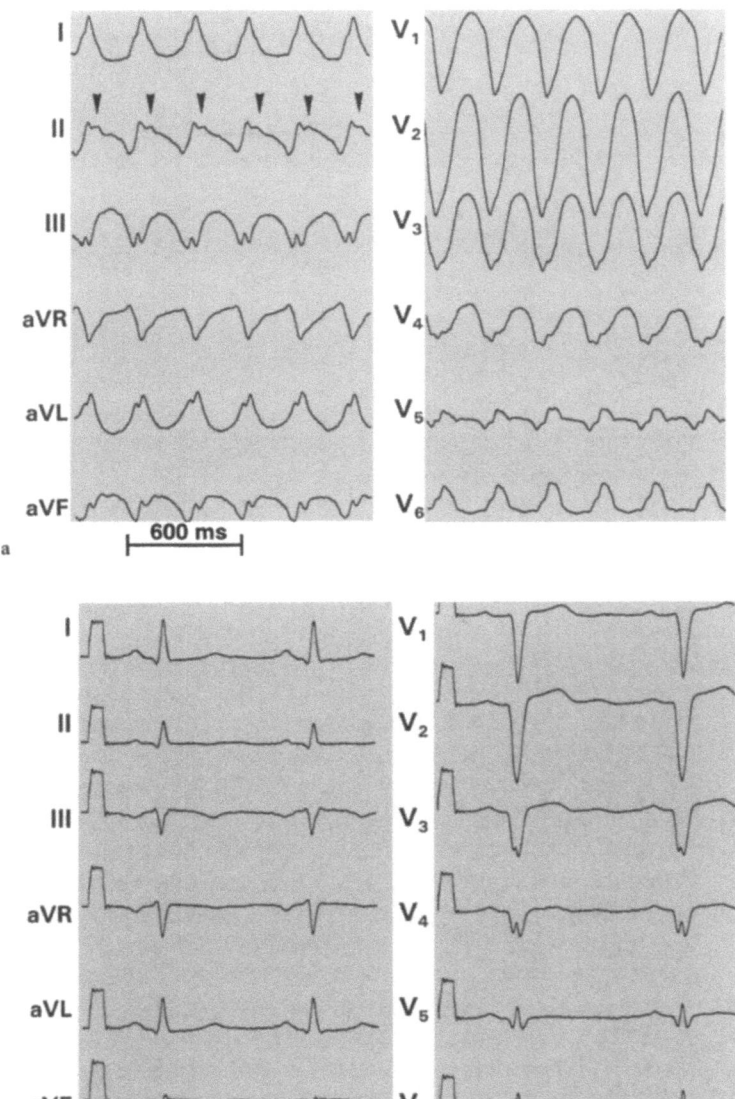

Abb. 100. a VT (216/min) mit LSB-Konfiguration. In Abl. II werden P-Wellen durch einen gekerbten QRS-Komplex imitiert („Pseudo-P-Wellen"; *Pfeile*). In Wirklichkeit besteht eine komplette AV-Dissoziation. Die „echten" P-Wellen sind im Oberflächen-EKG aber nicht sichtbar. Dennoch läßt sich aufgrund morphologischer Kriterien die Diagnose VT mit 99% Sicherheit stellen: QRS-Breite: 170 ms, sowie Fehlen eines RS-Komplexes in allen Brustwandableitungen [21]. **b** SR (70/min) beim gleichen Pt. wie Abb. 100a. QS-Komplexe in V_2 bis V_4 mit persistierender ST-Hebung als Korrelat für den 5 Jahre zurückliegenden VW-Infarkt mit Aneurysmabildung

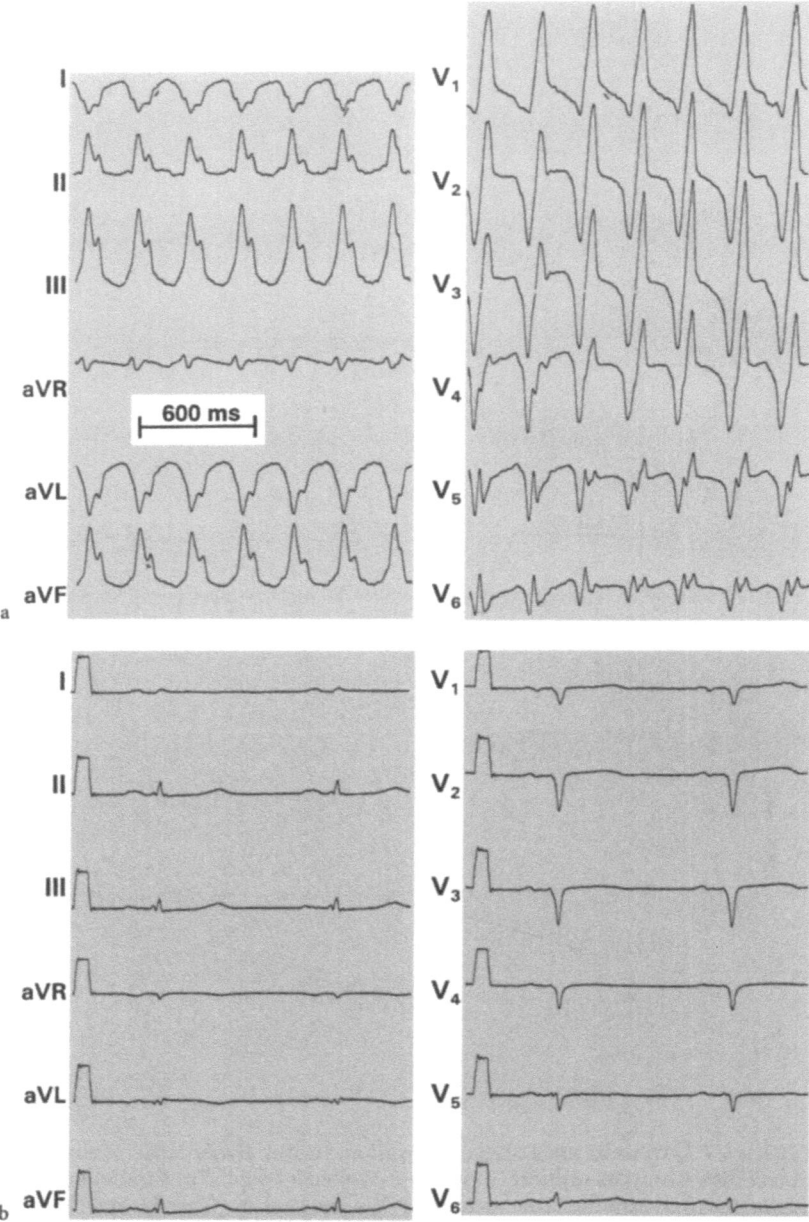

Abb. 101. a VT (210/min) mit RSB-Konfiguration. P-Wellen sind im Oberflächen-EKG nicht sicher nachzuweisen. Morphologische Kriterien für die Diagnose VT sind: QRS-Breite: 190 ms; qR-Komplex in V_1, R/S in V_6 <1. Beachte die großen Q-Zacken in V_2 bis V_5 während der VT als Hinweis auf die VT-Enstehung im Bereich des alten VW-Infarktes! **b** SR (70/min) beim gleichen Pt. wie Abb. 101a. QS-Komplexe in V_2 bis V_4 bei altem VW-Infarkt. Niedervoltage in den Extremitätenableitungen

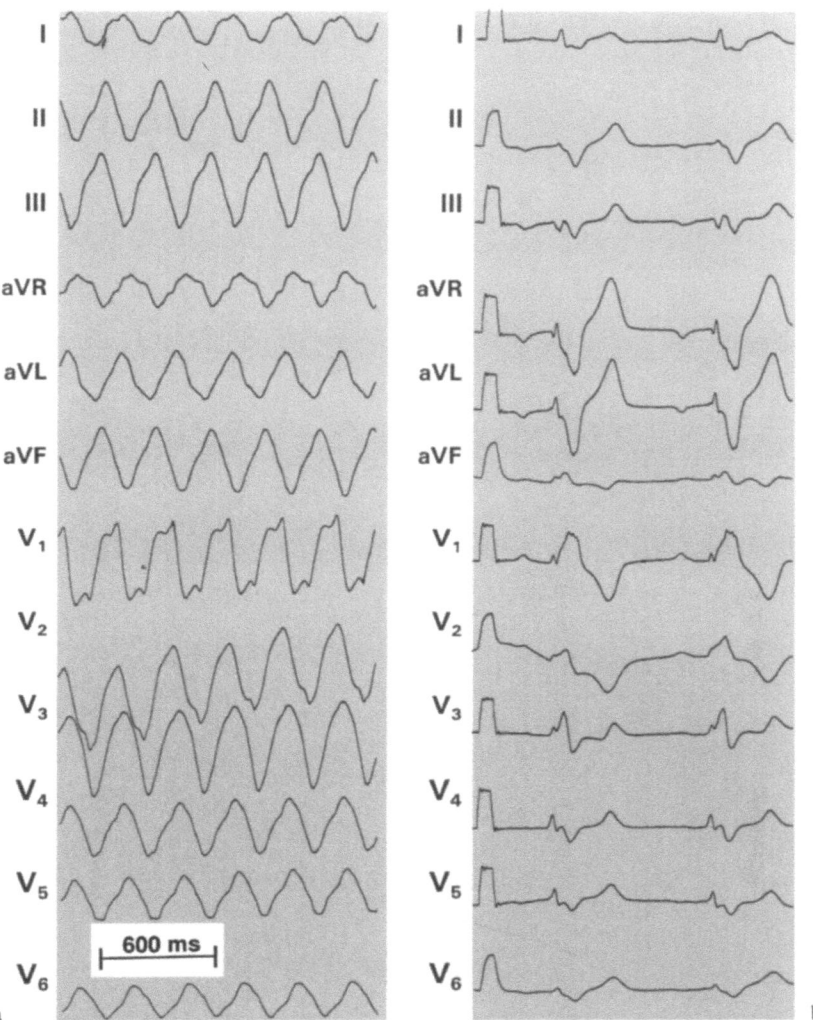

Abb. 102. a VT (210/min) mit stark verbreitertem und deformiertem QRS-Komplex bei einer 29j. Pt. nach Jahre zurückliegender operativer Korrektur einer Fallot-Tetralogie, **b** SR (70/min) mit RSB. Die rsR'-Konfiguration mit sehr großem R' ist typisch für Patienten mit Fallot-Tetralogie

kuratives Therapieverfahren bei Patienten mit VT nach Myokardinfarkt ganz erheblich. Für ausgewählte Patienten mit nur einer einzigen, nicht allzu schnellen VT-Morphologie nach Myokardinfarkt wurden bereits Erfolgsraten der Katheterablation von 70% berichtet [19, 56]. Da nur hämodynamisch tolerierte VT durch Mapping während der VT im Katheterlabor lokalisiert werden können und bei vielen Patienten mit KHK neben langsamen VT auch schnelle VT induzierbar

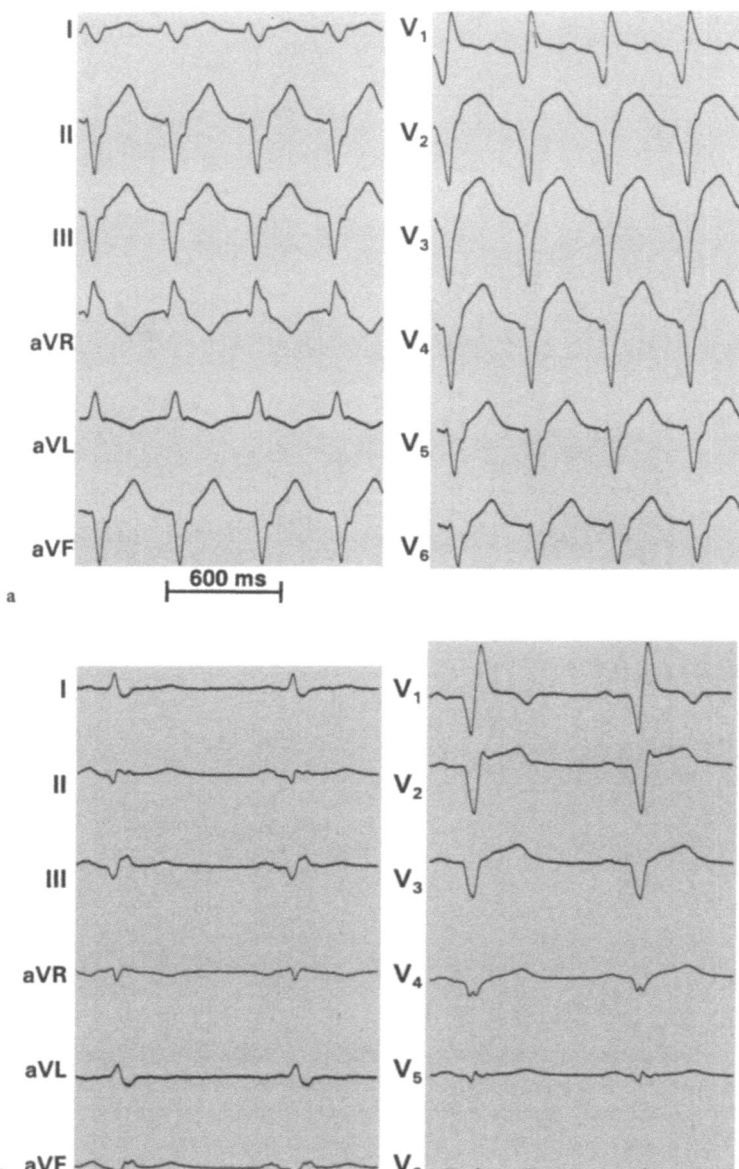

Abb. 103. a AV-Knoten-Reentrytachykardie (140/min; durch eine EPU gesichert) mit RSB (QRS-Breite: 150 ms in V$_1$). Keine P-Wellen erkennbar. Nach morphologischen Kriterien kann diese SVT nicht sicher von einer VT unterschieden werden: QR-Komplex in V$_1$, R/S <1 in V$_6$. **b** SR (64/min) mit kompletten RSB beim gleichen Pt. wie Abb. 103a. Beachte die Q-Zacken in II, III, aVF sowie in V$_1$ bis V$_5$ als Zeichen für einen alten Vorder- und Hinterwandinfarkt

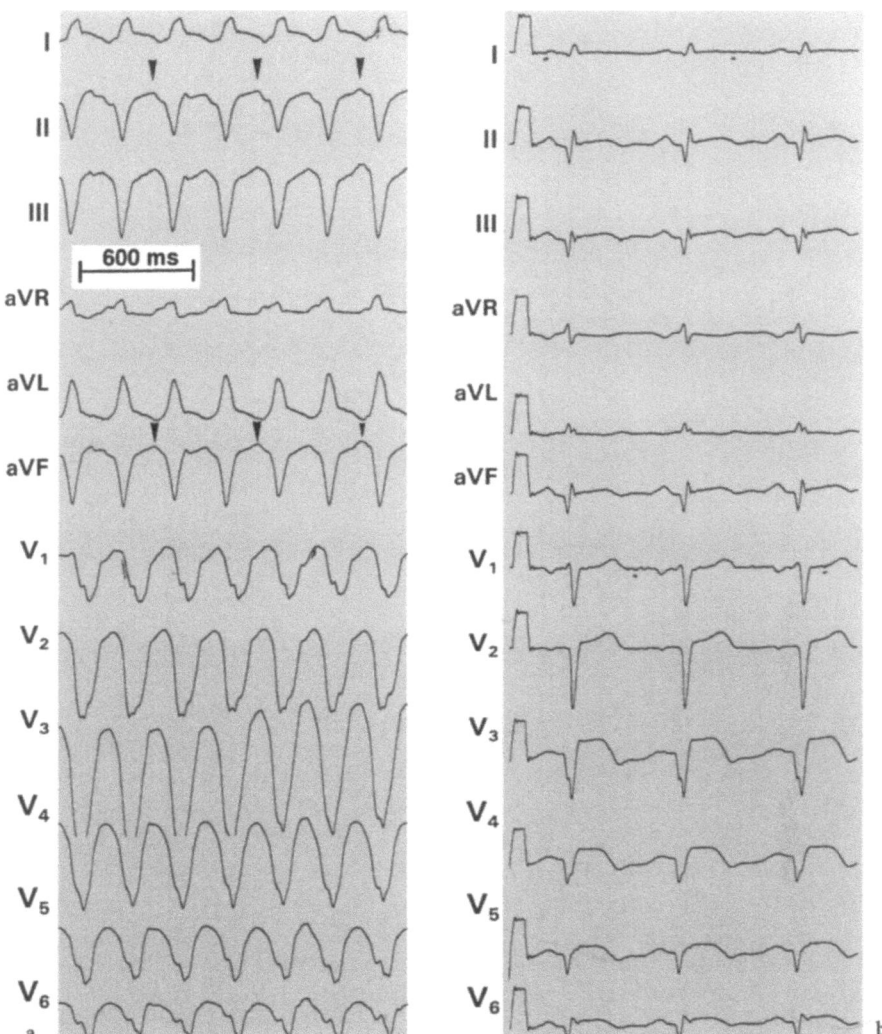

Abb. 104. a VT (220/min) mit negativer Konkordanz der QRS-Komplexe in den Brustwandableitungen. QRS-Breite: 170 ms. Komplette AV-Dissoziation. **b** SR (98/min) beim gleichen Pt. wie Abb. 104a. Beachte die Q-Zacken mit persistierenden ST-Hebungen in V_2 bis V_6 nach VW-Infarkt mit Aneurysmaausbildung

sind, beträgt die Erfolgsrate für die Ablation aller induzierbaren VT bei weniger selektierten Patienten mit KHK beim Schreiben dieses Manuskriptes nur ca. 30%. Demgegenüber haben Patienten mit „idiopathischen" VT aus dem rechten oder linken Ventrikel in der Regel nur eine VT-Morphologie. Die Erfolgsrate der Katheterablation beträgt bei diesen Patienten bereits heute über 80% (vgl. 3.3.5 und 3.3.6).

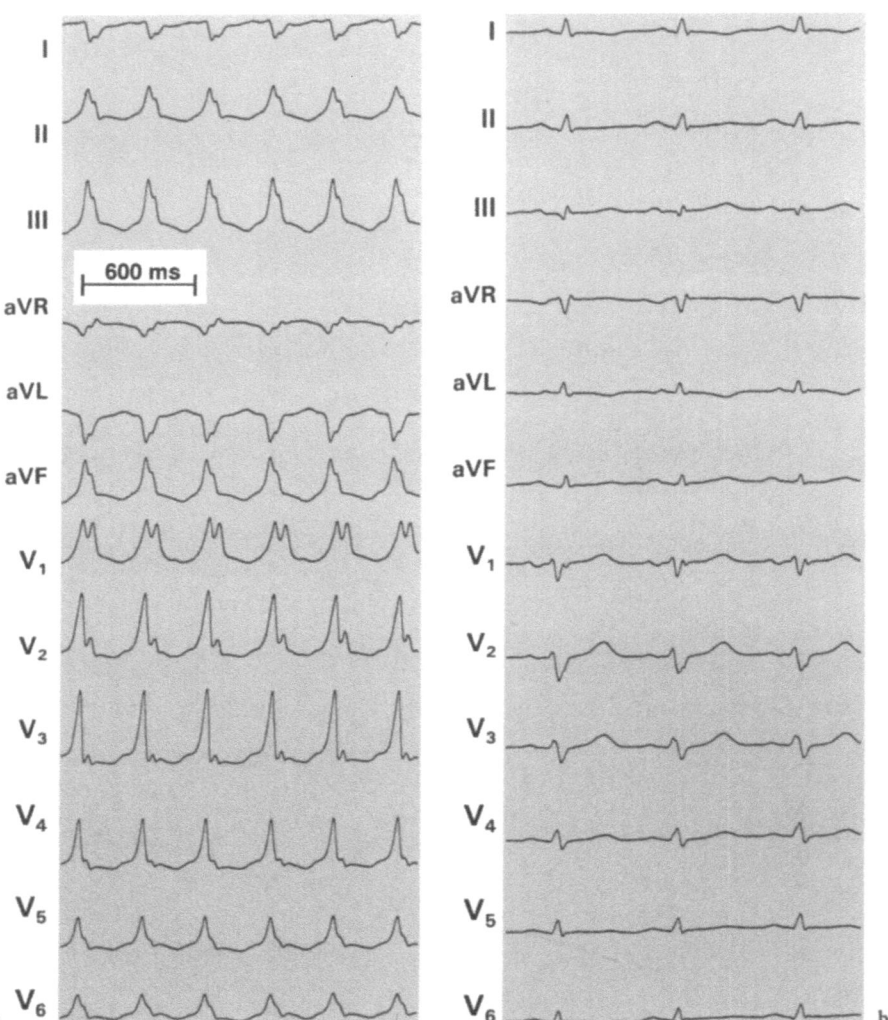

Abb. 105. a VT (175/min) mit positiver Konkordanz der QRS-Komplexe in V$_1$ bis V$_6$. **b** SR (97/min) beim gleichen Pt. wie in Abb. 105a. Der anamnestisch bekannte, alte HW-Infarkt ist im EKG aufgrund der kleinen q-Zacke in III nicht sicher zu diagnostizieren

Konkordanz der QRS-Komplexe in den Brustwandableitungen

Wenn die QRS-Komplexe in **allen** 6 Brustwandableitungen überwiegend negativ sind, spricht man von **negativer Konkordanz** (QS- oder rS-Konfiguration in V$_1$ bis V$_6$; Abb. 92, 104). Sind die QRS-Komplexe in V$_1$ bis V$_6$ allesamt überwiegend positiv, so liegt eine **positive Konkordanz** vor (Abb. 105, 107). Ein konkordantes Muster der QRS-Komplexe in V$_1$ bis V$_6$ bei einer Tachykardie mit breitem QRS-Komplex hat eine Spezifität von >90% für die Diagnose VT. Leider liegt die

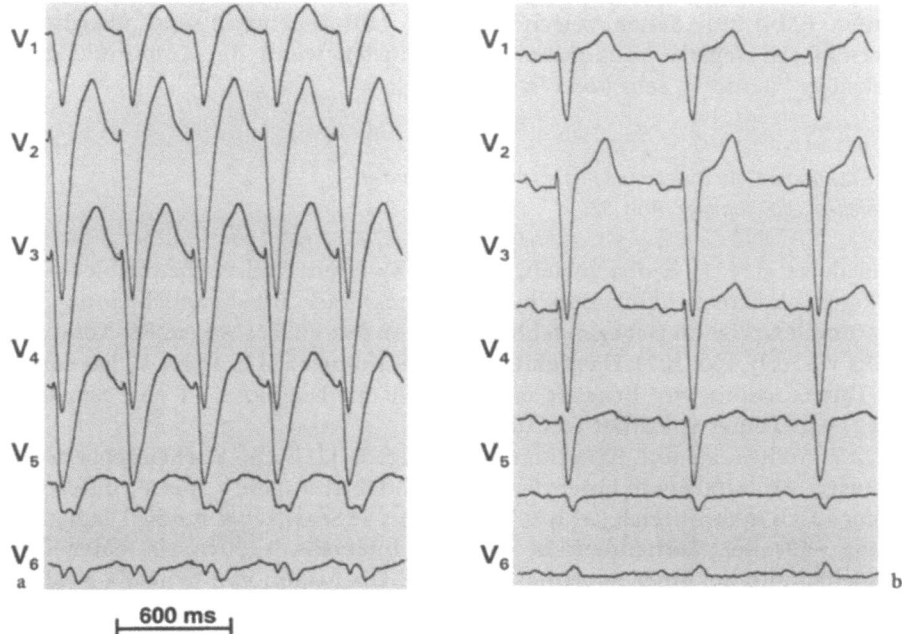

Abb. 106. a Orthodrome AV-Reentrytachykardie [160] mit LSB-Aberration bei verborgener akzessorischer AV-Bahn bei einem 60j. Pt. mit DCM. Negative Konkordanz der QRS-Komplexe in V_1 bis V_6 bei überdrehtem Linkstyp; die schmale R-Zacke in V_1 sowie der schnelle Abstrich der S-Zacke in V_1 und V_2 sprechen bei einer QRS-Breite von 140 ms für SVT mit LSB, während die negative Konkordanz und die Q-Zacke in V_6 die Diagnose VT favorisieren. P-Wellen sind nicht sicher abgrenzbar. Diese Tachykardie gehört zu den seltenen Fällen, bei denen zur Diagnosestellung eine EPU notwendig ist. Differentialdiagnostisch muß bei DCM immer an eine Schenkelblockreentry-VT gedacht werden (vgl. 3.7). Letztere haben aber wegen der guten Leitungseigenschaften der Tawara-Schenkel meist Frequenzen >200/min. **b** SR (90/min) beim gleichen Pt. wie Abb. 106a. Tiefe S-Zacke in V_2 (3,5 mV) als Zeichen der LV-Hypertrophie

Sensitivität dieses Kriteriums für die Diagnose VT nur bei ca. 20%, d. h. nur 20% aller monomorphen VT zeigen ein positiv oder negativ konkordantes Muster der QRS-Komplexe in V_1 bis V_6 [139, 201].

Differentialdiagnostisch muß bei positiver Konkordanz an eine SVT mit ventrikulärer Präexzitation über ein linksseitig gelegenes Kent-Bündel gedacht werden (Abb. 63). Regelmäßige Tachykardien mit ventrikulärer Präexzitation sind aber selten (ca. 1% aller Tachykardien mit breitem QRS-Komplex). Nach Konversion der Tachykardie zu Sinusrhythmus kann meist leicht die Deltawelle bei verkürzter PQ-Zeit nachgewiesen werden. Falls die Deltawelle bei Sinusrhythmus die gleiche Morphologie wie der breite QRS-Komplex bei der Tachykardie hat, ist die Diagnose SVT mit Präexzitation praktisch gesichert. Bei Vorhofflimmern mit Präexzitation kann die richtige Diagnose meist bereits während der Tachykardie aufgrund der großen RR-Intervallschwankungen gestellt werden (Abb. 89). Selten zeigen SVT mit LSB-Aberration und überdrehtem Linkstyp ein negativ konkordantes QRS-Muster, wenn die Amplitude der R-Zacken in V_5 und V_6 sehr klein ist (Abb. 106).

„Neuere Kriterien" zur Differentialdiagnose von Tachykardien
mit breitem QRS-Komplex (Abb. 82)

Brugada et al. [21] beobachteten, daß alle SVT mit Rechtsschenkelblock- oder Linksschenkelblock-Aberration in mindestens einer Brustwandableitung einen RS-Komplex zeigten. Dagegen fehlte bei 83 von 384 VT (21 %) ein RS-Komplex in V_1 bis V_6 (Abb. 100, 107). Das **Fehlen eines RS-Komplexes in V_1 bis V_6** hat somit in der Untersuchung von Brugada et al. [21] für die Diagnose VT eine Sensitivität von 21% bei einer Spezifität von 100%.

Als zweites „neues" Kriterium fand Brugada [21] das **Vorhandensein eines RS-Intervalls >100 ms in einer der Brustwandableitungen V_1 bis V_6** differential-diagnostisch sehr hilfreich (Abb. 97, 108, 109). Die Sensitivität für die Diagnose VT betrug 66% bei Vorhandensein eines RS-Intervalls >100 ms in einer Brust-wandableitung bei einer Spezifität von 98%. Die beiden von Brugada et al. [21] beschriebenen „neuen" Kriterien für die Diagnose VT überlappen sich deutlich mit den oben beschriebenen „alten" Morphologiekriterien: viele Tachykardien mit einem RS-Intervall >100 ms in einer der 6 Brustwandableitungen haben z. B. auch eine QRS-Breite >140 ms. Dennoch sind die Brugada-Kriterien sehr nützlich, da sie es dem geübten Untersucher ermöglichen, über 60% aller VT sofort richtig zu erkennen.

Ungeübten Untersuchern fällt erfahrungsgemäß die Anwendung sowohl der „alten" als auch der „neuen" Morphologiekriterien sehr schwer, obgleich die Stellung der richtigen Diagnose bei Tachykardien mit breitem QRS-Komplex durch die Analyse der QRS-Morphologie viel häufiger gelingt als durch den sicheren Nachweis einer AV-Dissoziation. Da die alleinige Analyse von P-Wellen bei ca. 80% aller Tachykardien mit breitem QRS-Komplex nicht zur Diagnose führt, ist bei der Mehrzahl dieser Tachykardien die Analyse der QRS-Morphologie unumgänglich.

Als weiteres „neues" differentialdiagnostisches Kriterium für VT wurde die negative Konkordanz der QRS-Komplexe in den Extremitätenableitungen I, II und III vorgeschlagen [158]. Dieses „neue" Kriterium ist jedoch identisch mit der oben bereits besprochenen „Nord-West-Achse" (Abb. 97).

3.3 Sonderformen von Tachykardien mit breitem QRS-Komplex

3.3.1 Akzelerierter idioventrikulärer Rhythmus

Akzelerierter idioventrikulärer Rhythmus (AIVR) zählt definitionsgemäß mit Frequenzen <100/min nicht zu den Tachykardien. Wegen der differential-

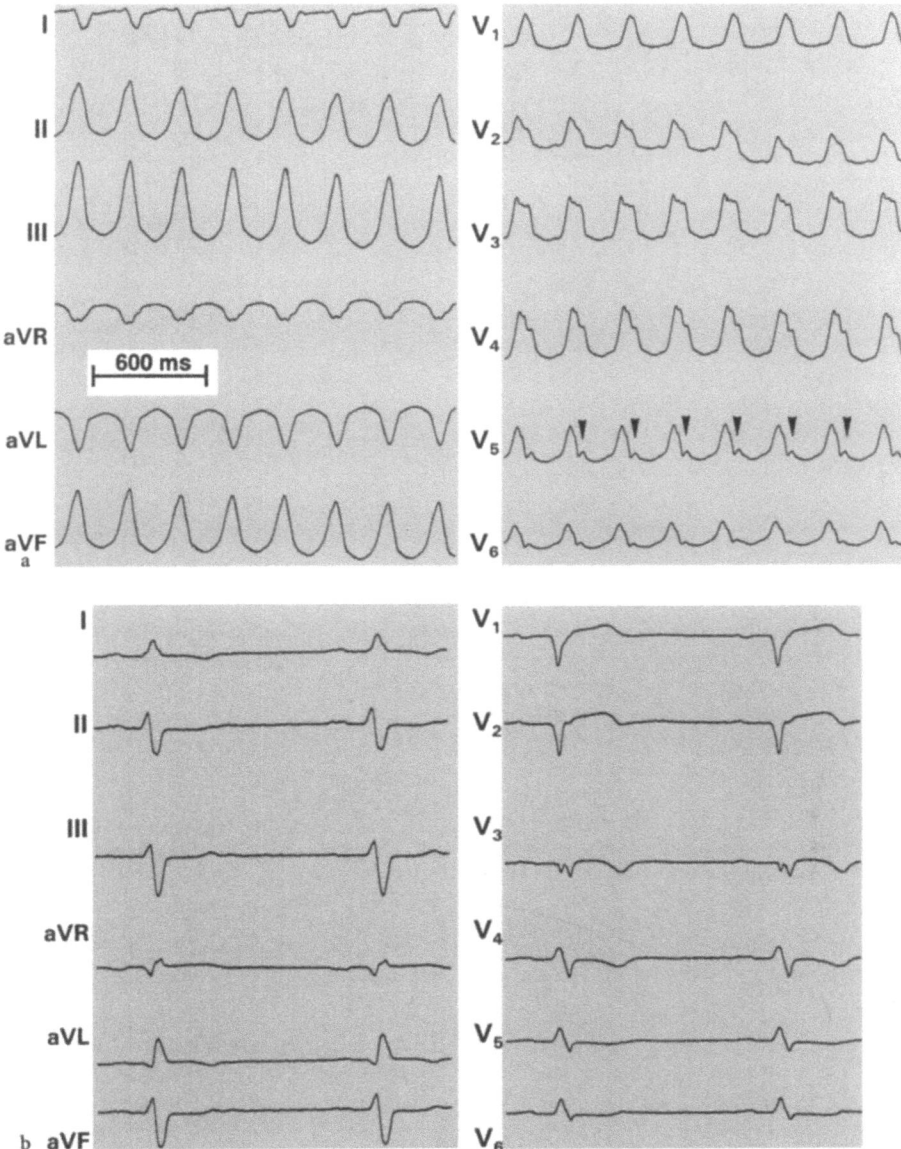

Abb. 107. a VT mit RSB-Konfiguration (220/min) und positiver Konkordanz der QRS-Komplexe in V₁ bis V₆. Bei kompletter AV-Dissoziation (durch EPU gesichert) sind die „echten" P-Wellen im EKG nicht sichtbar. In V₅ werden „Pseudo-P-Wellen" durch eine Kerbung des QRS-Komplexes hervorgerufen. **b** SR (50/min) beim gleichen Pt. wie Abb. 107a. Beachte den QS-Komplex mit persistierender ST-Hebung in V₁ bis V₃ als Zeichen eines abgelaufenen Vorderwandinfarktes mit Aneurysmabildung als „arrhythmogenes Substrat" für die VT

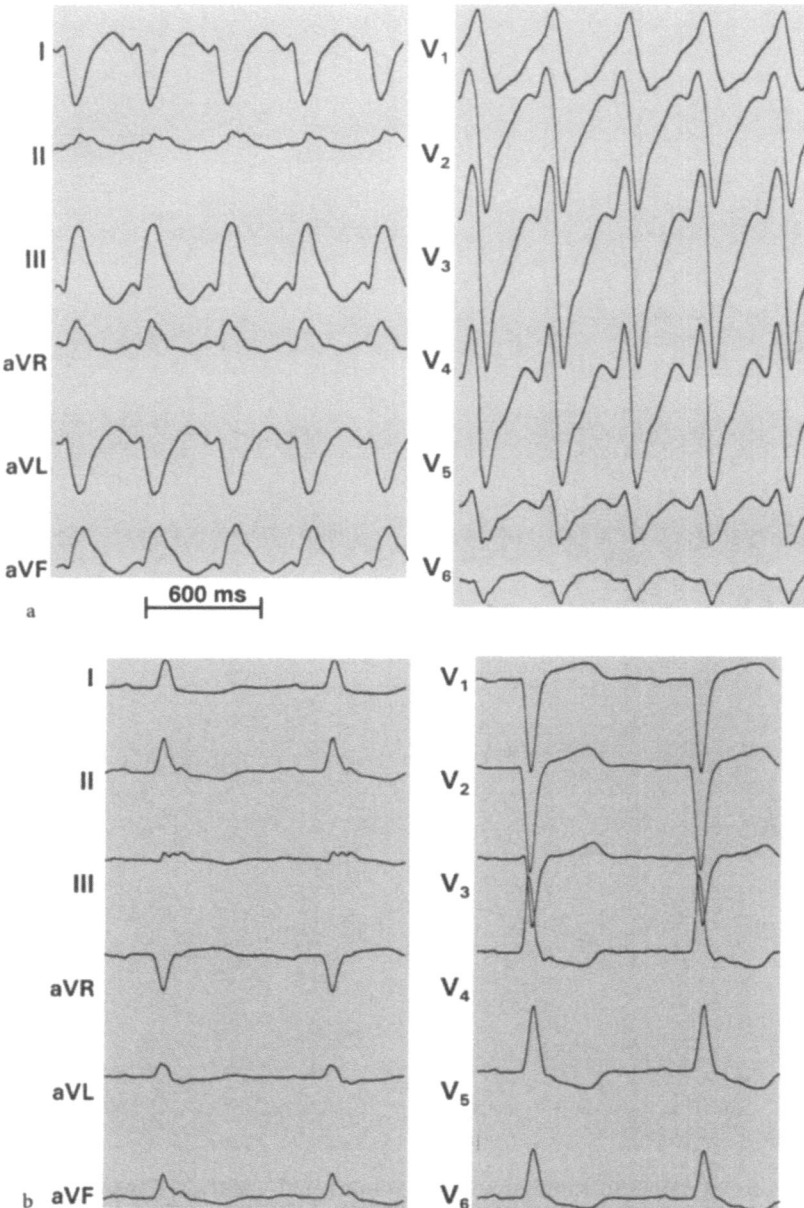

Abb. 108. a VT mit RSB-Konfiguration (150/min). Keine P-Wellen sicher abgrenzbar. Morphologische Kriterien für VT sind: die QRS-Breite von 200 ms, der biphasische RS-Komplex in V_1, die sehr kleine R-Zacke bei großer S-Zacke in V_6 sowie ein RS-Intervall >100 ms in V_2 bis V_5 (vgl. Schema in Abb. 109). **b** SR (56/min) beim gleichen Pt. wie in Abb. 108a. Beachte die R-Reduktion in V_2 und V_3 als Zeichen für einen alten anteroseptalen Myokardinfarkt. LV-Hypertrophie (Sokolow-Index: 3,8 mV, verspäteter oberer Umschlagpunkt in V_6, Erregungsrückbildungsstörungen)

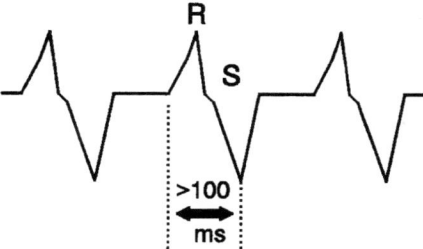

Abb. 109. RS-Intervall >100 ms in einer der Brustwandableitungen V_1 bis V_6 als spezifisches differentialdiagnostisches Kriterium fnr VT [21]. Gemessen wird der Abstand vom Beginn der R-Zacke zur Spitze der S-Zacke in der Brustwandableitung mit dem größten RS-Abstand

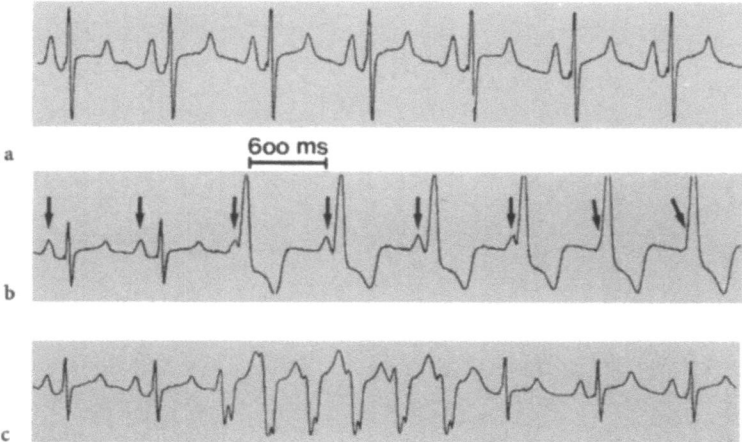

Abb. 110. a SR (80/min) im Holter-EKG eines 62j. Pt. mit altem HW-Infarkt. **b** Akzelerierter idioventrikulärer Rhythmus (AIVR; 90/min), welcher den SR langsam „überholt", so daß die P-Wellen in den QRS-Komplexen verschwinden (*Pfeile*). **c** Salve VES (180/min) beim gleichen Pt.

diagnostischen Bedeutung gegenüber „langsamen" VT sollen die Charakteristika von akzeleriertem idioventrikulärem Rhythmus dennoch in diesem Kapitel besprochen werden.

Der Begriff „akzelerierter idioventrikulärer Rhythmus" beschreibt einen ektopen Kammerrhythmus von mindestens 3 aufeinanderfolgenden Schlägen mit einer Frequenz, die über dem normalen Kammerersatzrhythmus von 30 bis 40/min liegt, jedoch langsamer ist als die Frequenz von Kammertachykardien [65, 211] (Abb. 110–114). AIVR unterscheidet sich von VT durch weitere Merkmale wie den Beginn mit einem langen Kopplungsintervall, das Ende durch allmähliches Absinken der Kammerfrequenz oder durch Zunahme der Sinusfrequenz und nicht zuletzt durch die gute Prognose.

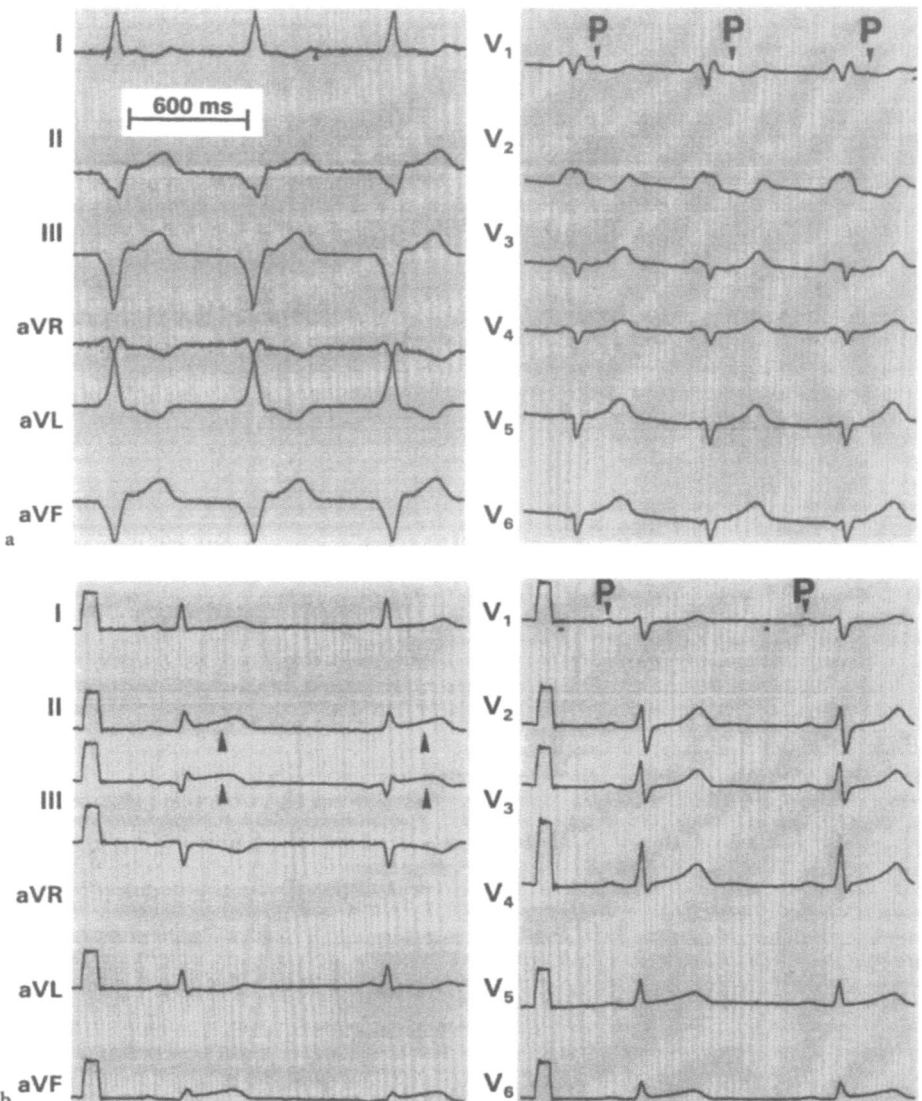

Abb. 111. a AIVR mit RSB-Konfiguration (85/min) nach Thrombolysebeginn bei akutem Hinterwandinfarkt. Beachte die 1:1-retrograde Vorhoferregung (*Pfeile in V₁*). **b** SR (58/min) beim gleichen Pt. wie Abb. 111a. Beachte die R-Reduktion und die monophasische ST-Elevation in II, III, aVF und V₆ als Zeichen für einen akuten inferolateralen Infarkt

Merkmale von akzeleriertem idioventrikulärem Rhythmus [65]:
– Ektoper Kammerrhythmus mit ≥ 3 Schlägen mit einer Frequenz >30–40/min (Kammerersatzrhythmus) und < 120/min (Kammertachykardie),
– Beginn mit einem langen Kopplungsintervall zur letzten vorhofgetriggerten

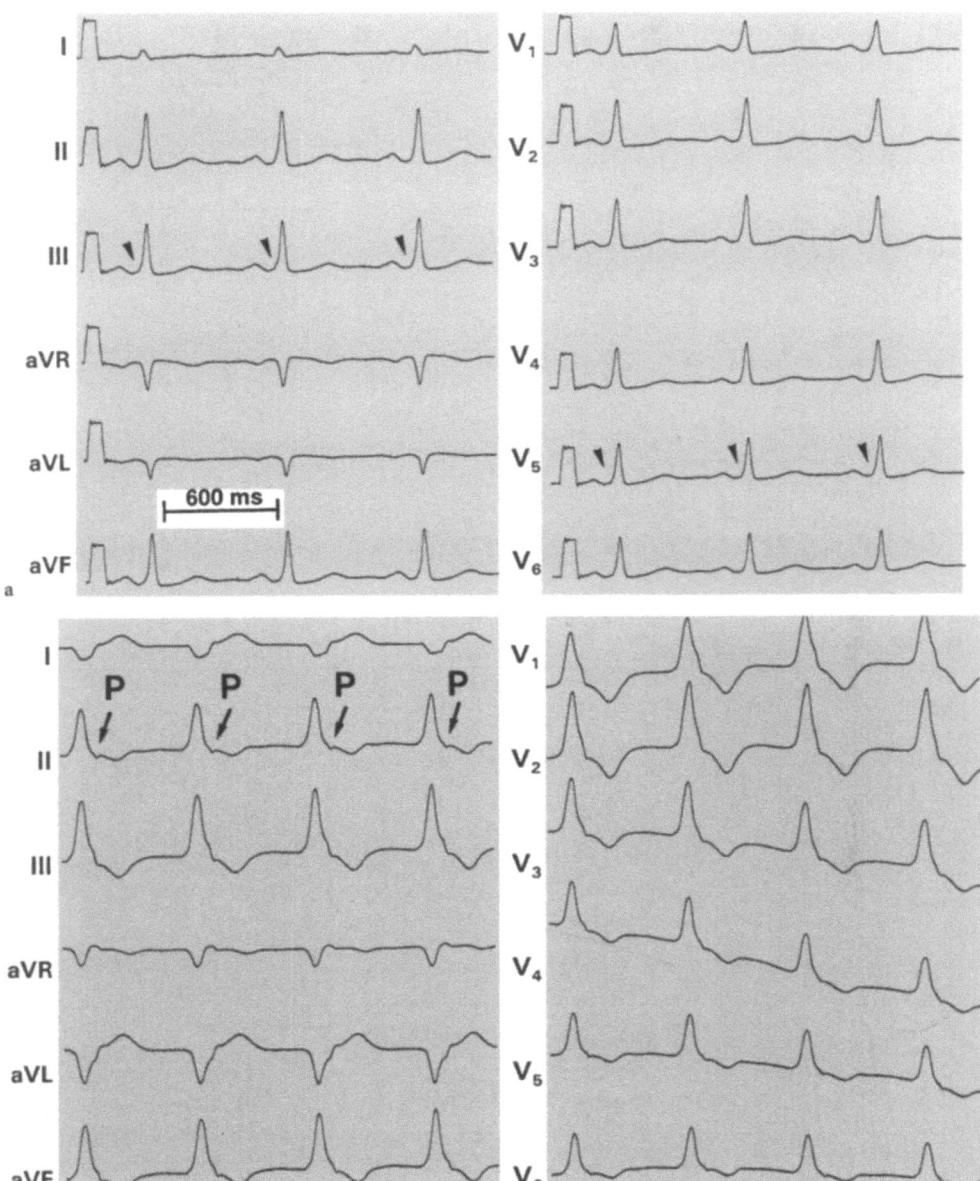

Abb. 112. a SR (87/min) mit angedeuteter Deltawelle (*Pfeile*) bei einer 20j. Pt. mit linksseitigem Kent-Bündel (WPW-Syndrom). **b** AIVR (96/min) während der erfolgreichen
Katheterablation des linksseitigen Kent-Bündels. Die Erhitzung der Ablationskathe-
terspitze auf ca. 65° Celsius an der linksventrikulären Insertion des Kent-Bündels führte
kurzzeitig zu abnormer Automatie an dieser Stelle als Ursache für den AIVR. Die positive
Konkordanz der QRS-Komplexe ist ein morphologisches Kriterium für die Entstehung des
AIVR an der Basis des linken Ventrikels. Es besteht eine 1:1-retrograde Vorhoferregung
(*Pfeile in II*)

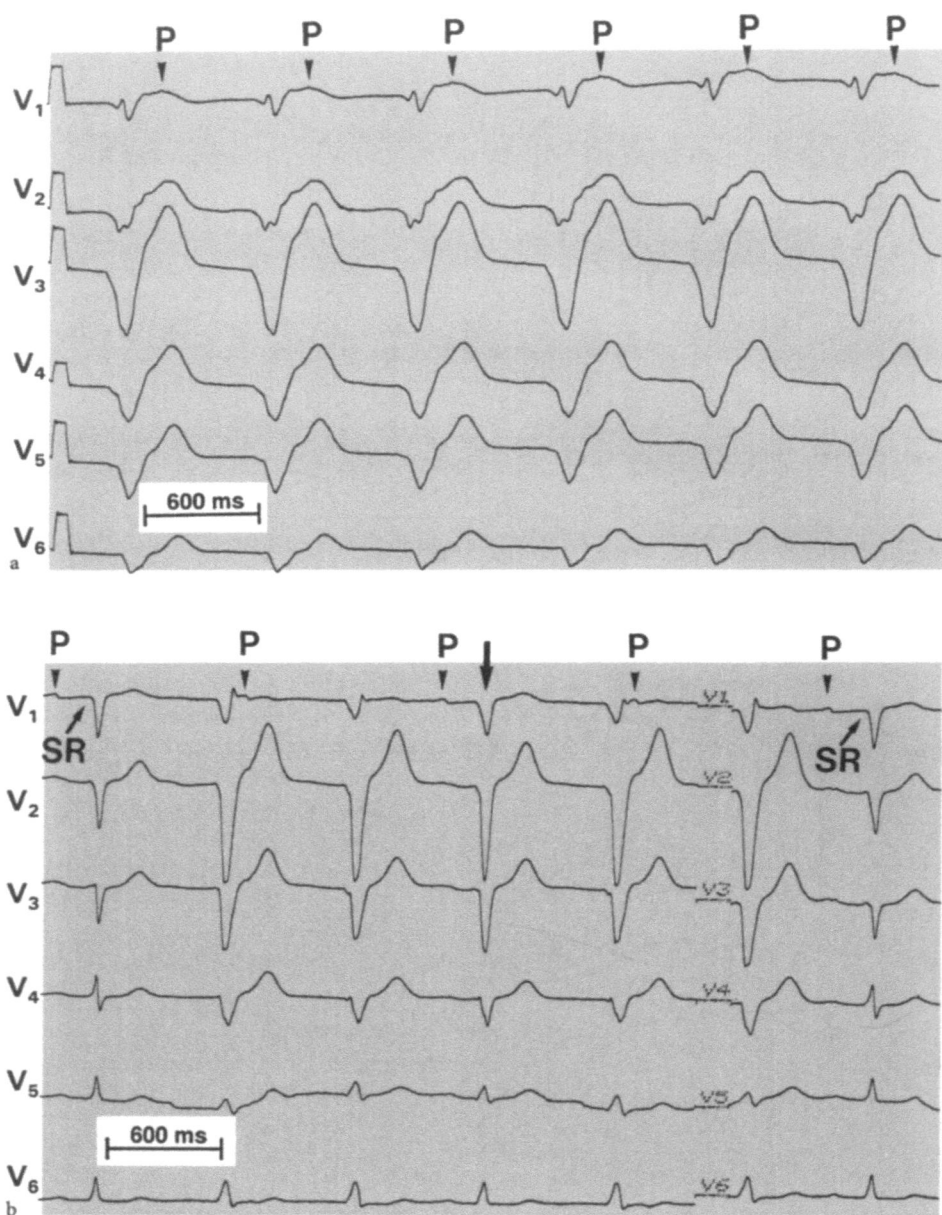

Abb. 113. a AIVR (78/min) nach Lysebeginn bei akutem Vorderwandinfarkt; 1:1-retrograde Vorhoferregung (*Pfeile in V$_1$*). **b** AIVR (85/min) beim gleichen Pt. 30 min später. Der erste und der letzte QRS-Komplex sind normal übergeleitete Sinusaktionen (SR). Während des AIVR besteht jetzt eine komplette AV-Dissoziation bei einer Sinusbradykardie von 58/min (*kleine Pfeile in V$_1$*). Der große Pfeil markiert einen Fusionsschlag zwischen AIVR und übergeleiteter Sinusaktion

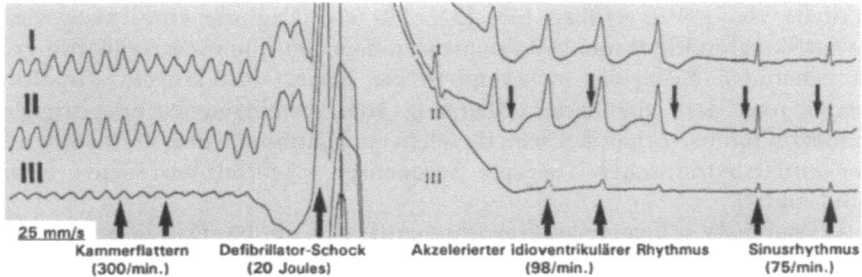

Abb. 114. AIVR (105/min) mit AV-Dissoziation (*kleine Pfeile*) nach Terminierung von VF durch einen implantierten automatischen Defibrillator

Kammeraktion; Ende durch allmähliches Absinken der ektopen Kammerfrequenz oder geringe Zunahme der Vorhoffrequenz,
– meist selbstterminierend; selten anhaltend,
– häufig isorhythmische Dissoziation zwischen Vorhof- und Kammeraktivität
  wegen der der jeweiligen Vorhoffrequenz sehr ähnlichen Kammerfrequenz;
  selten 1:1-ventrikuloatriale Leitung,
– Häufig Fusionsschläge („capture beats") zwischen Kammereigenrhythmus
  und zur Kammer übergeleiteten Vorhofaktionen,
– Vorkommen bei allen Formen der Herzerkrankung; „Reperfusionsarrhyth-
  mie"; selten auch ohne erkennbare strukturelle Herzerkrankung,
– Bei guter hämodynamischer Toleranz meist keine antiarrhythmische Therapie indiziert,
– Gute Prognose quoad vitam; kein Marker für Kammertachyarrhythmien.

Weil die Frequenz von AIVR der jeweiligen Vorhoffrequenz sehr ähnlich ist,
kommt es häufig zu einer AV-Dissoziation (Abb. 110, 113b, 114). Gelegentlich
kann eine 1:1-retrograde Vorhoferregung beobachtet werden (Abb. 111, 112). Da
AIVR allmählich („nicht paroxysmal") beginnt und endet, und sich die Kammerfrequenz hierbei von der vorherrschenden Vorhoffrequenz selten mehr als 10 bis
20 Schläge pro Minute unterscheidet, sind Fusionsschläge zwischen Kammereigenrhythmus und zur Kammer übergeleiteten Vorhofaktionen häufig
(Abb. 113b).

Probleme kann die Differentialdiagnose zwischen AIVR und „langsamen" VT
bereiten, da sowohl für die untere Frequenzgrenze von VT (100–120/min) als auch
für die obere Frequenzgrenze von AIVR keine allgemein anerkannten Werte
definiert sind. Die meisten Autoren legen für akzelerierten idioventrikulären
Rhythmus willkürlich eine obere Frequenzgrenze von 100/min fest [16, 176, 178,
186, 211]. Andere Autoren dagegen wählen 120/min oder 125/min [11, 37, 130]
als Grenzfrequenz zwischen akzeleriertem idioventrikulärem Rhythmus und
langsamen Kammertachykardien. Wir empfehlen eine obere Grenzfrequenz von
120/min für die Definition des AIVR, da ektope Kammerrhythmen mit
Frequenzen von 100–120/min gelegentlich alle der oben zusammengefaßten

Merkmale von AIVR erfüllen [58, 224]. Für die Diagnose eines akzelerierten idioventrikulären Rhythmus mit Frequenzen über 100/min müssen allerdings alle dort genannten Kriterien, insbesondere der Beginn mit langem Kopplungsintervall und der „fließende" Übergang zum jeweiligen vorhofgetriggerten Kammerrhythmus vorhanden sein, da selten auch monomorphe VT insbesondere unter antiarrhythmischer Therapie Frequenzen <120/min erreichen können (Abb. 1 und 2).

Akzelerierter idioventrikulärer Rhythmus wird am häufigsten bei Patienten mit koronarer Herzerkrankung als Zufallsbefund im Langzeit-EKG beobachtet (Abb. 110). Gelegentlich findet man AIVR auch bei Patienten mit Vitien, Kardiomyopathien, Myokarditiden, hypertensiver Herzerkrankung und Digitalisintoxikation [65]. Selten kann AIVR bei Patienten ohne nachweisbare strukturelle Herzerkrankung beobachtet werden. Bei Patienten mit akutem Myokardinfarkt kommt ein akzelerierter idioventrikulärer Rhythmus bei 9% bis 46% der Patienten vor. Die Inzidenz von AIVR scheint dabei unabhängig von der Infarktlokalisation und von der Infarktgröße zu sein [58]. Besondere Bedeutung kommt AIVR nach Thrombolyse bei akutem Myokardinfarkt als nichtinvasivem Marker für eine erfolgreiche Reperfusion zu (Abb. 111, 113). Das Auftreten eines AIVR nach Thrombolysebeginn bei akutem Myokardinfarkt spricht mit 70–80% Wahrscheinlichkeit für eine erfolgreiche Reperfusion der verschlossenen Koronararterie. Das Fehlen eines AIVR hingegen schließt eine erfolgreiche Reperfusion aber keineswegs aus [65, 176, 186].

Vereinzelt kann man AIVR und VT beim gleichen Patienten beobachten (Abb. 110). Dies ist jedoch auf die jeweilige kardiale Grunderkrankung zurückzuführen und läßt keineswegs auf denselben Pathomechanismus oder dieselbe prognostische Bedeutung schließen. Während die meisten VT nach abgelaufenem Myokardinfarkt auf kreisenden Erregungen im Randbereich der Infarktnarbe beruhen [87], entsteht AIVR meist durch abnorme Automatie (Abb. 4). Ein Zusammenhang zwischen AIVR und anhaltenden VT oder VF wurde bislang nie nachgewiesen [64]. Die Prognose von Patienten mit AIVR wird nicht durch diesen ektopen Kammerrhythmus, sondern im wesentlichen von der Art und Schwere der zugrundeliegenden Herzerkrankung bestimmt. Da die meisten Episoden eines AIVR kurz sind und auch bei fortgeschrittener kardialer Grunderkrankung hämodynamisch gut toleriert werden, besteht in aller Regel keine Indikation zu einer antiarrhythmischen Therapie. Selten kommt es bei einer Digitalisintoxikation zum Auftreten eines AIVR. Dann sollte das Digitalispräparat umgehend abgesetzt werden. Bei schwerer Digitalisintoxikation hat sich die Therapie mit Digitalisantikörpern (Fab-Fragmente) bewährt [77].

3.3.2 Torsade de pointes („Schraubenumkehrtachykardie")

Der Begriff „Torsade de pointes" (TDP) wurde 1966 von Desertenne [38] eingeführt und beschreibt eine Sonderform polymorpher VT mit beständig

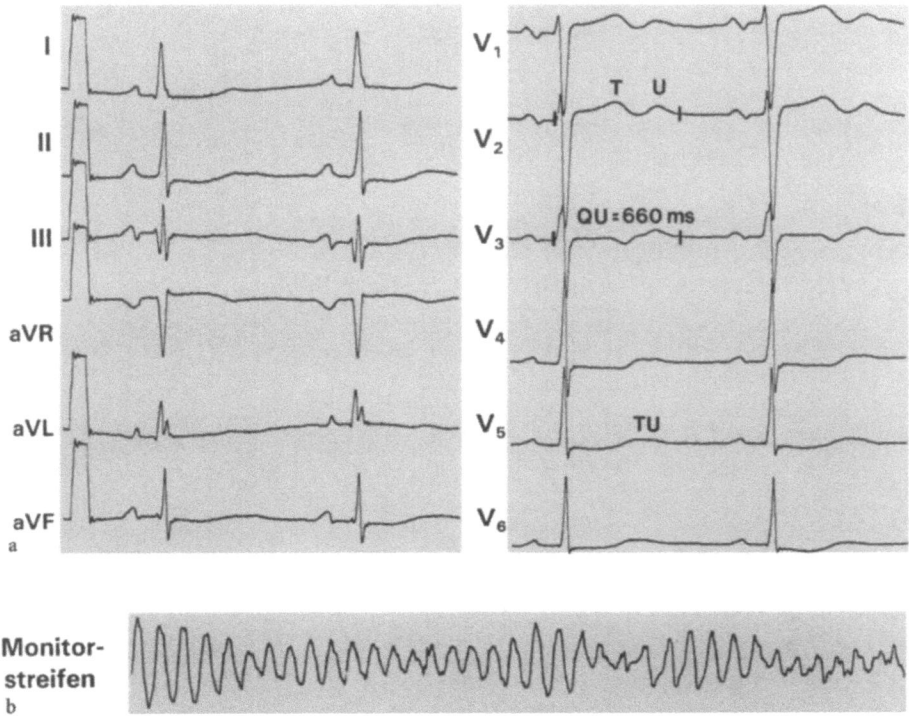

Abb. 115. **a** SR (58/min) bei einer 25j. Pt. mit angeborenem langen QT-Syndrom und Reanimation nach Degeneration einer Torsade-de-pointes-Tachykardie zu VF (Abb. 115b). Das QT- bzw. QU-Intervall ist auf 660 ms verlängert! In V_1 und V_2 ausgeprägte U-Welle, die in den übrigen Ableitungen mit der T-Welle verschmilzt (TU-Komplex). **b** Torsade-de-pointes-Tachykardie (25 mm/s) bei langem QT-Syndrom mit Degeneration zu VF und Terminierung durch externe Defibrillation (*nicht abgebildet*)

wechselnder QRS-Achse und -morphologie bei Patienten mit erworbenem oder angeborenem langen QT-Syndrom (Abb. 115, 116, 117, 118). Der Begriff Torsade de pointes sollte nur für polymorphe VT bei Patienten mit verlängerter QT-Dauer verwendet werden, um eine Begriffsverwirrung mit polymorphen VT bei Patienten mit normaler QT-Dauer zu vermeiden [41, 76, 180] (Abb. 119b; vgl. 3.3.3). Die häufigsten Ursachen für Torsade-de-pointes-Tachykardien bei langem QT-Syndrom sind:

Angeborenes langes QT-Syndrom:
- Jervell-Lange-Nielson-Syndrom (mit Schwerhörigkeit),
- Romano-Ward-Syndrom (häufiger; keine Schwerhörigkeit),
- sporadisches QT-Syndrom.

„Erworbenes" langes QT-Syndrom (meist iatrogen):
- *Antiarrhythmika der Klassen IA und III* (z. B.: Chinidin, Disopyramid, Sotalol, selten Amiodaron),

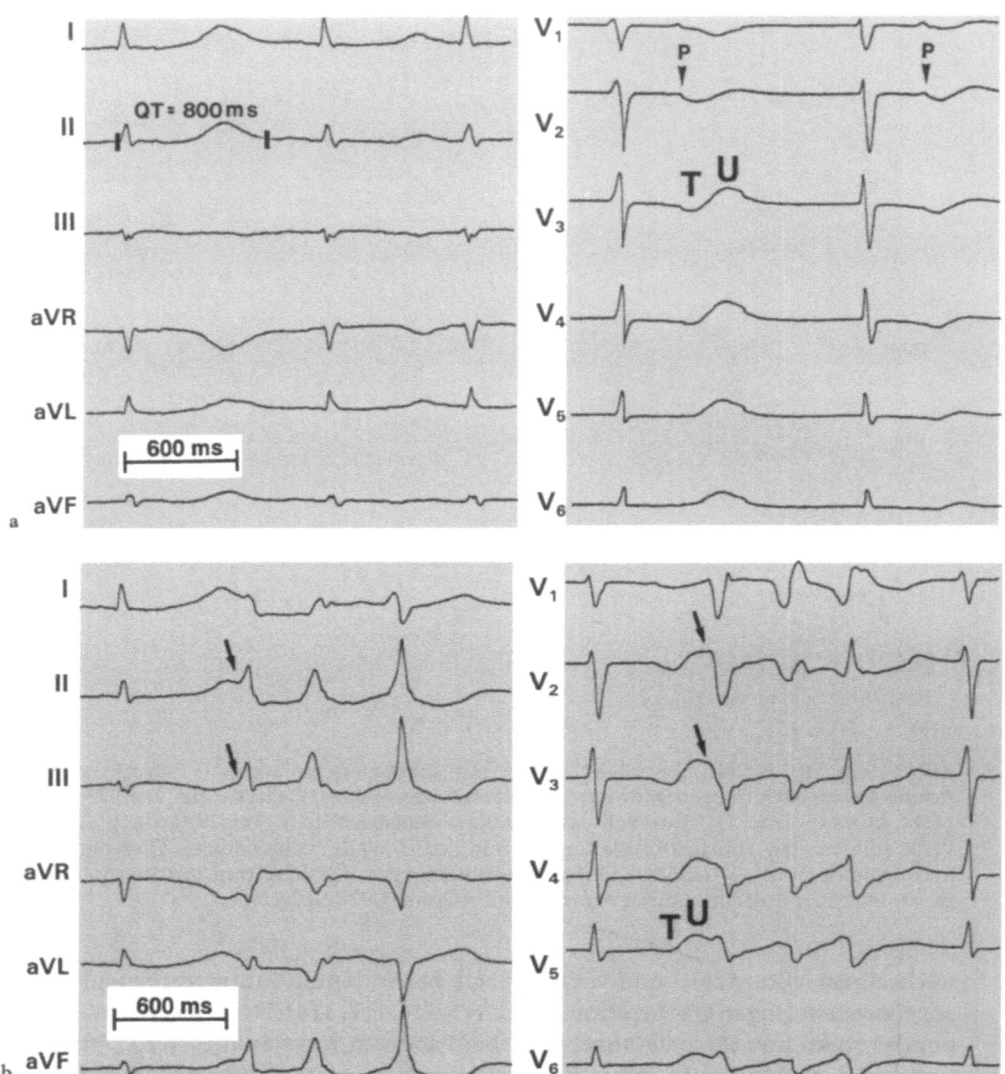

Abb. 116. a Junktionaler Ersatzrhythmus (46/min) unter Chinidin-Therapie wegen intermittierenden Vorhofflimmerns (gleiche Pt. wie Abb. 5). Ausgeprägte Verlängerung der QT-Dauer auf 800 ms. **b** Salven polymorpher VES (TDP) bei der gleichen Pt. wie Abb. 116a. Die erste VES geht jeweils aus der T-Welle hervor (*Pfeile*). Einen Tag nach Absetzen von Chinidin und initialer Gabe von Atropin und Magnesium i. v. normalisierte sich die QT-Dauer und die VES verschwanden

- trizyklische Antidepressiva und Phenothiazine (z. B. Amitryptilin, Imipramin, Haloperidol, Chlorpromazin),
- einige Antibiotika, Antihistaminika, Chemotherapeutika (z. B. Erythromycin, Trimethoprim-Sulfamethoxazol, Terfenadin, Pentamidin),

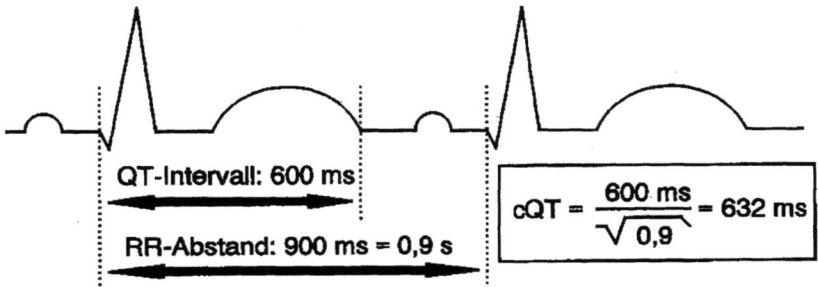

Abb. 117. Bestimmung der frequenzkorrigierten QT-Dauer (*QTc*) aus dem QT-Intervall und dem RR-Abstand nach der Bazett-Formel [12]. Sowohl QT-Dauer als auch QTc sind in diesem Beispiel ausgeprägt verlängert. Bei Männern beträgt QTc normalerweise <440 ms. Bei Frauen kann QTc bis 450 ms reichen. Als Faustregel für den klinischen Alltag gilt, daß die QT-Dauer in keiner Ableitung über die Hälfte des RR-Abstandes hinausgehen sollte

– Elektrolytstörungen: Hypokaliämie, Hypomagnesiämie, Hypokalzämie (selten),
– Bradykardien (z.B.: AVB II–III°, Bradyarrhythmie bei Vorhofflimmern),
– sonstige Ursachen (Subarachnoidalblutung, akuter Vorderwandinfarkt,
– Röntgenkontrastmittel, Organophosphate, Arsen etc.

Torsade-de-pointes-Tachykardien sind häufig selbstterminierend (Abb. 116, 118). Gelegentlich degenerieren Torsade-de-pointes-Tachykardien jedoch zu Kammerflimmern als Ursache für die gesteigerte Inzidenz des plötzlichen Herztods bei Patienten mit angeborenem und erworbenem langen QT-Syndrom (Abb. 5, 115).

Bei dem **angeborenen langen QT-Syndrom** unterscheidet man das sehr seltene Jervell-Lange-Nielson-Syndrom, das mit Schwerhörigkeit einhergeht [83], vom häufigeren Romano-Ward-Syndrom mit normalem Hörvermögen [161, 196]. Die kürzlich überarbeiteten Kriterien [171] für die Diagnose eines angeborenen langen QT-Syndroms sind in Tabelle 4 dargestellt. Leitsymptome sind Synkopen unklarer Genese im Kindes- oder Jugendalter bei verlängerter QT-Dauer im EKG [52, 76, 147, 171] (Abb. 115, 117). Die QT-Dauer kann gelegentlich in Ruhe noch normal sein und nur intermittierend besonders bei Belastung verlängert sein. Deshalb sollte bei allen Patienten mit unklaren Synkopen ein Belastungs-EKG mit Augenmerk auf die QT-Dauer zur Routinediagnostik gehören. Einige Patienten haben rezidivierende Krampfanfälle infolge der zerebralen Hypoxie bei Torsade-de-pointes-Tachykardien, was nicht selten als neurologisches Anfallsleiden fehlinterpretiert und fehlbehandelt wird [76, 171]. Typischerweise werden die Rhythmusstörungen bei angeborenem langen QT-Syndrom durch emotionale oder physische Streßsituationen getriggert. Unbehandelt ist die Prognose von Patienten mit angeborenem langen QT-Syndrom ernst. In einer älteren Studie [172] manifestierte sich das lange QT-Syndrom erstmals im Alter von 14 Jahren mit Synkopen. Im ersten Jahr nach Symptom-

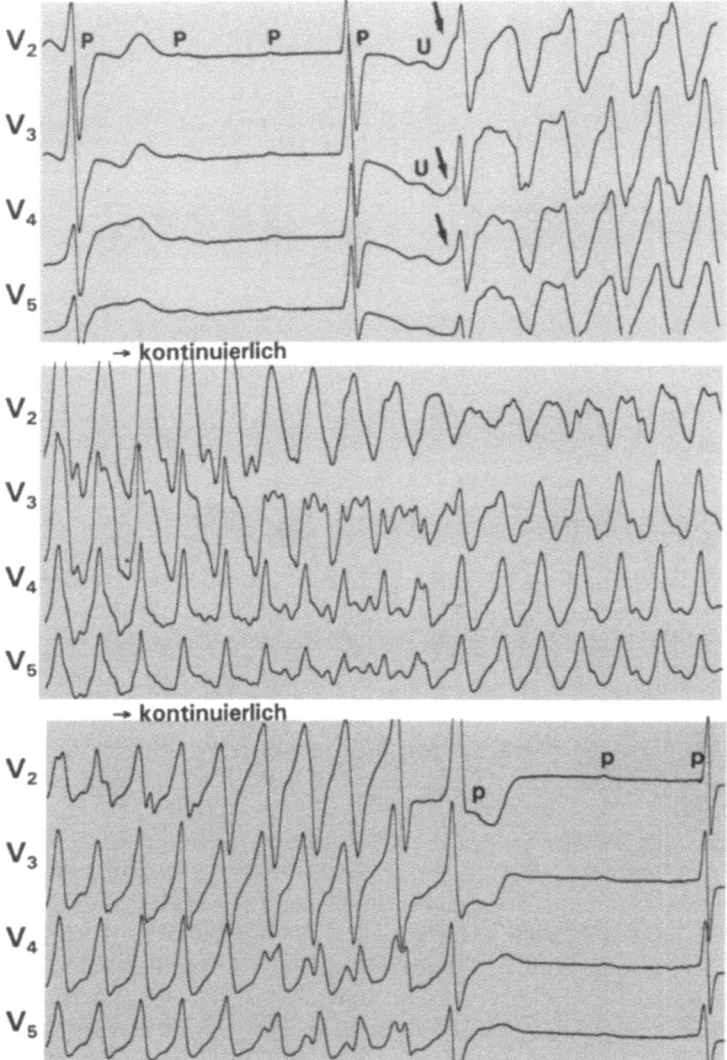

Abb. 118. Bradykardie-induzierte, selbstterminierende Torsade-de-pointes-Tachykardie bei einer 80j. Pt. mit AV-Block III° (keine Einnahme von Antiarrhythmika!). Beachte die Entstehung der TDP durch Einfall einer VES auf die verlängerte T-Welle nach einer ventrikulären Pause von 1,4 s (*Pfeile*). Nach Implantation eines DDD-Schrittmacher-systems traten keinerlei TDP mehr auf!

beginn verstarben in dieser Studie bereits 20% der Patienten am plötzlichen Herztod. Die Mortalität stieg innerhalb von 15 Jahren nach Symptombeginn auf über 50% [172]. Unter adäquater Behandlung ist die Prognose von Patienten mit angeborenem langen QT-Syndrom wesentlich besser. In einer neueren Multi-

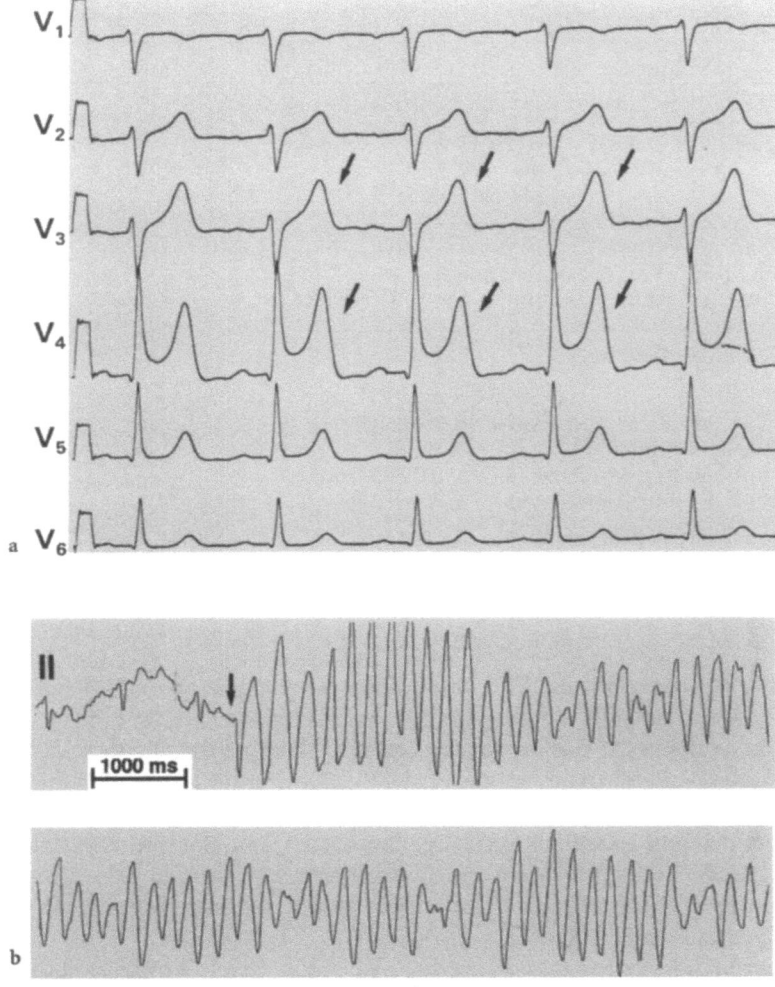

Abb. 119. a SR (80/min, 50 mm/s) bei einem 65j. Pt. mit akutem VW-Infarkt Stadium 0 mit „Erstickungs-T" in den Abl. V_3 und V_4. Die Registrierung eines Erstickungs-T bei akutem Myokardinfarkt gelingt selten, da das Erstickung-T nur sehr kurze Zeit vorhanden ist. Die meisten Pt. befinden sich beim Ableiten des EKG bereits im Infarktstadium I mit monophasischen ST-Hebungen in mindestens 2 Ableitungen (vgl. Abb. 19, 20 und 21). Differentialdiagnostisch muß bei einer „zeltförmigen" T-Welle auch an eine Hyperkaliämie gedacht werden (vgl. Abb. 136). Außerdem kann man „zeltförimge" T-Wellen selten bei herzgesunden Jugendlichen beobachten („vegetative Dystonie"). **b** Polymorphe VT beim gleichen Pt. wie Abb. 119a (Monitorableitung). Koronarangiographisch fand sich ein akuter Verschluß des R. interventrikularis anterior der linken Herzkranzarterie, der durch eine Akut-PTCA wiedereröffnet wurde. Im folgenden traten keine Rhythmusstörungen mehr auf

Tabelle 4. Kriterien zur Diagnose des angeborenen, langen QT-Syndroms [171]

		Punkte
EKG-Kriterien (ohne Antiarrhythmika, Elektrolytstörungen, etc.)		
– korrigierte QT-Dauer:	>480 ms	3
	460–470 ms	2
	450 ms (nur falls ♂)	1
– Torsades de pointes		2
– T-Wellen Alternans		1
– Kerbung der T-Welle in 3 Ableitungen		1
– verminderte Herzfrequenz (unter der 2. Perzentile)		0,5
Eigen- und Familienanamnese		
– Synkopen:	Streß-induziert	2
	nicht Streß-induziert	1
– angeborene Taubheit		0,5
– Verwandte mit gesichertem Langen QT-Syndrom		1
– Ungeklärter plötzlicher Herztod bei Verwandten 1. Grades <30 J.		0,5
Bewertung:	Bei einer Punktesumme >4 ist ein LQTS sehr wahrscheinlich	
	Bei 2–3 Punkten ist ein LQTS möglich	
	Bei <1 Punkt ist ein LQTS unwahrscheinlich.	

zenterstudie betrug die jährliche Mortalität der zumeist mit β-Blockern behandelten Patienten 0,9 %. Betablocker bis zur maximal tolerierten Dosis sind bei angeborenem langen QT-Syndrom zunächst die Therapie der Wahl. Auch bislang asymptomatische Patienten mit langen QT-Syndrom müssen prophylaktisch mit β-Blockern behandelt werden. Dies gilt besonders für Patienten mit langen QT-Syndrom, bei denen Familienangehörige am plötzlichen Herztod verstarben. Bei unzureichender Effektivität der β-Blockertherapie kommen die linksseitige Stellatektomie [173] oder die transvenöse Implantation eines automatischen Defibrillators in Frage [171].

Das **erworbene lange QT-Syndrom** wird meist durch Antiarrhythmika der Klassen IA und III ausgelöst. Es ist vielfach nicht bekannt, daß auch andere Medikamente wie z. B. das Antibiotikum Erythromycin oder das zur Therapie und Prophylaxe von Pneumocystis carinii-Pneumonien verwandte Pentamidin Torsade-de-pointes-Tachykardien hervorrufen können. Unter der Therapie mit Chinidin werden bei bis zu 8 % der Patienten Torsade-de-pointes-Tachykardien beobachtet, die sich klinisch als „Chinidin-Synkope" und gelegentlich als plötzlicher Herztod manifestieren können (Abb. 5, 116). Unter Sotalol kommt es bei 1–3 % der behandelten Patienten zu Torsade de pointes [76]. Das Auftreten von Torsade de pointes wird durch Hypokaliämien und Bradykardien begünstigt (Abb. 118). Da man nicht vorhersagen kann, welche Patienten von den lebensbedrohlichen „Proarrhythmien" durch Antiarrhythmika betroffen werden, müssen alle Patienten insbesondere bei Therapiebeginn mit einem Antiarrhythmikum gut überwacht werden. Bei pathologischer Verlängerung der QT-Dauer im EKG muß das Antiarrhythmikum umgehend abgesetzt werden, auch wenn bislang keine symptomatischen Torsade-de-pointes-Tachykardien beobachtet worden sind. Sind bereits Torsade-de-pointes-Tachykardien aufgetreten, so ist das auslösende Antiarrhythmikum sofort abzusetzen. Außerdem sollte unter intensivmedizinischer Überwachung Magnesium infundiert sowie eine ggf. bestehende Hypokaliämie ausgeglichen werden. Sind diese Maßnahmen nicht ausreichend, so besteht die Therapie der Wahl in einer passageren Schrittmacherstimulation, um eine Kammerfrequenz von 100–120/min zu erreichen. Da Torsade-de-pointes-Tachykardien beim erworbenen langen QT-Syndrom bradykardieabhängig sind, kann der Entstehung von TDP durch passagere Schrittmacherstimulation mit Kammerfrequenzen >100/min wirksam vorgebeugt werden, bis das auslösende Antiarrhythmikum vom Körper eliminiert worden ist.

3.3.3 Polymorphe Kammertachykardien, Kammerflattern und Kammerflimmern

Polymorphe VT sind gekennzeichnet durch ständigen Wechsel der QRS-Morphologie im EKG (Abb. 119). Die Morphologie einer VT sollte immer, sofern vorhanden, anhand eines 12-Kanal-EKG beurteilt werden, da eindeutig polymorphe VT in einzelnen Ableitungen eine relativ konstante Morphologie zeigen können mit der Gefahr, daß sie auf einem Monitorstreifen mit einer monomorphen VT verwechselt werden.

Grundsätzlich können polymorphe VT bei Patienten mit langen QT-Syndrom und bei Patienten mit normaler QT-Dauer bei Sinusrhythmus vorkommen. Polymorphe VT bei Patienten mit langen QT-Syndrom werden als Torsade-de-pointes-Tachykardien bezeichnet und wurden in 3.3.2 bereits besprochen. Die folgenden Ausführungen beschränken sich daher auf polymorphe VT bei Patienten ohne verlängerte QT-Dauer.

Polymorphe VT sind neben Kammerflattern und Kammerflimmern die häufigste lebensbedrohliche Rhythmusstörung bei Patienten mit dilatativer Kardiomyopathie, hypertrophischer Kardiomyopathie und akuter Myokarditis. Monomorphe VT sind bei Patienten mit Kardiomyopathie selten und werden bei DCM gelegentlich durch Schenkelblock-Reentry verursacht (vgl. 3.3.7). Polymorphe VT und VF sind außerdem die häufigste Todesursache von Patienten mit instabiler Angina pectoris und akutem Myokardinfarkt (Abb. 119). Die Abgrenzung polymorpher VT bei akuter Myokardischämie von monomorphen VT nach abgelaufenem Myokardinfarkt ist wegen unterschiedlicher diagnostischer, therapeutischer und prognostischer Konsequenzen bedeutsam. Während polymorphe VT überwiegend durch abnorme Automatie im Bereich des ischämischen Myokards ausgelöst werden, beruhen monomorphe VT fast ausschließlich auf einem Reentrymechanismus im Bereich einer alten Infarktnarbe (Abb. 4). Während bei ischämiebedingten polymorphen VT die Therapie auf die Beseitigung der Ischämie ausgerichtet werden muß, ist bei monomorphen VT nach

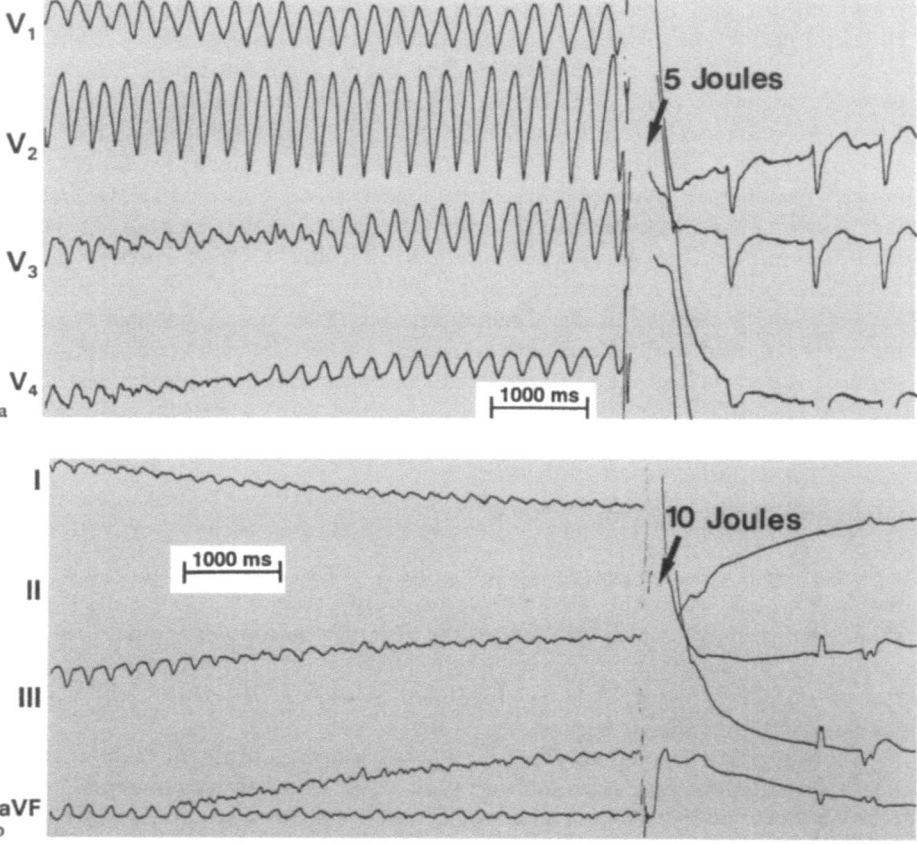

Abb. 120. a Kammerflattern (250–300/min; 25 mm/s) mit Terminierung durch einen 5 J Schock eines implantierbaren automatischen Defibrillators (ICD). Durch die Verwendung intrakardialer Defibrillationselektroden reichen bei der ICD-Therapie sehr niedriger Energien von 5–30 J zur Konversion von VF zu SR meist aus, während für die transthorakale Defibrillation mit einem externen Defibrillator 100–360 J benötigt werden (vgl. Kap. 4). **b** Kammerflimmern (Frequenz >300/min, 25 mm/s) mit Terminierung durch einen 10 J-ICD-Schock bei einem 52 j. Pt. mit DCM und hochgradig eingeschränkter LV-Pumpfunktion. Während früher viele dieser zumeist jungen Pt. mit DCM vorzeitig an VT/VF verstarben, bietet die ICD-Therapie einen sicheren Schutz vor dem plötzlichen Herztod [68, 69] und ist für viele Pt. die Brücke zur Herztransplantation („bridge to transplant")

altem Myokardinfarkt immer eine antiarrhythmische Therapie wie z. B. die Implantation eines automatischen Defibrillators erforderlich. Schließlich ist die Prognose von Patienten mit polymorphen VT oder VF bei akutem Myokard-infarkt auf einer Intensivstation genauso gut wie die Prognose von Patienten mit Myokardinfarkt ohne Rhythmusstörungen. Demgegenüber ist die Prognose von Patienten mit hämodynamisch nicht tolerierten, monomorphen VT nach abge-laufenem Myokardinfarkt unbehandelt wesentlich schlechter. Über die Hälfte

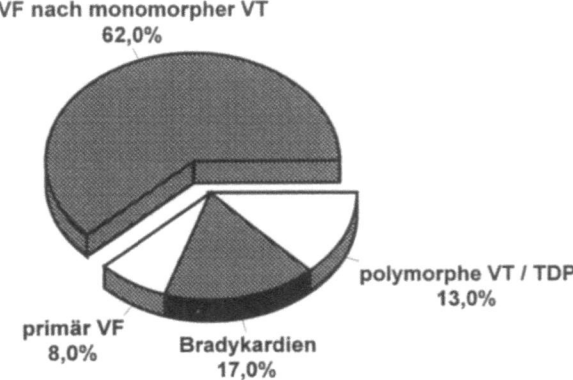

VF nach monomorpher VT
62,0%

polymorphe VT / TDP
13,0%

primär VF
8,0%

Bradykardien
17,0%

Abb. 121. Langzeit-EKG Befunde bei 157 Patienten, die zum Zeitpunkt des plötzlichen Herztodes zufällig ein Langzeit-EKG trugen [36]

Tabelle 5. Internationaler Herzschrittmachercode

1. Buchstabe: Stimulierte Kammer	*2. Buchstabe:* Wahrnehmende Kammer	*3. Buchstabe:* Modus der SM-Antwort	*Beispiele* SM-Modus
V = Ventrikel	V = Ventrikel	I = Inhibiert	VVI(R)
A = Atrium	A = Atrium	T = Getriggert	AAI(R)
D = Doppelt (A+V)	D = Doppelt (A+V)	D = Doppelt (I+T)	DDD(R)

dieser Patienten stirbt ohne zusätzliche antiarrhythmische Therapie, z. B. in Form eines implantierbaren Defibrillators, innerhalb von 5 Jahren am plötzlichen Herztod.

Bei **Kammerflattern** gehen die QRS-Komplexe ohne elektrische Diastole sinuswellenförmig ineinander über (Abb. 120). Die Kammerfrequenz liegt meist über 250/min, der Patient ist pulslos und verliert nach wenigen Sekunden das Bewußtsein. Bei **Kammerflimmern** sind nur noch kleine, unregelmäßige, völlig deformierte und kaum abgrenzbare QRS-Komplexe mit Frequenzen über 350/min vorhanden. Hämodynamisch noch tolerierte VT können jederzeit zu Kammerflattern und Kammerflimmern degenerieren und dadurch zum plötzlichen Herztod führen [36] (Abb. 121). Die lebensrettende Akuttherapie besteht bei Kammerflattern bzw. -flimmern in externer Defibrillation, sofort nachdem der Patient das Bewußtsein verloren hat (Abb. 120; vgl. Kap. 4). Wenn nur eine Monitorableitung vorhanden ist, ist gelegentlich die Differenzierung zwischen feinem Kammerflimmern und Asystolie schwierig. In dieser Situation hat es sich bewährt, einen bewußtlosen und pulslosen Patienten unverzüglich zu defibrillieren. Falls danach immer noch keine sichere elektrische Herzaktivität vorhanden ist, handelt es sich wahrscheinlich um eine Asystolie und es muß zusätzlich zu Beatmung und Herzdruckmassage die Asystolie behandelt werden (Suprarenin 1:10 verdünnt i. v., ggf. Schrittmacher, ggf. Theophyllin i. v., vgl. Kap. 4).

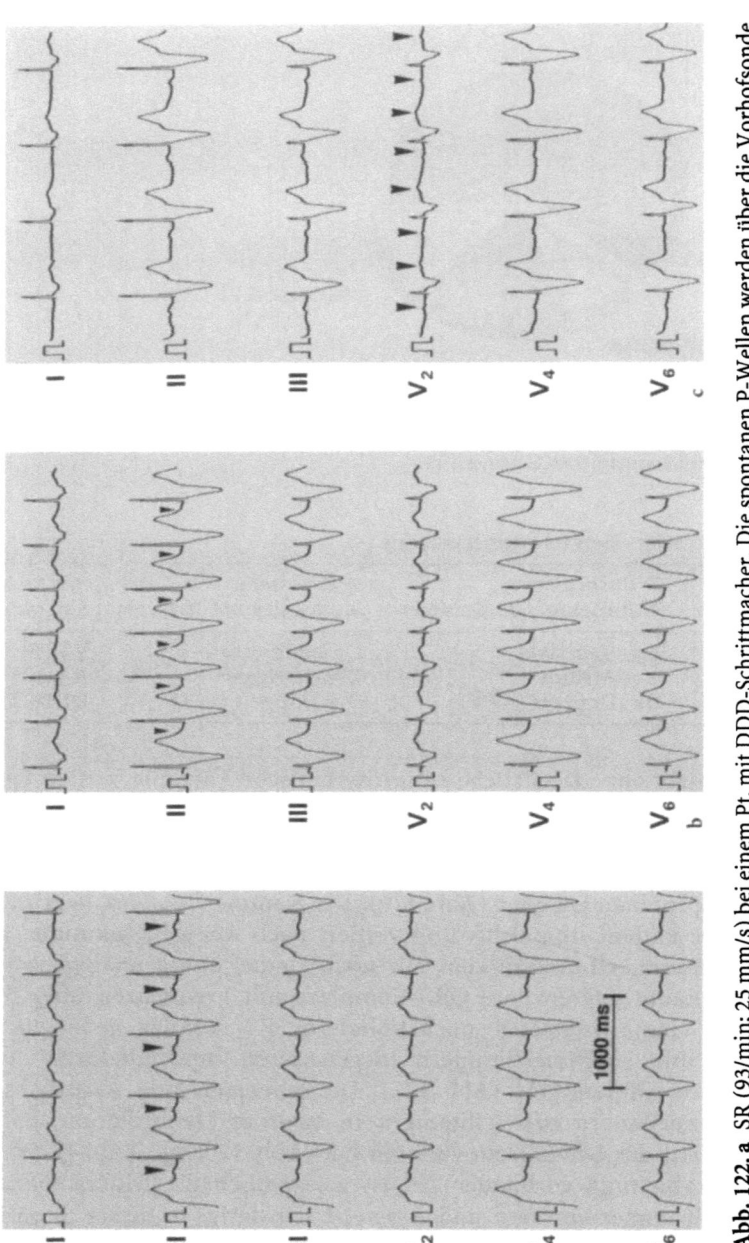

Abb. 122. a SR (93/min; 25 mm/s) bei einem Pt. mit DDD-Schrittmacher. Die spontanen P-Wellen werden über die Vorhofsonde des Schrittmachers wahrgenommen und lösen jeweils eine Schrittmacher-getriggerte Kammeraktion aus. **b** Sinustachykardie (125/min) unter Belastung, die vom Schrittmacher 1:1 – mit einer Kammerfrequenz im Verhältnis 1:1 – zu den P-Wellen beantwortet wird. **c** Sinustachykardie (148/min). Jetzt wird nur noch jede zweite Vorhofaktion (*Pfeile*) durch eine Kammeraktion beantwortet, da die Sinustachykardie die programmierte obere Grenzfrequenz des Schrittmachers von 130/min überschritten hat. Es liegt somit keine Schrittmacherfehlfunktion vor!

3.3.4 Tachykardien bei Schrittmacherpatienten

Bei den meisten Patienten mit AV-Block II° Typ Mobitz und AV-Block III° werden heute „physiologische" Schrittmacher im DDD-Modus mit Wahrnehmung und Stimulationsmöglichkeit in Vorhof und Ventrikel implantiert (Tabelle 5). Bei Patienten mit Bradyarrhythmia absoluta bei Vorhofflimmern kommt nur ein Schrittmacher mit ventrikulärer Wahrnehmung und Stimulation (VVI-Modus) in Frage. Patienten mit symptomatischem Sinusknotensyndrom und intaktem Reizleitungssystem profitieren von einem Schrittmacher mit atrialer Wahrnehmung und Stimulation (AAI-Modus oder DDD-Modus). Für Patienten mit chronotroper Inkompetenz, d. h. unzureichendem Frequenzanstieg bei Belastung, sind alle genannten Schrittmachertypen als frequenzadaptive Systeme mit dem Suffix R für „rate-responsive" erhältlich (z. B. VVIR, DDDR, AAIR). Antitachykarde Schrittmacherfunktionen zur Terminierung von VT werden seit mehreren Jahren nur noch als Zusatzfunktion für implantierbare Kardioverter-Defibrillatoren (ICD) hergestellt. Die antitachykarde Stimulation für SVT wurde wegen der hohen Erfolgsrate der Katheterablation bei paroxysmalen SVT vollständig aufgegeben. Auf eine eingehende Besprechung der antitachykarden Stimulation in diesem Buch wird deshalb verzichtet.

Bei Schrittmacherpatienten können selbstverständlich alle bereits beschriebenen Formen supraventrikulärer und ventrikulärer Tachykardien auftreten. Differentialdiagnostische Probleme bereiten gelegentlich SVT bei Patienten mit „physiologischen" Schrittmachern im DDD-Modus. Bei Sinustachykardien nimmt ein richtig funktionierender DDD-Schrittmacher die Sinustachykardie über die Vorhofsonde wahr und stimuliert die Kammern bei fehlendem Kammereigenrhythmus im Verhältnis 1:1, bis die obere, programmierte Grenzfrequenz des Schrittmachers erreicht ist (Abb. 122). Bei Vorhoftachykardien, Vorhofflattern und -flimmern stimuliert ein DDD-Schrittmacher die Kammern ebenfalls so schnell, wie es seine Programmierung zuläßt (Abb. 123a). Da für die betroffenen Patienten die hohen Kammerfrequenzen hämodynamisch schlecht sind, müssen Schrittmacher bei Vorhofflimmern bzw. -flattern vom DDD-Modus in den VVI(R)-Modus umprogrammiert werden, bis die SVT beseitigt ist (Abb. 123b). Inzwischen sind für Patienten mit sporadischen SVT Schrittmacher verfügbar, die beim Auftreten einer SVT automatisch vom DDD-Modus in den VVI(R)-Modus umschalten und nach Sistieren der SVT wieder in den DDD-Modus zurückkehren („automatic mode switch").

Eine Besonderheit bei DDD-Schrittmachersystemen sind Schrittmacher-Reentrytachykardien (Synonyme: „pacemaker-mediated tachycardia" oder „endless loop tachycardia"). Auslöser einer Schrittmacher-Reentrytachykardie ist meist eine ventrikuläre Extrasystole mit retrograd geleiteter P-Welle, die von der Vorhofsonde erkannt wird und eine schrittmachergetriggerte Kammerantwort auslöst. Falls diese Kammeraktion ebenfalls von einer retrograden P-Welle gefolgt wird, schließt sich der Erregungskreis und die Tachykardie wird anhaltend (Abb. 124a). Schrittmacher-Reentrytachykardien können durch kurzzeitige Magnetauflage (D00-Modus) leicht unterbrochen werden. Der Entstehung von

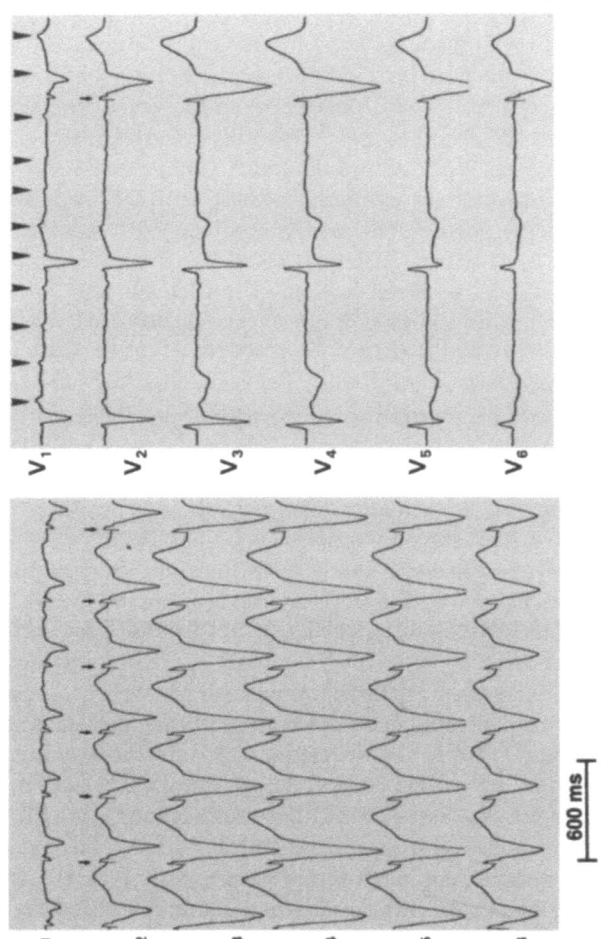

Abb. 123. a Vorhofflattern (300/min) mit einer Schrittmacher-getriggerten Kammer-frequenz von 150/min (=obere Grenzfrequenz des Schrittmachers) bei einem Pt. mit DDD-Schrittmacher. **b** Vorhofflattern bei demselben Pt. wie Abb. 123a nach Umprogrammieren des Schrittmachers in den VVI-Modus mit einer Schrittmacherfrequenz von 60/min. Im VVI-Modus wird das Vorhofflattern vom Schrittmacher nicht mehr wahrgenommen. Der Schrittmacher gibt jetzt nur noch Impulse ab, wenn die Kammerfrequenz des Patienten unter 60/min fällt (*Pfeil*)

A) Schrittmacherbedingte Reentry Tachykardie nach VES

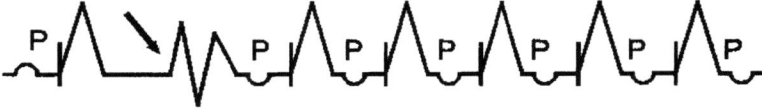

B) Keine Tachykardie nach Verlängerung der atrialen Refraktärzeit

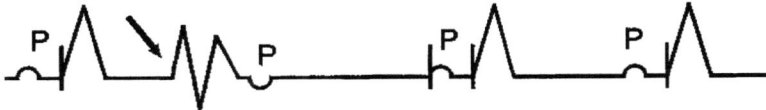

Abb. 124. a Schrittmacherbedingte Reentrytachykardie („pacemaker-mediated tachycardia" oder „endless loop tachycardia") ausgelöst durch eine VES mit retrograder geleiteter P-Welle. Diese retrograde P-Welle wird von der Vorhofsonde des Schrittmachers wahrgenommen und triggert einen QRS-Komplex mit etwas verlängerter PQ-Zeit, damit die obere Grenzfrequenz des Schrittmachers nicht überschritten wird. Der getriggerte QRS-Komplex leitet erneut zum Vorhof zurück, wird wieder von der Vorhofsonde aufgenommen etc. **b** Prophylaxe von schrittmacherbedingten Reentrytachykardien durch Verlängerung der atrialen Refraktärzeit (PVARP). Die retrograd geleitete P-Welle nach der VES wird von der Vorhofsonde jetzt ignoriert

Schrittmacher-Reentrytachykardien kann z. B. durch Verlängerung der Vorhofrefraktärzeit (PVARP) leicht vorgebeugt werden (Abb. 124b). Das früher gefürchtete „Schrittmacherrasen" mit Steigerung der stimulierten Kammerfrequenz bis zum Kreislaufstillstand des Patienten bei Batterieerschöpfung einiger Schrittmacher („runaway-pacemaker") wird heute praktisch nicht mehr beobachtet.

3.3.5 Kammertachykardien aus dem rechten Ventrikel

Anhaltende VT mit Ursprung im rechten Ventrikel sind wesentlich seltener als VT aus dem linken Ventrikel und haben im EKG typischerweise eine Linksschenkelblock-Konfiguration. Bei Patienten mit KHK kommen über 90% der VT, gleichgültig ob Linksschenkelblock- oder Rechtsschenkelblock-Konfiguration, aus dem linken Ventrikel oder aus dem Ventrikelseptum und nicht aus dem rechten Ventrikel [87, 139]. Bei Patienten mit VT aus dem rechten Ventrikel muß immer an eine arrythmogene rechtsventrikuläre Kardiomyopathie bzw. Dysplasie gedacht werden. Die wichtigste Differentialdiagnose hierzu sind VT aus dem rechtsventrikulären Ausflußtrakt (RVOT) bei Patienten ohne nachweisbare strukturelle Herzkrankheit.

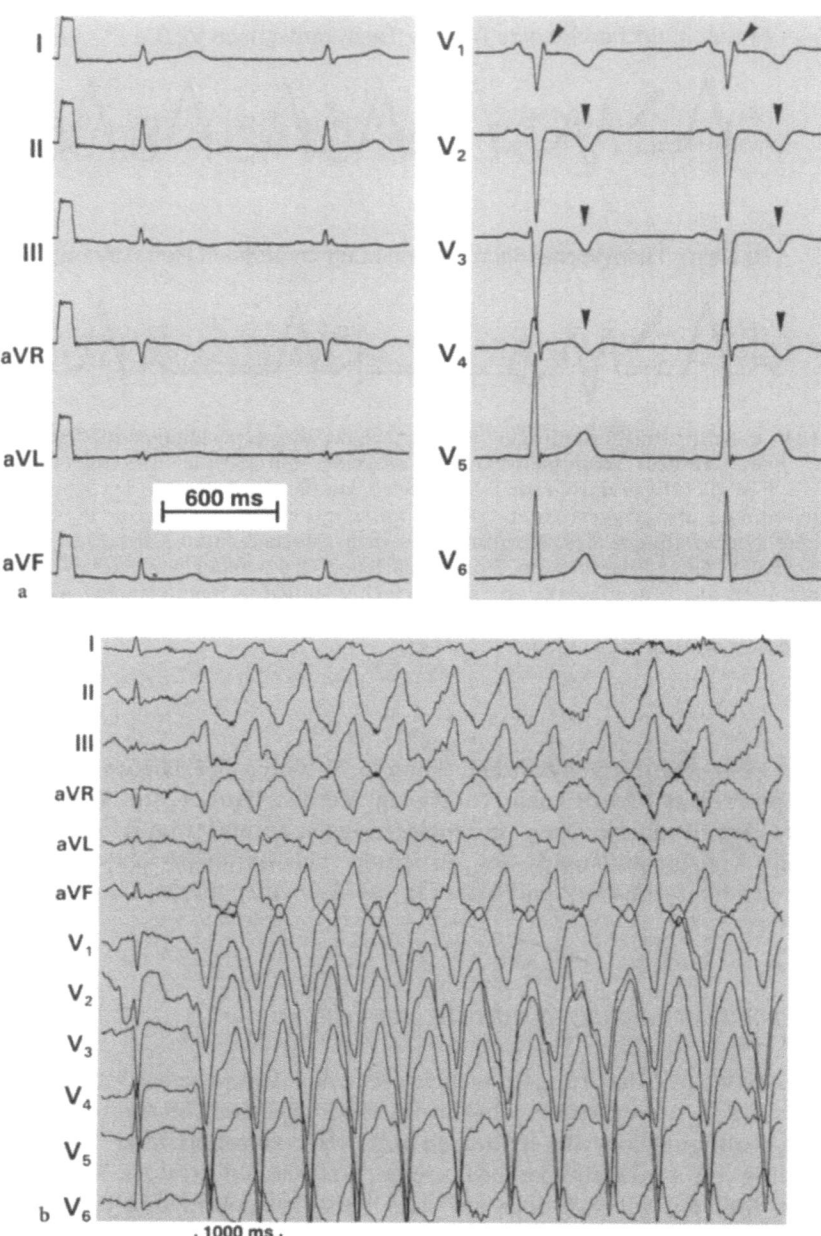

Abb. 125. a SR (62/min) bei einem 20j. Pt. mit ARVD und Synkopen unklarer Genese beim Sport. Beachte den inkompletten RSB und die T-Negativierungen in V$_1$ bis V$_4$. **b** VT (150/min) bei der Fahrradergometrie (150 Watt) beim gleichen Pt. wie in Abb. 125a. Die LSB-Konfiguration der VT mit steiltypischer Achse spricht für einen VT-Ursprung im RVOT

Arrhythmogene rechtsventrikuläre Kardiomyopathie/Dysplasie

Kammertachyarrhythmien bei arrhythmogener rechtsventrikulärer Kardiomyopathie/Dysplasie (arrhythmogene rechtsventrikuläre Erkrankung, ARVD) verursachen 5–30% aller plötzlichen Herztodesfälle bei Jugendlichen und jüngeren Sportlern. Die ARVD ist somit neben hypertrophen Kardiomyopathien, Myokarditiden und Koronaranomalien eine der häufigsten Ursachen für den plötzlichen Herztod bei Jugendlichen und jüngeren Erwachsenen [4]. Im höheren Lebensalter sind VT und VF bei KHK mit Abstand die häufigste Ursache für den plötzlichen Herztod (Abb. 121).

Bei der ARVD kommt es infolge einer angeborenen Disposition zu einer fortschreitenden Fett- und Bindegewebsinfiltration des rechtsventrikulären Myokards mit Hypertrophie und Degeneration der verbleibenden Myozyten als arrhythmogenes Substrat für VT (Abb. 125). In fortgeschrittenen Stadien kann die Erkrankung auf den linken Ventrikel übergreifen. Leitsymptom bei ARVD sind komplexe, häufig selbstterminierende VT mit überwiegender Linksschenkelblock-Konfiguration, die teilweise durch Belastung ausgelöst werden können. Die Achse der VT ist unterschiedlich je nach Ursprung im rechten Ventrikel. Prädilektionsstellen der VT-Entstehung bei ARVD sind die inferiore Wand, der Apex und der Ausflußtrakt des rechten Ventrikels [128] (Abb. 126). Bei 90% aller Patienten mit symptomatischen Rhythmusstörungen bei ARVD kann die Verdachtsdiagnose bereits aufgrund von rechtspräkordialen Erregungsrückbildungsstörungen in Form von T-Negativierungen in V_1 bis V_3 im Ruhe-EKG bei Sinusrhythmus gestellt werden [128, 137] (Abb. 125). Die Diagnose einer arrhythmogenen rechtventrikulären Erkrankung beruht neben dem pathologischen Ruhe-EKG und den VT mit LSB-Konfiguration auf dem Nachweis einer globalen oder regionalen Kontraktionsstörung des rechten Ventrikels im Echokardiogramm, in der Dextrokardiographie und ggf. in der Kernspintomographie [133, 212]. Mit der Kernspintomographie des Herzens kann außerdem gelegentlich die

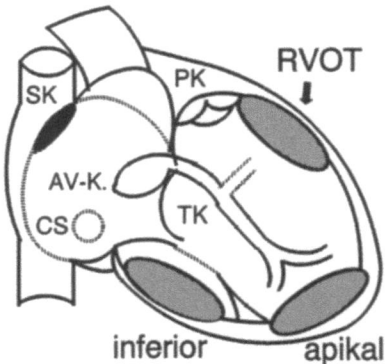

Abb. 126. Prädilektionsstellen für die Entstehung von VT bei ARVD im rechten Ventrikel sind inferiore Wand, Apex-Region und RVOT [128]

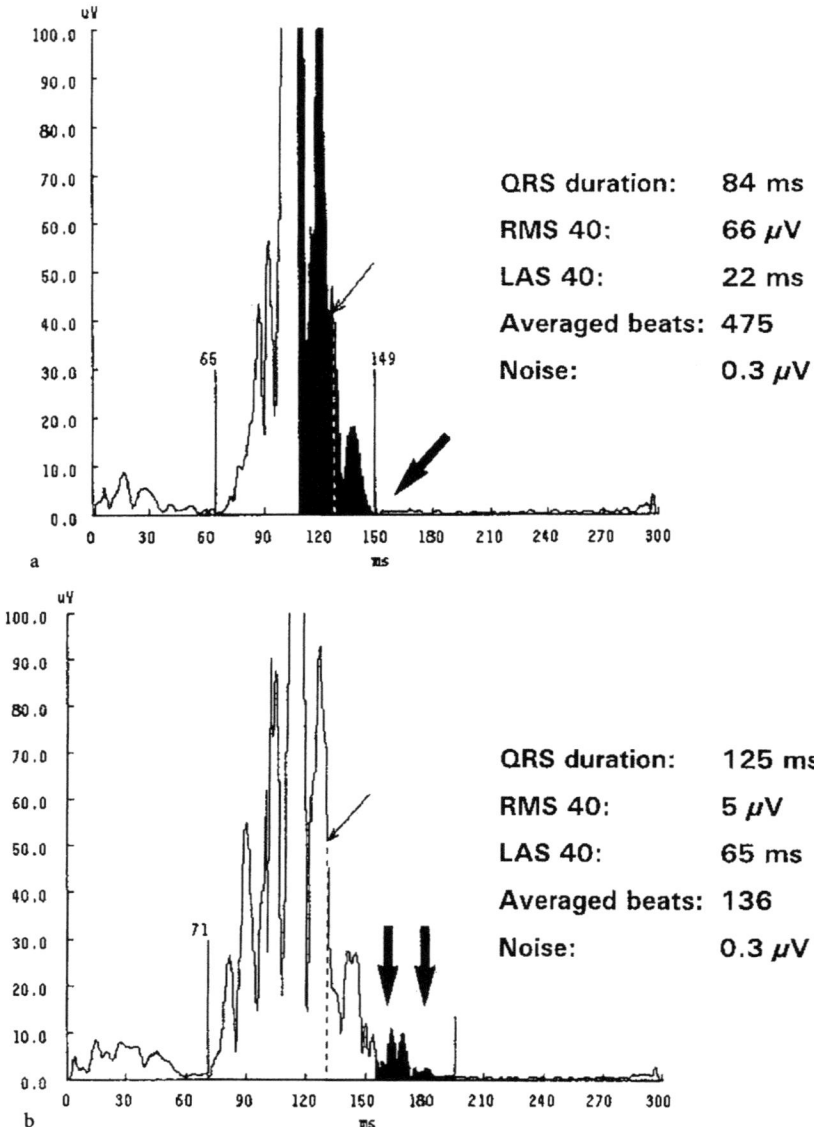

Abb. 127. a Normalbefund eines hochverstärkten, signalgemittelten EKG bei einer 50j. Pt. mit repetitiv monomorphen VT aus dem RVOT. Es sind keine Spätpotentiale am Ende des QRS-Komplexes vorhanden (*Pfeil*). **b** Ventrikuläre Spätpotentiale (*Pfeile*) bei einem 18j. Pt. mit ARVD

fettgewebige Infiltration des rechten Ventrikels nachgewiesen werden, die sonst nur durch rechtsventrikuläre Myokardbiopsien oder autoptisch gesichert werden kann [129]. Die meisten Patienten mit ARVD zeigen darüber hinaus ventrikuläre Spätpotentiale im signalgemittelten, hochverstärkenden EKG infolge verzögerter

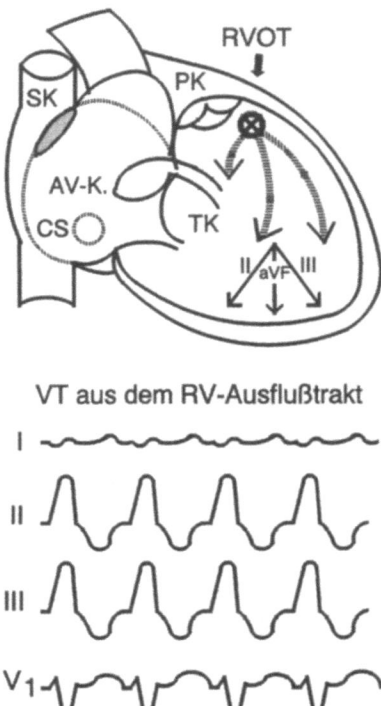

Abb. 128. Fokale Entstehung von repetitiv monomorphen VT im RVOT mit der charakteristischen LSB-Konfiguration und einer steil- bis rechtstypischen Achse. Der Mechanismus dieser VT besteht vermutlich nicht in Reentry, sondern in abnormer Automatie oder in kalziumkanalvermittelten Nachpotentialen (vgl. Abb. 4). Deshalb sind trotz des ventrikulären Tachykardieursprungs Verapamil oder b-Blocker gelegentlich wirksam zur VT-Suppression. Die Ursache für repetitiv monomorphe VT ist bis heute unbekannt. In der Regel läßt sich keine strukturelle Herzerkrankung nachweisen. Differentialdiagnostisch muß immer an eine ARVD gedacht werden

intraventrikulärer Erregungsleitung bei Sinusrhythmus (Abb. 127). Diese Spätpotentiale sind aber keineswegs spezifisch für ARVD, sondern werden häufig auch bei Patienten mit VT nach Myokardinfarkt und anderen Herzerkrankungen beobachtet.

Differentialdiagnostisch müssen VT bei ARVD von „idiopathischen" VT aus dem RVOT bei Patienten ohne nachweisbare strukturelle Herzerkrankung unterschieden werden. Im Gegensatz zu Patienten mit ARVD haben Patienten mit „idiopathischen" VT aus dem rechtsventrikulären Ausflußtrakt ohne nachweisbare strukturelle Herzerkrankung eine sehr gute Prognose [96, 206]. Da bei

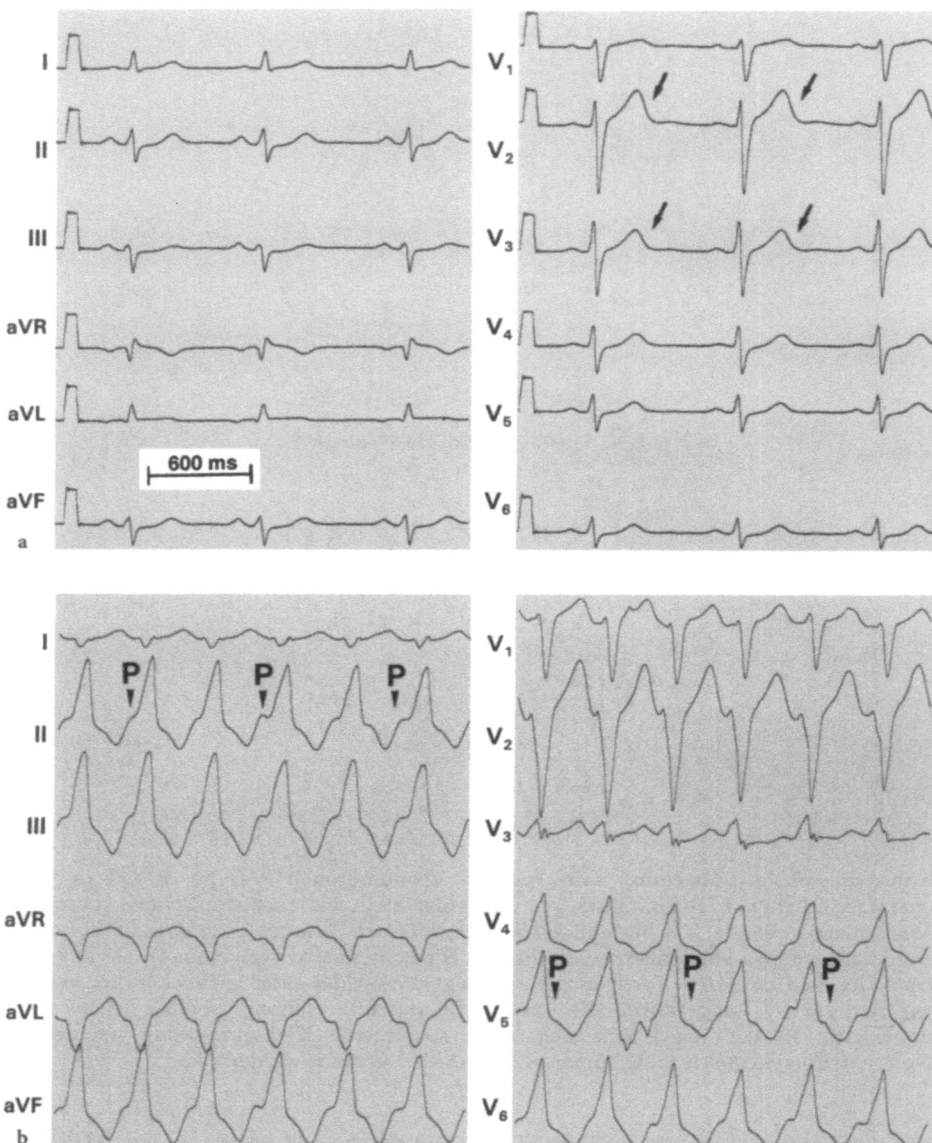

Abb. 129a,b

Patienten mit ARVD gelegentlich mehrere VT-Morphologien vorhanden sind, die nicht alle der transvenösen Katheterablation zugänglich sind, muß im Einzelfall die Implantation eines automatischen Defibrillators zur Prophylaxe des plötz-lichen Herztodes erwogen werden. Demgegenüber haben Patienten mit „idio-pathischen" VT aus dem RVOT regelhaft nur eine einzige VT-Morphologie mit LSB-Konfiguration und inferiorer Achse (Abb. 128), die meist salvenartig auftritt und

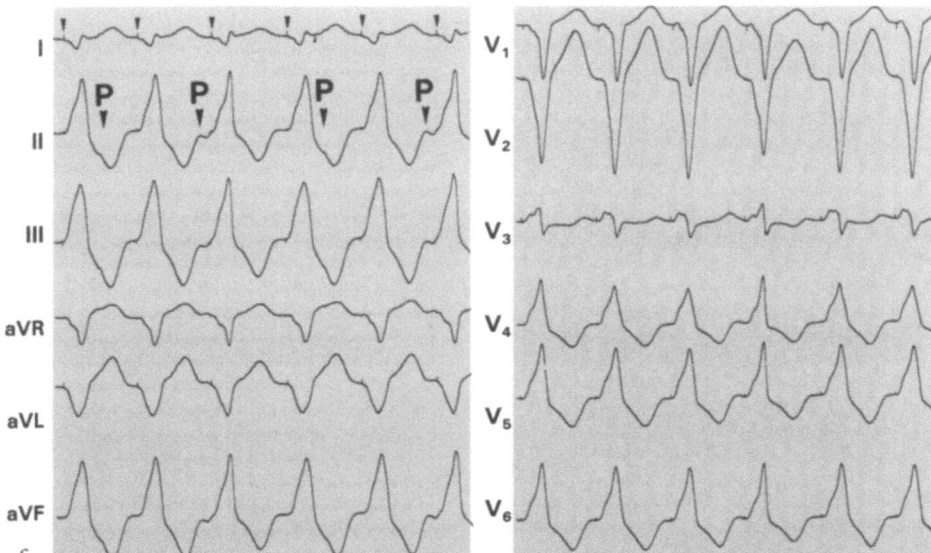

Abb. 129. a SR (74/min) bei einem 32j. Pt. ohne nachweisbare strukturelle Herzerkrankung mit repetitiv monomorphen VT aus dem RVOT. Beachte die unauffällige Erregungs-rückbildung rechtspräkordial im Vergleich zu Patienten mit ARVD (Abb. 125a). **b** Repetitiv monomorphe VT mit der charakteristischen LSB-Konfiguration und einer steil- bis rechtstypischen Achse beim gleichen Pt. wie in Abb. 129a. Es besteht eine komplette AV-Dissoziation. **c** „Pace-mapping" vor transvenöser Katheterablation des ektopen VT-Fokus im RVOT. Durch Stimulation über die Spitze des Mapping-Katheters bei SR wird eine der spontanen VT identische QRS-Morphologie erzeugt, sofern der Katheter an der richtigen Stelle im RVOT sitzt. Die Stimulationsartefakte sind mit *kleinen Pfeilen* in Abl. I gekennzeichnet

dann repetitiv monomorphe VT genannt wird (vgl. Kap. 4). Repetitiv monomorphe VT aus dem RVOT können durch transvenöse Katheterablation bei ca. 90% der Patienten kurativ behandelt werden [30, 107, 213]. Die Implantation eines automatischen Defibrillators bei Patienten mit repetitiv monomorphen VT ist wegen des häufigen, salvenartigen Auftretens dieser VT und der Möglichkeit der Katheterablation kontraindiziert, falls keine zusätzliche Indikation vorliegt.

Repetitiv monomorphe Kammertachykardien aus dem RV-Ausflußtrakt

„Idiopathische" VT mit fokaler Entstehung im rechtsventrikulären Ausflußtrakt (RVOT) haben eine charakteristische Linksschenkelblock-Konfiguration mit einer steil- bis rechtstypischen Achse (Abb. 128, 129) und sind selten anhaltend. Meist manifestieren sich idiopathische VT aus dem RVOT als „repetitiv monomorphe VT" mit massenhaften VES und Salven-VES im Langzeit-EKG, wobei im langen Streifen des 12-Kanal-EKG alle VES die gleiche LSB-Konfigura-

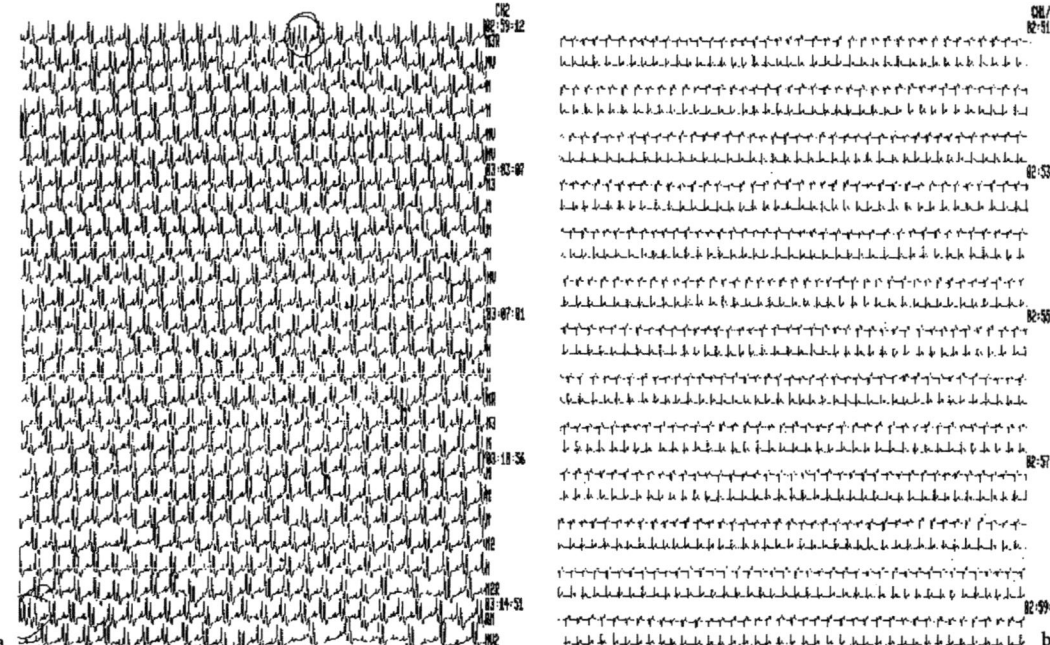

Abb. 130a,b. Langzeit-EKG der gleichen Pt. wie in Abb. 131a, b. **a** Vor Katheterablation. **b** nach erfolgreicher Katheterablation einer repetitiv monomorphen VT im RVOT

tion mit steil- bis rechtstypischer Achse besitzen (Abb. 130). Gelegentlich verleiten Fusionsschläge zur Fehldiagnose polymorphe VT (Abb. 131). Eine weitere häufige Fehldiagnose lautet „intermittierendes WPW-Syndrom". Ein WPW-Syndrom läßt sich von repetitiv monomorphen VT durch die Analyse der Vorhofaktivität leicht unterscheiden. Repetitiv monomorphe VT zeigen entweder eine komplette AV-Dissoziation (Abb. 129, 131) oder eine Form der VA-Überleitung. Bei Sinusrhythmus mit Präexzitation geht jeder Deltawelle eine P-Welle voraus (vgl. 2.3.6). Antidrome SVT bei WPW-Syndrom zeigen kein salvenartiges Auftreten.

Differentialdiagnostisch müssen repetitiv monomorphe VT aus dem RVOT bei Patienten ohne nachweisbare strukturelle Herzerkrankung wegen therapeutischer und prognostischer Unterschiede von VT bei arrhythmogener rechtsventrikulärer Erkrankung (ARVD) abgegrenzt werden. Ähnlich wie bei Patienten mit ARVD wird bei repetitiv monomorphen VT aus dem RVOT die Diagnose im jüngeren Erwachsenenalter gestellt. Häufig handelt es sich dabei um einen Zufallsbefund im EKG bzw. Langzeit-EKG (Abb. 130) bei weitgehend beschwerdefreien Patienten. Manche Patienten klagen über jahre- bis jahrzehntelang bestehende Palpitationen. Schwindelattacken und Synkopen werden gelegentlich berichtet. Im Unterschied zu Patienten mit ARVD zeigt das Ruhe-EKG bei Sinusrhythmus bei repetitiv monomorphen VT typischerweise keine rechtsprä-

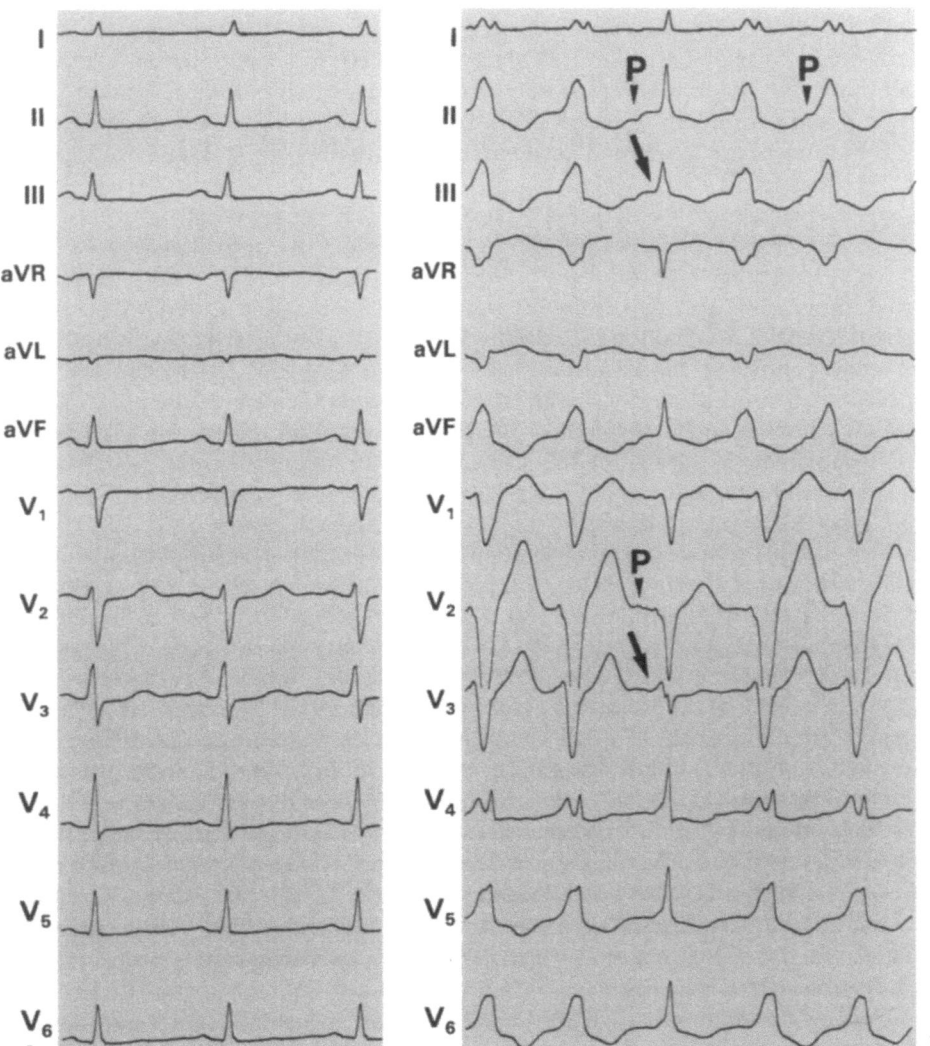

Abb. 131. a SR (86/min) bei einer 44j. Pt. mit repetitiv monomorphen VT aus dem RVOT ohne nachweisbare strukturelle Herzerkrankung. **b** Repetitiv monomorphe VT mit LSB-Konfiguration und steiltypischer Achse bei der gleichen Pt. wie in Abb. 131a. Es besteht eine komplette AV-Dissoziation mit vereinzelten Fusionsschlägen zwischen übergeleiteten Sinusaktionen und VT-Schlägen (*große Pfeile*)

kordialen Erregungsrückbildungsstörungen (Abb. 129, 131), und Spätpotentiale im hochauflösenden EKG fehlen (Abb. 127). Da bei „idiopathischen" VT per definitionem keine strukturelle Herzkrankheit als mögliche VT-Ursache nachweisbar sein darf, müssen alle übrigen, nichtinvasiven und invasiven Untersuchungen unauffällig sein, einschließlich Echokardiogramm, Kernspintomographie des Herzens, Herzkatheteruntersuchung und Myokardbiopsie, sofern letztere durchgeführt wurden. Im Belastungs-EKG von Patienten mit repetitiv monomorphen VT ist häufig bei maximaler Belastung ein völliges Verschwinden der ektopen Kammeraktivität zu beobachten. Bei Beginn der Belastung sowie in der Erholungsphase kann man gelegentlich eine frequenzabhängige Zunahme der VES beobachten.

Im Gegensatz zu VT bei ARVD ist die Ursache von repetitiv monomorphen VT aus dem RVOT bislang unbekannt. Hinweise auf die von manchen Autoren [25, 212] postulierte „Frühform" oder „lokalisierte Form" einer ARVD als arrhythmogenes Substrat für repetitiv monomorphe VT konnten wir in einer prospektiven Untersuchung einschließlich der Kernspintomographie des Herzens an unserer Klinik bislang nur bei einem von 17 Patienten (6%) mit repetitiv monomorphen VT aus dem RVOT und normalem EKG bei Sinus-rhythmus finden [67]. Zweifellos handelt es sich um einen umschriebenen arrhythmogenen Herd im RVOT, der mit Hochfrequenzstromläsionen von 3–5 mm Durchmesser bei ca. 90% der Patienten „verödet" werden kann [30, 107, 213] (Abb. 130). Die Lokalisation des arrhythmogenen Fokus im RVOT erfolgt dabei mit der Technik des „pace-mapping" (Abb. 129). Hierbei wird die Morphologie von stimulierten QRS-Komplexen mit der Morphologie der spontanen VES und Salven-VES verglichen. Um den arrhythmogenen Fokus zu beseitigen, müssen spontane und stimulierte QRS-Morphologie beim „pace-mapping" in allen 12 Ableitungen des EKG übereinstimmen. Bei nahezu beschwerdefreien Patienten ist häufig überhaupt keine antiarrhythmische Therapie erforderlich. Repetitiv monomorphe VT bei symptomatischen Patienten, die nicht einer kurativen Katheterablation zugeführt werden wollen oder können, sprechen manchmal auf die Gabe von Verapamil oder β-Blocker an. Falls Verapamil oder β-Blocker ineffektiv sind, kommen Sotalol oder Klasse IC-Antiarrhythmika in Betracht. Sowohl bei Sotalol, als auch bei Klasse IC-Antiarrhythmika sind nach unserer Erfahrung häufig hohe Dosen erforderlich, um die ektope Kammer-aktivität zu unterdrücken. Wegen der damit verbundenen Gefahr von Proarrhyth-mien sollte unseres Erachtens dieser Therapie ein Versuch der transvenösen Katheterablation vorausgehen.

Im Gegensatz zur deutlich erhöhten Inzidenz des plötzlichen Herztodes bei Patienten mit ARVD ist die Prognose von Patienten mit repetitiv monomorphen VT aus dem RVOT ohne nachweisbare strukturelle Herzerkrankung gut [96, 206, 67, 157]. Bei den berichteten, anekdotischen Fällen von plötzlichem Herztod bei Patienten mit repetitiv monomorphen VT aus dem RVOT ist meist unklar, wie sorgfältig eine strukturelle Herzerkrankung wie die ARVD ausgeschlossen wurde [212].

3.3.6 Idiopathische Kammertachykardien mit linksventrikulärem Ursprung

Idiopathische VT mit linksventrikulärem Ursprung sind wesentlich seltener als repetitiv monomorphe VT aus dem RVOT und haben eine charakteristische

Rechtsschenkelblock-Konfiguration mit überdrehtem Linkstyp (Abb. 77, 132, 133). Idiopathische, linksventrikuläre VT entstehen wahrscheinlich größtenteils durch Reentry, obgleich getriggerte Aktivität mit Nachpotentialen als Mechanismus bislang nicht ausgeschlossen werden konnte [108, 206]. Nach den bisher vorliegenden Erfahrungen ist die Prognose quoad vitam von Patienten mit idiopathischen, linksventrikulären VT wie bei Patienten mit idiopathischen VT aus dem RVOT sehr gut [206]. Im Einzelfall muß an die Möglichkeit der Entstehung einer tachykardieinduzierten Herzinsuffizienz gedacht werden. Im Gegensatz zu repetitiv monomorphen VT aus dem RVOT treten idiopathische, linksventrikuläre VT nicht salvenartig, sondern paroxysmal auf und sind dann meistens anhaltend. Die typische Morphologie idiopathischer, linksventrikulärer

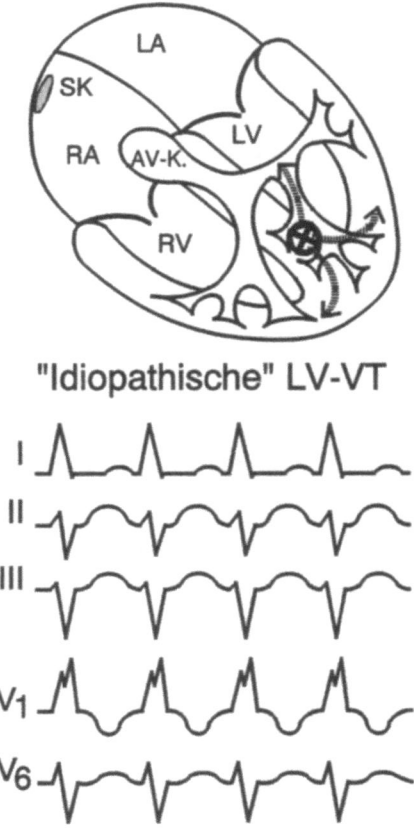

Abb. 132. Entstehung einer „idiopathischen" linksventrikulären VT mit der charakteristischen RSB-Konfiguration mit überdrehtem Linkstyp. Per definitionem ist bei Patienten mit idiopathischer LV-VT keine strukturelle Herzerkrankung nachweisbar. Die Therapie der Wahl ist die Katheterablation der VT mit Hochfrequenzenergie

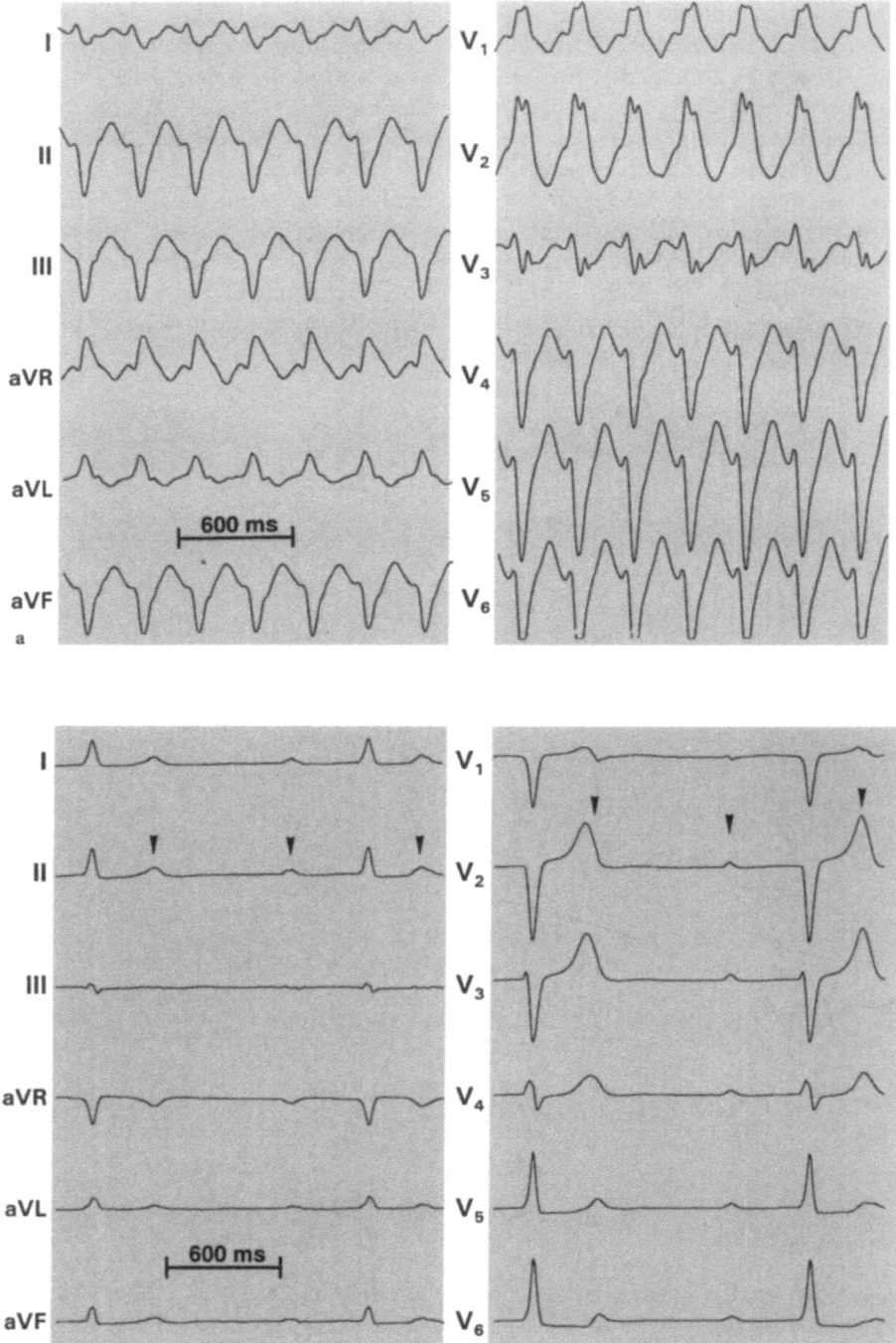

VT mit Rechtsschenkelblock und überdrehtem Linkstyp resultiert aus dem VT-Ursprung im posterioren, mittleren bis apikalen Septum in der Nähe des links-posterioren Faszikels. In dieser Lokalisation kann die VT durch Katheterablation mit Hochfrequenzenergie bei über 90% der Patienten kurativ behandelt werden [30, 108, 220].

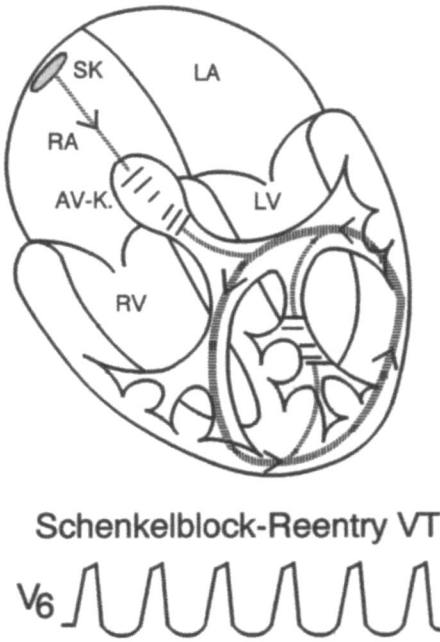

Abb. 134. Entstehung von Schenkelblock-Reentrytachykardien. Voraussetzung für das Zustandekommen der Kreiserregung in den Tawara-Schenkeln ist eine ausreichende Verzögerung der Erregungsleitung in Teilen des His-Purkinje-Systems, wie sie nur bei fortgeschrittenen strukturellen Herzerkrankungen wie DCM oder seltener KHK gefunden wird. Ausgelöst durch VES erfolgt die Erregungsleitung antegrad meist über den rechten Tawara-Schenkel und retrograd über den linken Tawara-Schenkel mit einer LSB-Konfiguration der VT. Selten kreist die Erregung in umgekehrter Richtung mit RSB-Konfiguration der VT. Wegen der raschen Erregungsleitung in den Tawara-Schenkeln liegt die Frequenz von Schenkelblock-Reentrytachykardien meist über 200/min (Abb. 135b)

Abb. 133. a „Idiopathische" VT aus dem linken Ventrikel mit RSB-Konfiguration und überdrehtem Linkstyp (vgl. Abb. 132). b SR mit AVB III° beim gleichen Pt. wie Abb. 133a. Die durchgeführten Untersuchungen einschließlich Koronarangiographie erbrachten keinen Hinweis auf eine strukturelle Herzerkrankung. Der AVB III° ist die Komplikation des Versuchs an einer auswärtigen Klinik, die VT zu abladieren. Hierbei wurde versehentlich das His-Bündel durch Energieabgabe am hohen linksventrikulären Septum abladiert. Der VT-Fokus wurde schließlich in einer zweiten Sitzung erfolgreich abladiert. Der Pt. wurde außerdem wegen des AVB III° mit einem DDD-Schrittmacher versorgt

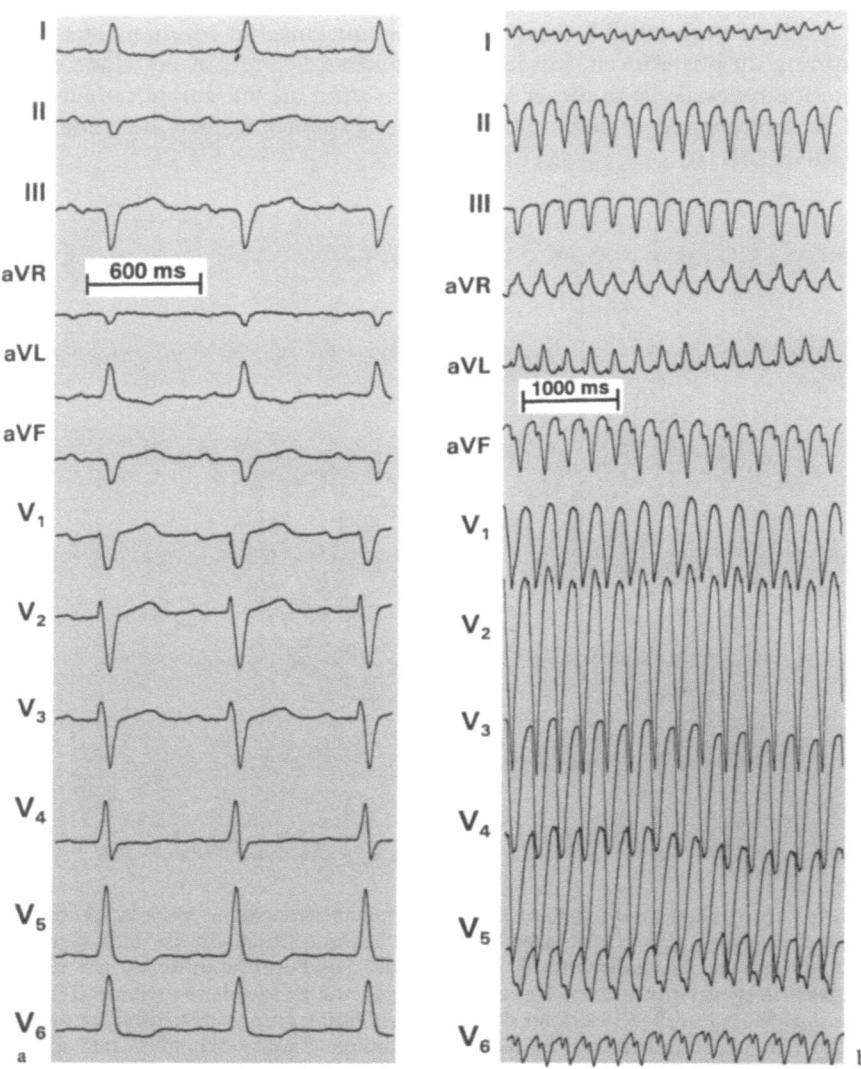

Abb. 135. a SR (86/min; 50 mm/s) bei einem 62j. Pt. mit DCM und hochgradig eingeschränkter LV-Pumpfunktion (EF: 20%). Der Pt. wurde eine Woche zuvor erfolgreich bei Kammerflattern reanimiert. Hypertrophiebedingte, präterminale T-Negativierungen in I, aVL, V$_5$ und V$_6$. **b** Bei der EPU schnelle VT (250/min; 25 mm/s) mit LSB-Konfiguration mit überdrehtem Linkstyp induzierbar. Als Mechanismus dieser VT konnte Schenkelblock-Reentry nachgewiesen werden. Da der Pt. wegen seiner hochgradig reduzierten LV-Pumpfunktion ein hohes Risiko für den plötzlichen Herztod hat, wurde ein automatischer Defibrillator implantiert und auf die Katheterablation des rechten Tawara-Schenkels zur Prophylaxe von Schenkelblock-Reentrytachykardien zunächst verzichtet

3.3.7 Schenkelblock-Reentrytachykardien

Schenkelblock-Reentrytachykardien entstehen gelegentlich bei Patienten mit dilatativer Kardiomyopathie oder seltener bei fortgeschrittener KHK [17, 188]. Strukturelle Veränderungen des His-Purkinje-Systems verursachen dabei eine verzögerte Erregungsleitung in Teilen der Tawara-Schenkel als Voraussetzung für die Entstehung kreisender Erregungen (Abb. 134). Da bei Schenkelblock-Reentrytachykardien die Erregung meist antegrad über den rechten Tawara-Schenkel und retrograd über den linken Tawara-Schenkel erfolgt, hat die VT gewöhnlich eine Linksschenkelblock-Konfiguration. Schenkelblock-Reentry als Mechanismus einer VT kann nur durch eine elektrophysiologische Untersuchung gesichert werden [87, 188]. Das erneute Auftreten von Schenkelblock-Reentrytachykardien kann durch Katheterablation des rechten Tawara-Schenkels dauerhaft verhindert werden. Bei Patienten mit hochgradig eingeschränkter LV-Pumpfunktion sollte wegen des unabhängig von der induzierbaren Schenkelblock-Reentrytachykardie erhöhten Risikos für den plötzlichen Herztod unseres Erachtens primär die Implantation eines automatischen Defibrillators erwogen werden (Abb. 135).

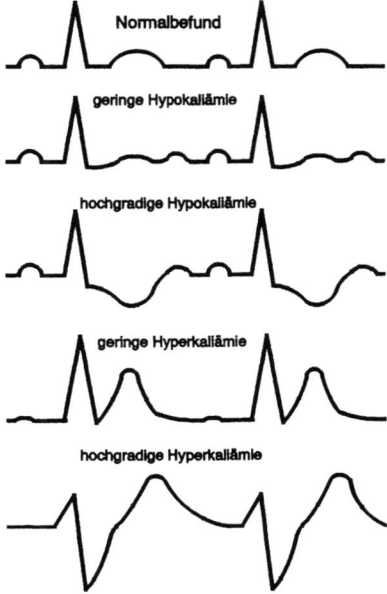

Abb. 136. EKG-Veränderungen bei Hypokaliämie und Hyperkaliämie

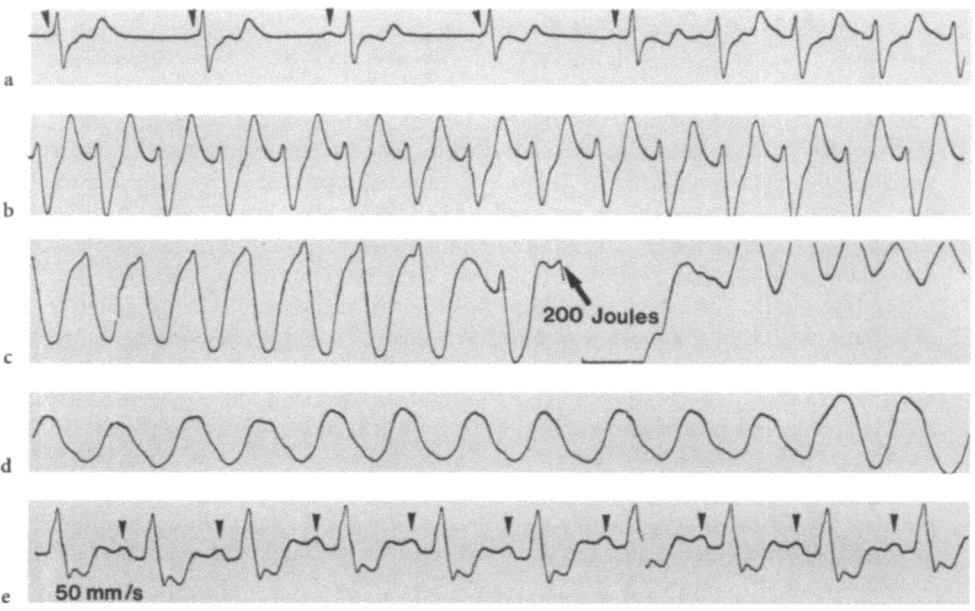

Abb. 137a–e. Hyperkaliämie (7,6 mmol/l) bei einer 38j. Pt. mit Niereninsuffizienz. Die EKGs A–E wurden innerhalb einer Stunde mit 50 mm/s nacheinander aufgezeichnet. **a** Beginn einer Tachykardie mit gering verbreiterten QRS-Komplexen. **b** Tachykardie (160/min) mit breiten QRS-Komplexen und zeltförmigem T. **c** Übergang in sinuswellenförmige Tachy-kardie mit Reanimationspflichtigkeit. **d** sinuswellenförmige Tachykardie (refraktär auf Kardioversionsversuche). **e** SR (105/min) nach Therapie der Hyperkaliämie mit Bikarbo-nat-Infusion, Glukose-Insulin-Infusion und mehrfacher Suprarenin-Gabe im Rahmen der Reanimation. Anschließend erfolgte eine Hämodialyse

3.3.8 Tachykardien bei Elektrolytstörungen

Wegen der weitverbreiteten Anwendung von Thiaziden und Schleifendiuretika in der Behandlung der Hypertonie und Herzinsuffizienz kommt der Hypokaliämie als Auslöser von Herzrhythmusstörungen bis hin zu Kammerflimmern besondere Bedeutung zu (Abb. 142). Während für Deutschland keine epidemiologischen Daten vorliegen, wird die Zahl der durch Diuretika induziert hypokaliämie-gefährdeten Patienten in den USA auf ca. 9 Millionen geschätzt [70]. Durch regelmäßige Kaliumsubstitution, sowie die vermehrte Anwendung von ACE-Hemmern und kaliumsparenden Diuretika ist die Zahl der Patienten mit diuretikainduzierter Hypokaliämie heute rückläufig. Die EKG-Veränderungen bei Hypokaliämie sind in Abb. 136 schematisch dargestellt. Bei leichter Hypo-kaliämie (Serumkalium 2,5–3,5 mmol/l) kommt es zu einer meist geringen ST-Senkung mit abgeflachter oder bereits biphasischer T-Welle und breiter U-Welle. Bei schwerer Hypokaliämie (Serumkalium < 2,5 mmol/l) findet man tief deszen-dierende ST-Senkungen, T-Wellennegativierungen und eine Verschmelzung der

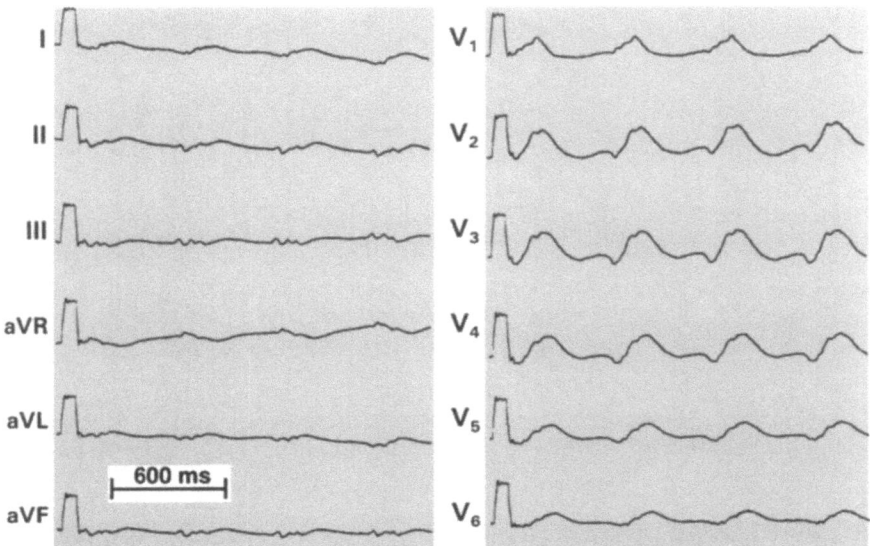

Abb. 138. Tachykardie mit RSB-Konfiguration (116/min; 50 mm/s) bei einem Pt. mit akutem VW-Infarkt und Hyperkaliämie nach vorheriger Kaliumgabe bei Niereninsuffizienz (Serumkalium: 7,5 mmol/l). Beachte die verbreiterten, deformierten QRS-Komplexe mit ST-Hebungen in allen Brustwandableitungen mit kontinuierlichem Übergang in die T-Welle. Die P-Wellen sind nicht mehr erkennbar. Der Pt. verstarb kurz darauf an therapierefraktärem Kammerflattern/-flimmern

T-Welle mit der hoch positiven U-Welle. Typischerweise sind diese Veränderungen in den Ableitungen mit den größten QRS-Komplexen (I, II, V_3–V_6) am deutlichsten ausgeprägt. Hypokaliämie und Hypomagnesiämie kommen häufig zusammen vor. Beide steigern die Digitalisempfindlichkeit des Herzens. Außerdem begünstigen Hypokaliämie und Hypomagnesiämie das Auftreten von Torsade-de-pointes-Tachykardien, besondes beim Therapiebeginn mit dem Klasse I-Antiarrhythmikum Chinidin (1–8%), aber auch bei neueren Klasse III Antiarrhythmika wie Sotalol (0–5%) (vgl. 3.3.2).

Es ist wichtig zu wissen, daß auch bei Patienten mit primär normalem Serumkaliumspiegel nach Reanimation wegen VT oder VF häufig eine Serumhypokaliämie besteht. Diese Serumhypokaliämie ist die Folge der adrenalinbedingten Kaliumverschiebung von extrazellulär nach intrazellulär. Die Serumhypokaliämie nach Reanimation wegen VT oder VF ist somit häufig nicht die Ursache, sondern die Folge der Rhythmusstörung mit entsprechenden Konsequenzen für weitere Diagnostik und Therapie.

Häufigste Ursache der Hyperkaliämie ist die akute oder chronische Niereninsuffizienz (Abb. 137). Seltenere Ursachen der Hyperkaliämie sind Nebenniereninsuffizienz, Hämolysen, schwere Traumen oder Verbrennungen, kaliumsparende Diuretika oder Kaliumzufuhr, vor allem bei vorbestehender Niereninsuffizienz (Abb. 138). Die konzentrationsabhängigen EKG-Veränderungen bei

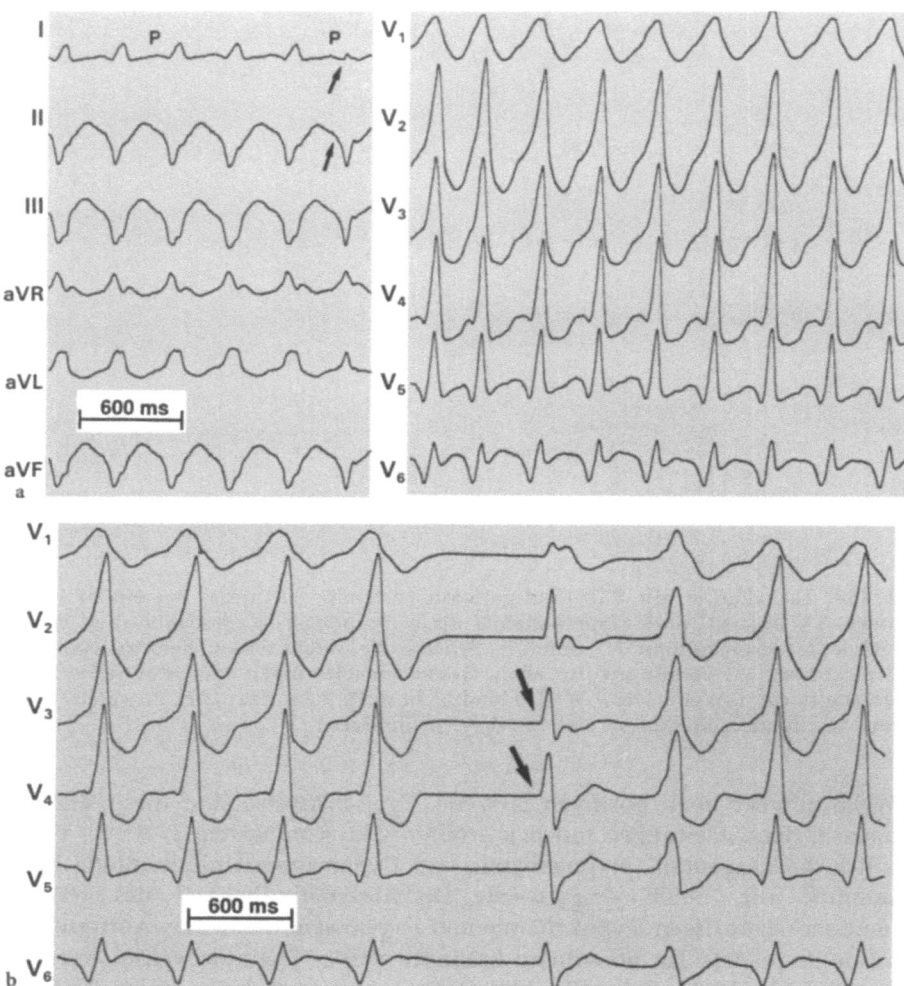

Abb. 139. a „Incessant VT" mit RSB-Konfiguration (180/min; 50 mm/s) bei einem 82j. Pt. mit KHK. Ein Fusionsschlag ist mit *Pfeilen* markiert. Die Tachykardie ließ sich nicht in SR überführen durch Lidocain i. v., Ajmalin i. v., Propafenon i. v., Cordarex i. v. Ein Kardioversion in Kurznakose blieb ebenfalls ohne dauerhaften Erfolg. **b** Unter hochdosierter parenteraler Gabe von Ajmalin über Perfusor kommt es zu einer Abnahme der VT-Frequenz auf 110/min mit kurzzeitigem Sistieren der VT, gefolgt von junktionalen Ersatzschlägen (*Pfeile*). Durch die Antiarrhythmikagabe sind die QRS-Komplexe jetzt auf 200 ms verbreitert

Hyperkaliämie zeigt Abb. 136. Neben der zeltförmigen, hohen T-Welle bei leichter Hyperkaliämie (Serumkalium 5–6,5 mmol/l) kommt es bei schwerer Hyperkaliämie (Serumkalium >6,5 mmol/l) durch die verzögerte, intraventrikuläre Erregungsausbreitung zur Verbreiterung und Deformierung des QRS-Komplexes. Die P-Welle wird flacher und kann schließlich ganz verschwinden. Die Tachykardien in Abb. 137b und 138 mit stark verbreiterten und deformierten QRS Komplexen sollten als Blickdiagnosen immer an eine mögliche Hyperkaliämie als internistischen Notfall denken lassen. Häufig finden sich bei Patienten mit Hyperkaliämie auch Bradyarrhythmien oder höhergradige AV-Blockierungen, insbesondere bei gleichzeitiger Einnahme leitungsverzögernder Medikamente wie Digitalis, Betablocker, Kalziumantagonisten vom Verapamil-Typ, Klasse I-Antiarrhythmika [70].

Störungen des Magnesiumhaushaltes sind zumeist mit gleichsinnigen Kaliumstörungen verbunden, z. B. Hypokaliämie und Hypomagnesiämie bei der Behandlung mit Thiaziden oder Schleifendiuretika. Im EKG finden sich bei Störungen des Magnesiumhaushaltes ähnliche Veränderungen wie bei Kaliumstörungen (Abb. 136). Im Gegensatz zu Kalium gibt es bei Magnesium keine gute Korrelation zwischen Serumkonzentration und Gesamtdefizit von Magnesium. Wie bei Hypokaliämie findet sich klinisch und experimentell bei Magnesiummangel eine gesteigerte myokardiale Erregbarkeit. Die Rolle der Hypomagnesiämie bei der Entstehung und Therapie lebensbedrohlicher ventrikulärer Tachyarrhythmien wird, mit Ausnahme von Torsade-de-pointes-Tachykardien und Digitalisvergiftungen, noch kontrovers diskutiert [54, 70].

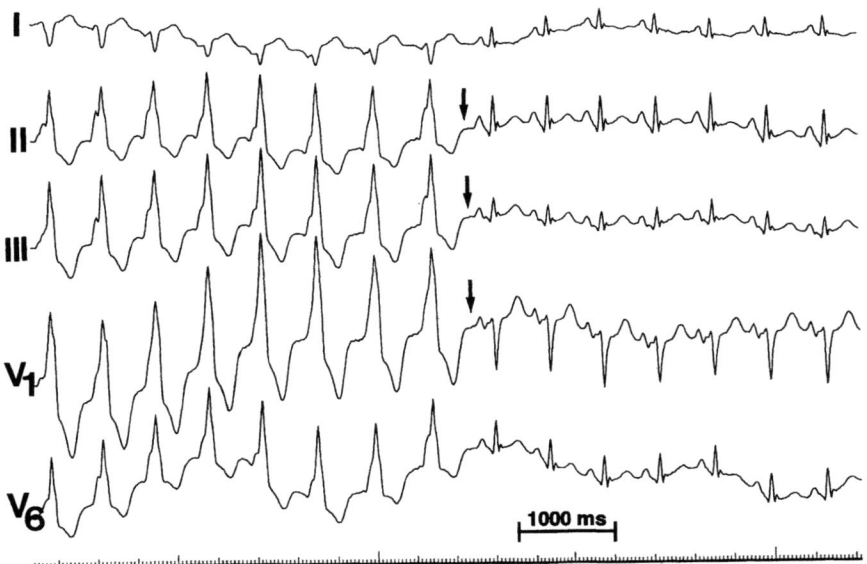

Abb. 140. Terminierung einer „incessant" VT (Frequenz 110–130/min unter Cordarex und Ajmalin) *während* der ersten Abgabe von Hochfrequenzenergie über einen retrograd über die Aorta in den linken Ventrikel eingeführten Ablationskatheter. Es handelt sich um den gleichen Pt. wie in Abb. 1. Die abladierte VT-Morphologie war bei der anschließenden programmierten Kammerstimulation nicht mehr auslösbar. Wegen mehrerer anderer auslösbarer, schneller VT wurde der Pt. aber dennoch mit einem implantierbaren Defibrillator (ICD) versorgt

Eine Hypokalziämie findet sich häufig bei Patienten mit Niereninsuffizienz (oft kombiniert mit Hyperkaliämie und Azidose), aber auch bei Hypoparathyreoidismus oder akuter Pankreatitis. Eine Hyperkalziämie kommt vor allem bei Hyperparathyreoidismus, osteolytischen Tumormetastasen und Kalziumüberdosierung vor. Im EKG führt die Hypokalziämie zu einer Verlängerung der QT-Zeit und die Hyperkalziämie zu einer Verkürzung der QT-Zeit. Obwohl Änderungen der extrazellulären Kalziumkonzentration Arrhythmien begünstigen können, werden die dafür erforderlichen Plasmakonzentrationen klinisch selten angetroffen. Digitalisglykoside, Katecholamine und Reperfusion nach vorangegangener akuter Ischämie können über einen Anstieg der intrazellulären Kalziumkonzentration späte Nachpotentiale mit der Entstehung polymorpher VT auslösen (Abb. 4).

3.3.9 Unaufhörliche Kammertachykardie („incessant VT")

Unaufhörliche oder „incessant" VT sind seltene, anhaltende Kammertachykardien, die sich über einen längeren Zeitraum durch die Gabe verschiedener Antiarrhythmika oder durch Kardioversion nicht terminieren lassen bzw. nach ein oder zwei Sinusschlägen sofort wieder beginnen (Abb. 1, 139, 140). Selten treten incessant VT als proarrhythmische Nebenwirkung insbesondere von Klasse IC-Antiarrhythmika auf. Meist beruhen incessant VT auf einem äußerst stabilen Reentrykreis im Randbereich eines alten Myokardinfarktes. Insbesondere unter antiarrhythmischer Therapie haben incessant VT häufig relativ niedrige Kammerfrequenzen von 110–180/min, die vom Patienten oft über Stunden und gelegentlich über mehrere Tage hämodynamisch noch toleriert werden (Abb. 1,

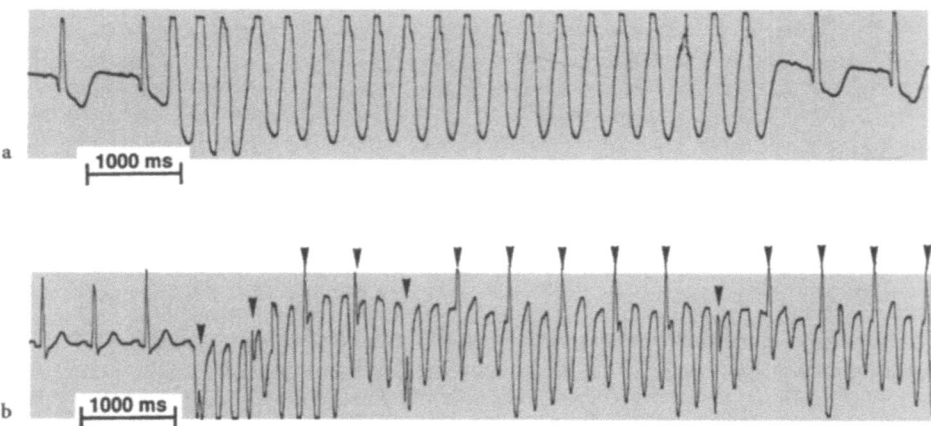

Abb. 141. a Selbstterminierende VT (200/min) auf einem Monitorstreifen (25 mm/s). **b** Artefakt, welches leicht mit einer VT verwechselt werden kann. Mit dem Zirkel kann man nachweisen, daß die „schmalen Zacken" während der „Tachykardie" (*Pfeile*) mit den RR-Abständen bei SR identisch sind als Beweis dafür, daß es sich um ein Artefakt handelt

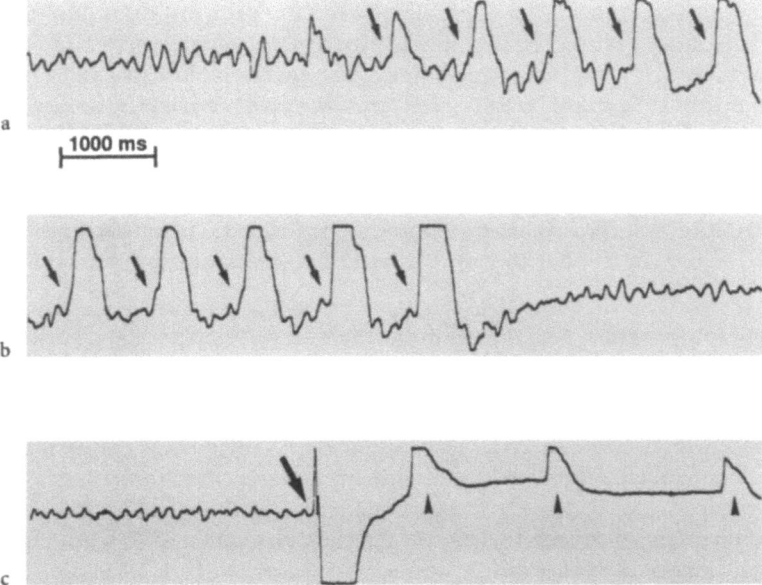

Abb. 142. Kammerflimmern (25 mm/s) bei einer 65j. Pt. mit diuretikainduzierter Hypo-kaliämie (Serumkalium *vor* Reanimation: 2,4 mmol/l). Die großen Ausschläge (*Pfeile*) kommen durch die Herzdruckmassage zustande. Die externe Defibrillation mit 200 J(*großer Pfeil*) wird von einem Kammerersatzrhythmus gefolgt (*umgekehrte Pfeile*)

139, 140). Wegen dieser vergleichsweise niedrigen Frequenz von incessant VT und dem relativen Wohlbefinden mancher Patienten über eine gewisse Zeit werden incessant VT nicht selten als SVT mit Schenkelblock fehldiagnostiziert (Abb. 1). Die Beachtung der in 3.2 beschriebenen morphologischen Kriterien führt hingegen meist rasch zur richtigen Diagnose der VT.

Noch vor wenigen Jahren konnte Patienten mit incessant VT nur durch eine dringliche rhythmuschirurgische Herzoperation geholfen werden mit einer Mortalität von bis zu 30% und darüber. Heute steht mit der Katheterablation eine Methode zur Verfügung, mit der die meisten incessant VT mit einer geringen Komplikationsrate terminiert und gelegentlich für immer beseitigt werden können [19, 56]. Viele Patienten mit incessant VT und erfolgreicher Katheter-ablation dieser VT haben aber noch zusätzliche, in der Regel schnellere VT mit anderer Morphologie induzierbar, so daß trotz erfolgreicher VT-Ablation ggf. die Implantation eines automatischen Defibrillators erforderlich wird (Abb. 140).

3.3.10 Faszikuläre und bidirektionale Kammertachykardien

Kammertachykardien mit Ursprung in den Faszikeln der Tawara-Schenkel kommen selten bei Myokarditis oder bei Digitalisintoxikation vor [63]. Das

Auftreten faszikulärer VT bei Digitalisintoxikation geht mit einer hohen Letalität einher, falls nicht rechtzeitig Digitalis-Antikörper gegeben werden [7, 63]. Wenn bei faszikulären VT die Erregungsbildung abwechselnd im linksanterioren und linksposterioren Faszikel erfolgt, entsteht das Bild einer bidirektionalen VT (Abb. 6). Da bei faszikulären VT eine schnelle intraventrikuläre Erregungsausbreitung über die Tawara-Schenkel und das His-Purkinje-System stattfinden kann, sind die QRS-Komplexe meist nur gering verbreitert und faszikuläre VT werden häufig als SVT fehldiagnostiziert (vgl. 2.3.8). „Idiopathische" LV-VT entstehen ebenfalls in oder in unmittelbarer Nähe des linksposterioren Faszikels (Abb. 77, 132, 133).

3.3.11 Artefakte

Im 12-Kanal-EKG können Artefakte durch den Vergleich verschiedener Ableitungen in der Regel schnell erkannt werden. Differentialdiagnostische Probleme entstehen meist bei Unterscheidung zwischen Artefakten und VT im Langzeit-EKG und auf Monitorstreifen (Abb. 141, 142). Im Langzeit-EKG kann ein Artefakt erst dann ausgeschlossen werden, wenn eine Ausdruck mit 2 Kanälen mit guter Qualität vorliegt und die vermutete Rhythmusstörung in beiden Kanälen eindeutig nachweisbar ist. Gelegentlich hilft ein EKG-Zirkel bei der Differentialdiagnose zwischen Artefakt und VT weiter (Abb. 141b).

4 Akuttherapie tachykarder Rhythmusstörungen

Entscheidend für das Vorgehen bei der Akuttherapie von Tachykardien ist die Symptomatik des Patienten (Abb. 143): falls eine Tachykardie zur Bewußtlosigkeit des Patienten mit nicht mehr tastbarem Karotispuls geführt hat, muß der Patient unverzüglich extern kardiovertiert bzw. defibrilliert werden. Der Erfolg der Defibrillation bei VF hängt entscheidend von der Zeit ab, die bis zur Abgabe des Defibrillationsschocks verstreicht. Beobachtet man den Beginn von VT/VF auf dem Monitor in einem Notarztwagen oder einer Intensivstation, so ist die *sofort nach Eintreten der Bewußtlosigkeit* des Patienten durchgeführte Kardioversion bzw. Defibrillation fast immer erfolgreich. Eine Zeitverzögerung der lebensrettenden, schnellen Defibrillation von VF durch Versuche, venöse Zugänge zu legen oder durch langwierige Intubationsversuche ist ein Kunstfehler!

Zur Kardioversion von monomorphen VT sind Energien von 50–100 J meist ausreichend. Zur Defibrillation bei VF werden für den ersten Schock 200 J und

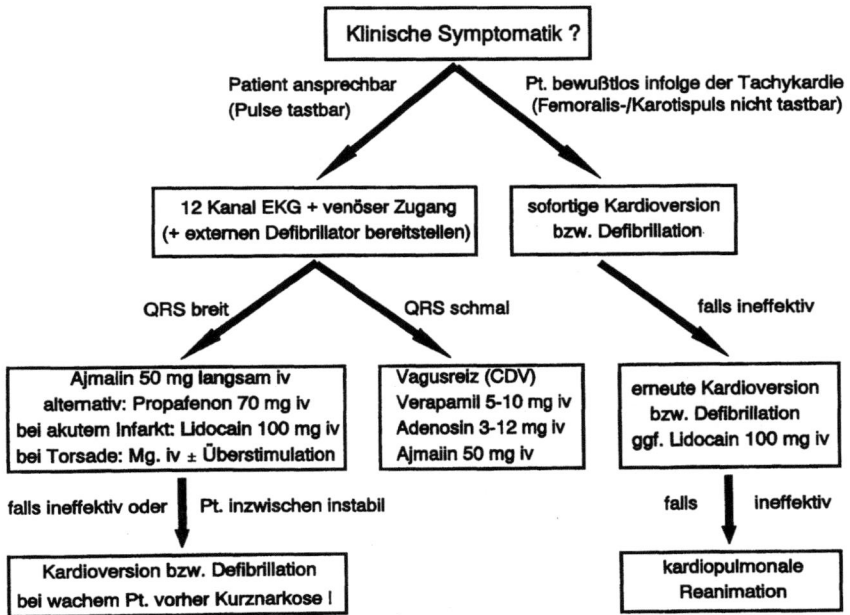

Abb. 143. Akuttherapie tachykarder Rhythmusstörungen

für alle weiteren Schocks die maximale Energie von 300–400 J empfohlen. Gelegentlich ist auf den qualitativ schlechten Monitorableitungen älterer externer Defibrillatoren schwer zu entscheiden, ob feines Kammerflimmern oder eine Asystolie vorliegt (Abb. 120b). In dieser Situation sollte ebenfalls der Versuch einer Defibrillation erfolgen, bevor kostbare Zeit mit dem Erneuern der Ableitungen verlorengeht. Moderne externe Defibrillationsgeräte leiten über die auf den Thorax des Patienten gehaltenen Defibrillationspaddels ein Monitor-EKG von guter Qualität ab. Für die Laienreanimation wurden außerdem externe Defibrillationsgeräte mit automatischer VT/VF-Detektion über die Defibrillator-paddels mit anschließender automatischer Schockangabe entwickelt. Bleiben bei einem Patienten mit Kammerflimmern mehrere Defibrillationsversuche ein-schließlich einer vorherigen intravenösen Bolusgabe von Lidocain erfolglos, so muß unverzüglich die kardiopulmonale Reanimation begonnen bzw. fortgesetzt werden. Hierbei gilt die ABC-Regel: A= Atemwege freimachen, B= Beatmen, C= Zirkulation herstellen mit Herzdruckmassage und rechtzeitiger Gabe von Suprarenin, welches verdünnt bei fehlendem venösen Zugang auch durch den Beatmungstubus intratracheal appliziert werden kann [20, 112]. Gleichzeitig sollte versucht werden, eine therapierbare Ursache für die Reanimationsbe-dürftigkeit zu finden, wie z. B. eine Hyperkaliämie (Abb. 137), eine Perikardtam-ponade (Echokardiogramm) oder ein zu tief liegender zentraler Venenkatheter, der durch mechanische Irritation im rechten Ventrikel zu rezidivierenden VT führen kann.

Bei hämodynamisch tolerierten Tachykardien, bei denen der Patient ansprechbar und der Puls noch tastbar ist, sollte immer versucht werden, ein 12-Kanal-Standard-EKG abzuleiten. Die sorgfältige Analyse dieses „Anfalls-EKG" ermöglicht in 80–90% der Fälle die korrekte Diagnose der Tachykardieform mit entsprechenden Konsequenzen für Prognose und weitere Therapie [9, 21, 88, 101, 155, 199]. Falls das EKG eine reflektorische Sinustachykardie zeigt, so muß die Therapie primär immer auf die auslösende Ursache ausgerichtet sein, wie z. B. akuter Myokardinfarkt, Lungenembolie etc. (vgl. 2.3.1). Liegt keine reflektorische Sinustachykardie vor und ist der QRS-Komplex im EKG schmal (<120 ms), so handelt es sich mit großer Wahrscheinlichkeit um eine SVT. Bei ca. 25% der Patienten mit paroxysmaler SVT kann die Tachykardie durch einen Karotis-druckversuch terminiert werden [79]. Wegen der Gefahr prolongierter ven-trikulärer Asystolien sollte ein Karotisdruckversuch nur bei vorhandener Notfallausrüstung und niemals an beiden Karotiden gleichzeitig durchgeführt werden. Außerdem besteht beim Karotisdruckversuch, insbesondere bei älteren Patienten, ein geringes, aber nicht vernachlässigbares Risiko, durch die Ablösung eines atheromatösen Plaques einen apoplektischen Insult auszulösen. Wir bevorzugen daher in der Klinik bei älteren Patienten die intravenöse Gabe von Adenosin oder Verapamil zur Terminierung von paroxysmalen SVT mit schmalem QRS-Komplex.

Durch die langsame intravenöse Gabe von 5 mg Verapamil können 70–80% aller paroxysmalen SVT terminiert werden. Bei WPW-Syndrom mit Vorhofflim-mern und bei VT ist die i. v.-Gabe von Verapamil kontraindiziert (Abb. 144, 146).

Fehldiagnose SVT bei hämodynamisch tolerierten VTs

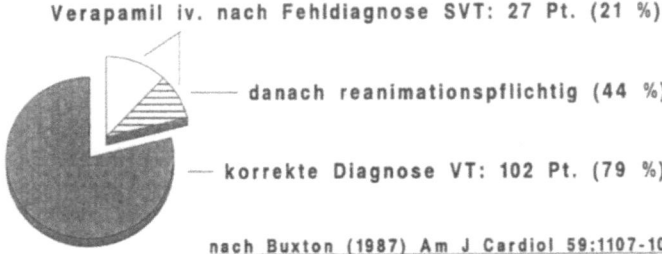

Verapamil iv. nach Fehldiagnose SVT: 27 Pt. (21 %)

— danach reanimationspflichtig (44 %)

— korrekte Diagnose VT: 102 Pt. (79 %)

nach Buxton (1987) Am J Cardiol 59:1107-10

Abb. 144. Folgen der Fehldiagnose SVT mit anschließender intravenöser Gabe von Verapamil bei 129 Pt. mit primär hämodynamisch tolerierten VT [23]

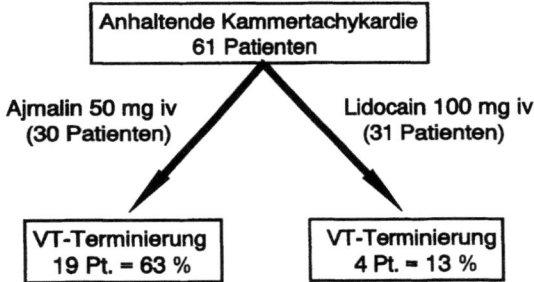

Abb. 145. Wirksamkeit von Ajmalin im Vergleich zu Lidocain zur Terminierung von anhaltenden VT bei Patienten ohne akuten Myokardinfarkt [124]

Besteht der geringste Zweifel an der Diagnose SVT, so sollte Ajmalin der Gabe von Verapamil vorgezogen werden, da mit Ajmalin 60–70% aller paroxysmalen SVT und VT terminiert werden können. Eine Ampulle Ajmalin (50 mg) sollte hierbei unter ständiger EKG-Kontrolle langsam über 3–5 Min. intravenös gegeben werden. Die Patienten berichten bei der Injektion von Ajmalin regelhaft über ein Wärmegefühl, welches bei zu schneller Injektion sehr unangenehm für den Patienten werden kann. Klasse IC-Antiarrhythmika wie Propafenon oder Flecainid sind bei der Akuttherapie von paroxysmalen SVT genauso effektiv wie Ajmalin, haben aber eine längere Halbwertszeit, was beim Auftreten von Proarrhythmien Probleme bereiten kann.

Bei Vorhofflattern mit 2:1-Überleitung sollte primär kein Ajmalin, Propafenon oder Flecainid gegeben werden, da hierbei die Gefahr besteht, daß z.B. aus Vorhofflattern mit 300/min und 2:1-Überleitung langsameres Vorhofflattern mit 250/min mit 1:1-Kammerüberleitung entsteht! Medikamente der ersten Wahl zur Senkung der Kammerfrequenz bei Vorhofflattern und Vorhofflimmern ohne

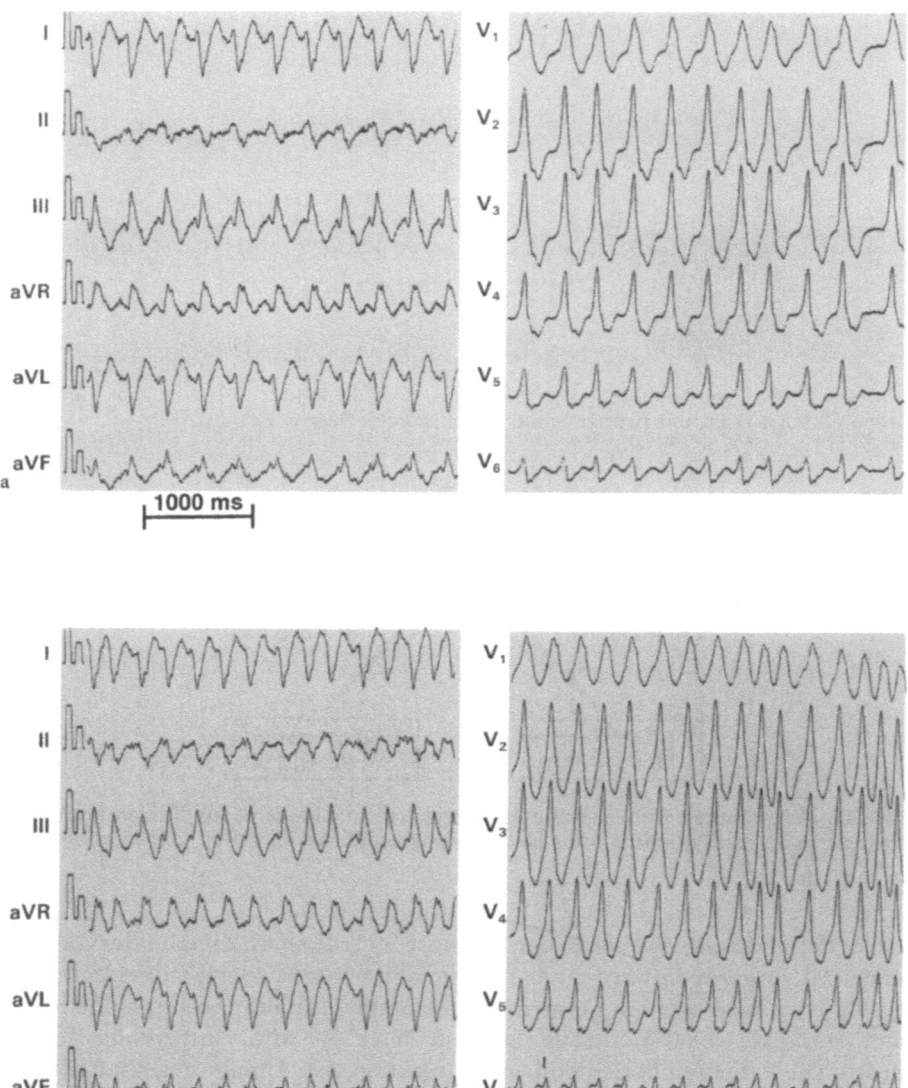

Abb. 146a, b

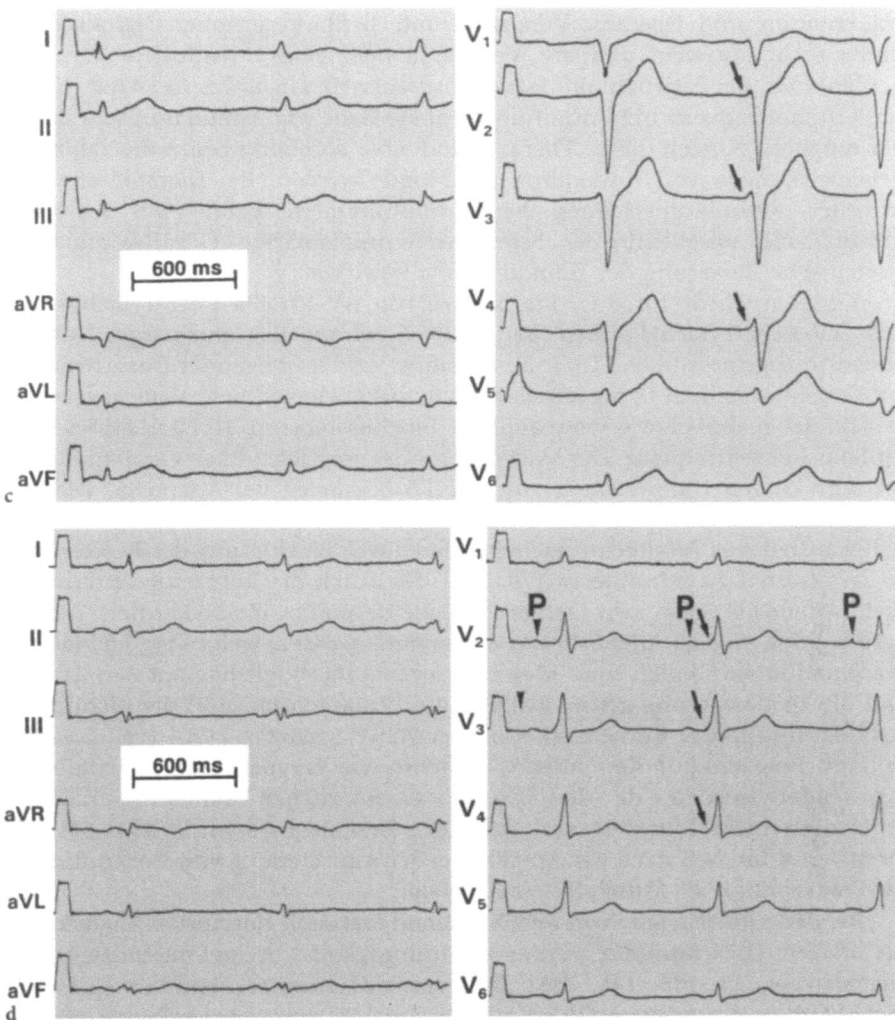

Abb. 146. a Vorhofflimmern mit schneller Kammerüberleitung bei WPW-Syndrom (25 mm/s). Die mittlere Kammerfrequenz beträgt 180/min, der Blutdruck 110/70 mmHg. Es wurde vom erstbehandelnden Arzt unter Mißachtung der QRS-Morphologie die Fehldiagnose Vorhofflimmern mit funktionellem Schenkelblock gestellt und Verapamil injiziert. **b** Nach Injektion von 2 Ampullen Verapamil kommt es zu einer Beschleunigung der AV-Überleitung über das Kent-Bündel mit Anstieg der Kammerfrequenz auf 240/min.! Der Blutdruck beträgt jetzt nur noch 70/30 mmHg. **c** Nach Gabe von 1 Ampulle Ajmalin langsam i.v. beim gleichen Pt. wie in Abb. 146a, b kommt es zur Blockierung der Kent-Bündel Leitung mit Verschwinden der Präexzitation (*Pfeile*) bei fortbestehendem Vorhofflimmern (Schreibgeschwindigkeit: 50 mm/s). **d** SR (65/min) nach elektiver Kardioversion in Kurznarkose. Die Deltawelle ist jetzt durch Nachlassen der Ajmalin-Wirkung wieder sichtbar (*Pfeile*)

Präexzitation sind Digitalis, Verapamil und β-Blocker, wobei Digitalis alleine häufig nicht ausreicht und mit Verapamil oder einem β-Blocker kombiniert werden muß. Bei Patienten mit fortgeschrittener Herzinsuffizienz ist zur Senkung der Kammerfrequenz bei Vorhofflimmern die Gabe von Amiodaron sehr effektiv. Der mögliche Nutzen dieser Therapie muß aber sorgfältig gegen die zahlreichen Nebenwirkungen von Amiodaron abgewogen werden. Bei therapierefraktärer, schneller Kammerüberleitung bei Vorhofflimmern kann eine AV-Knoten Ablation mit anschließender Schrittmacherimplantation (VVIR-Modus) eine dramatische Besserung der Hämodynamik bewirken.

Kürzlich wurde für die Akuttherapie von AV-Knoten-Reentrytachykardien und AV-Reentrytachykardien bei WPW-Syndrom das purinerge Nukleosid Adenosin zugelassen [79, 115, 132]. Adenosin wird in steigender Dosis beginnend mit 3 mg bis maximal 12 mg jeweils als Bolus über eine größere Vene gegeben und bewirkt dabei ähnlich wie Verapamil AV-Blockierungen II–III° und eine Senkung der Sinusknotenfrequenz. Der Vorteil von Adenosin gegenüber Verapamil liegt in der sehr kurzen Halbwertszeit von nur 1,5 Sekunden bei Adenosin. Die kurze Wirkdauer von Adenosin reicht aus, um 90–100 % aller AV-Knoten-Reentry-tachykardien und AV-Reentrytachykardien durch Blockierung der Kreiserregung im AV-Knoten zu terminieren [79, 132]. Da durch die kurzzeitige Bradykardie nach Adenosin-Gabe sehr selten Torsade-de-pointes-Tachykardien induziert werden können, darf Adenosin nur angewendet werden, wenn Möglichkeiten zur Reanimation vorhanden sind. Weitere Anwendungsmöglichkeiten von Adenosin sind die Demaskierung gering ausgeprägter Präexzitation und die nichtinvasive Erfolgskontrolle der Katheterablation bei WPW-Syndrom [192] (vgl. 2.3.6). Bei SVT mit Präexzitation darf Adenosin ebenso wie Verapamil und Digitalis nicht angewendet werden, da die Leitung akzessorischer Bahnen durch diese Substanzen nicht blockiert und ggf. noch beschleunigt wird (Abb. 144). Wie bereits erwähnt, benutzen wir Ajmalin bei der Akuttherapie von Vorhofflimmern mit Präexzitation als Mittel der ersten Wahl.

Bei der Akuttherapie von primär hämodynamisch tolerierten Tachykardien mit breitem QRS-Komplex werden erfahrungsgemäß die gravierendsten Fehler begangen [9, 35, 135, 146, 183]. Differentialdiagnostisch handelt es sich bei Tachykardien mit breitem QRS-Komplex um SVT mit Schenkelblock, SVT mit Präexzitation bei WPW-Syndrom oder um Kammertachykardien (vgl. 3.1).

Als Grundregel gilt daß jede Tachykardie mit breitem QRS-Komplex solange wie eine Kammertachykardie behandelt werden muß, bis das Gegenteil bewiesen ist.

Das heißt, daß Verapamil zur Behandlung von Tachykardien mit breitem QRS-Komplex nicht verwendet werden darf, wenn nicht gesichert ist, daß es sich um eine SVT handelt, da die versehentliche intravenöse Gabe von Verapamil bei einer VT die rasche Degeneration zu VF zur Folge haben kann (Abb. 144). Folgende Fehler führen häufig zur Fehldiagnose SVT mit Schenkelblockaber-ration, obgleich eine VT vorliegt [35, 146, 183]:

– Es wird vergessen, ein 12-Kanal-EKG vor Therapiebeginn abzuleiten.

– Es wird nicht geglaubt, daß ein Patient mit einer VT über längere Zeit hämody-
  namisch stabil bleiben kann (Abb. 1). Tatsächlich ist die Symptomatik bei der
  Differentialdiagnose VT versus SVT mit Schenkelblock nicht hilfreich.
– Es wird bezweifelt, daß eine VT Frequenzen unter 150/min haben kann.
  Tatsächlich ist die Frequenz einer Tachykardie bei der Differentialdiagnose VT
  versus SVT mit Schenkelblock ebenfalls nicht hilfreich.
– Es werden Artefakte oder Teile der QRS-Komplexe mit P-Wellen verwechselt
  (Abb. 2).
– Es wird übersehen, daß der Patient anamnestisch über einen alten Myokardin-
  farkt berichtet. Tatsächlich sind über 90% aller Tachykardien mit breitem
  QRS-Komplex bei Patienten mit altem Myokardinfarkt VT!
– Die morphologischen Kriterien zur Differentialdiagnose VT versus SVT wer-
  den meist nicht gekannt (vgl. 3.2)

Wie bereits erwähnt, sollte jede hämodynamisch tolerierte Tachykardie mit
breitem QRS-Komplex wie eine VT behandelt werden („treat the worst!"). Bei
monomorphen VT ohne Anhalt für einen akuten Myokardinfarkt ist die langsame
intravenöse Gabe von 50 mg Ajmalin (Gilurytmal) das Mittel der Wahl, da es
effektiver ist als Lidocain (Xylocain) und eine kürzere Halbwertszeit hat als
andere, ähnlich effektive Substanzen wie z. B. Propafenon oder Flecainid
(Abb. 145). Wird eine VT nach Gabe von einer Ampulle Ajmalin über 3–5 Min.
intravenös deutlich langsamer, ohne in Sinusrhythmus umzuspringen, so läßt
sich die VT bei ausreichender Kreislaufstabilität des Patienten oft mit der
langsamen Gabe einer zweiten Ampulle Ajmalin terminieren. Mit der i. v.-Gabe
von Ajmalin kann außerdem die Mehrzahl der SVT mit Schenkelblock terminiert

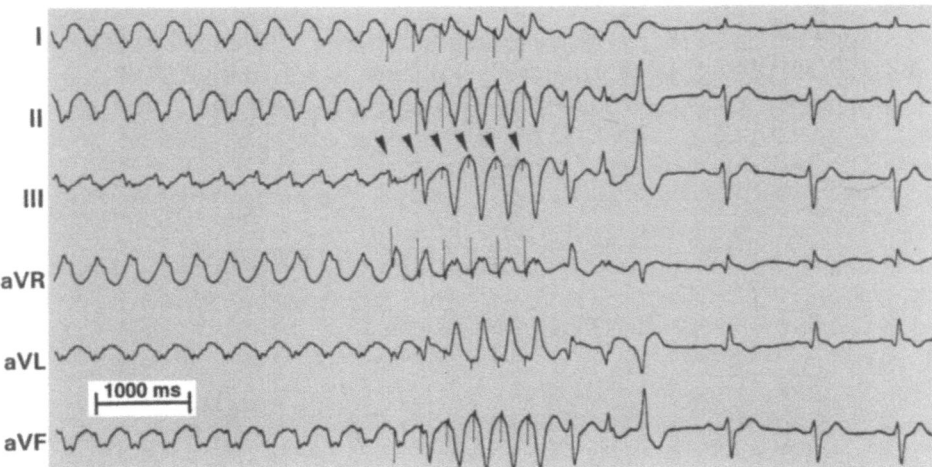

Abb. 147. Konversion einer VT (170/min) zu SR (66/min) durch Abgabe eines Bursts von
6 Extrastimuli mit einer Frequenz von 200/min (*Pfeile*) über einen Elektrodenkatheter im
rechten Ventrikel

werden. Bei Vorhofflimmern oder -flattern mit schneller Kammerüberleitung
über eine akzessorische AV-Bahn (WPW-Syndrom) ist Ajmalin ebenfalls das
Mittel der Wahl. Die intravenöse Gabe von Verapamil, Digitalis und Adenosin sind
bei WPW-Syndrom mit Vorhofflimmern kontraindiziert, da diese Substanzen die
Kammerüberleitung über das Kent-Bündel beschleunigen können (Abb. 146).

Als Faustregel sollen bei einer Tachykardie mit breitem QRS-Komplex akut
intravenös nicht mehr als 2 verschiedene Antiarrhythmika gegeben werden, da
sich die negativ inotropen Effekte und mögliche proarrhythmische Nebenwirkungen addieren bzw. potenzieren. Falls die intravenöse Antiarrhythmika-
Gabe ineffektiv ist, kommt eine elektive Kardioversion in Kurznarkose in Frage.
Im Unterschied zur Defibrillation bei VF wird bei der Kardioversion von VT der
Elektroschock R-Zacken synchron beginnend mit kleiner Stromstärke (50 J)
abgegeben. Alternativ kann bei Vorhandensein eines elektrophysiologischen
Labors die Mehrzahl der monomorphen VT durch Überstimulation terminiert
werden (Abb. 147).

Bei unaufhörlichen VT („incessant" VT) hat sich in den letzten Jahren die
notfallmäßige Katheterablation mit Hochfrequenzenergie bewährt (vgl. 3.3.9;
Abb. 140). Torsade-de-pointes-Tachykardien beim erworbenen langen QT-
Syndrom werden mit Magnesium i.v. und ggf. zusätzlicher passagerer Schrittmacherstimulation zur Vermeidung der auslösenden Bradykardien behandelt,
bis das auslösende Agens, wie z.B. Chinidin oder Sotalol vom Körper wieder
eliminiert worden ist (vgl. 3.3.2). Bei Torsade-de-pointes-Tachykardien infolge
eines angeborenen langen QT-Syndroms besteht die Rezidivprophylaxe zunächst
in hochdosierter b-Blockertherapie (vgl. 3.3.2). Bei digitalisinduzierten faszikulären VT ist die rechtzeitige Gabe von Digitalis-Antikörpern häufig lebensrettend
[7, 63] (vgl. 3.3.10). Bei rezidivierenden, polymorphen VT muß differentialdiagnostisch neben einem erworbenen langen QT-Syndrom auch eine akute
Koronarischämie oder Elektrolytstörungen erwogen werden, die diagnostisch
weiter abgeklärt und ggf. beseitigt werden müssen (vgl. 3.3.3 und 3.3.8).

Literatur

1. Akhtar M, Shenasa M, Jazayeri M et al. (1988) Wide QRS complex tachycardia. Reappraisal of a common clinical problem. Ann Intern Med 109: 905–912
2. Akhtar M (1990) Clinical spectrum of ventricular tachycardia. Circulation 82: 1561–1573
3. Akhtar M, Jazayeri MR, Sra J et al. (1993) Atrioventricular nodal reentry: clinical, electrophysiological, and therapeutic considerations. Circulation 88: 282–295
4. Akhtar M, Myerburg RJ, Ruskin JN (eds) (1994) Sudden cardiac death. Prevalence, mechanisms, and approaches to diagnosis and management. Williams & Wilkins, Philadelphia
5. Allessie MA et al. (1977) Circus movement in rabbit atrial muscle as a mechanism of tachycardia. The „leading circle" concept: A new model of circus movement in cardiac tissue without the involvement of an anatomical obstacle. Circ Res 41: 9
6. Anderson RH, Becker AE, Brechenmacher C et al. (1975) Ventricular preexcitation – A proposed nomenclature for its substrates. Eur J Cardiol 3: 27
7. Antman EM, Wengler TL, Butler VP et al. (1990) Treatment of 150 cases of life-threatening digitalis intoxication with digoxin specific Fab antibody fragments: Final report of a multicenter study. Circulation 81: 1744
8. Antunes E, Brugada J, Steurer G et al. (1994) The differential diagnosis of a regular tachycardia with a wide QRS complex on the 12-lead ECG: Ventricular tachycardia, supraventricular tachycardia with aberrant ventricular conduction, and supraventricular tachycardia with anterograde conduction over an accessory pathway. PACE 17: 1515–1525
9. Bär FW, Brugada P, Dasseb WRM, Wellens HJJ (1984) Differential diagnosis of tachycardia with narrow QRS complex (shorter than 0.12 second). Am J Cardiol 54: 555–560
10. Bardy GH, German LD, Packer DL et al. (1984) Mechanism of tachycardia using a nodofascicular Mahaim fiber. Am J Cardiol 54: 1140
11. Basu D, Scheinman M (1975) Sustained accelerated idioventricular rhythm. Am Heart J 89: 227–231
12. Bazett HC (1920) An analysis of the time-relations of electrocardiogram. Heart 7: 353–370
13. Benditt DG, Pritchett ELC, Gallagher JJ (1978) Spectrum of regular tachycardias with wide QRS complexes in patients with accessory atrioventricular pathways. Am J Cardiol 42: 828
14. Benditt DG, Pritchet ELC, Smith WM et al. (1978) Characteristics of atrioventricular conduction and the spectrum of arrhythmias in Lown-Ganong-Levine syndrome. Circulation 57: 454
15. Benditt DG, Klein GJ, Kriett JM et al. (1984) Enhanced atrioventricular nodal conduction in men: electrophysiologic effects of pharmaciologic autonomic blockade. Circulation 69: 1088
16. Bigger JT Jr, Dresdale RJ, Heissenbuttel RH et al. (1977) Ventricular arrhythmias in ischemic heart disease: mechanism, prevalence, significance, and management. Prog Cardiovasc Dis 19: 255–300

17. Blanck Z, Dhala A, Deshpande S et al. (1993) Bundle branch reentrant ventricular tachycardia. Cumulative experience in 48 patients. J Cardiovasc Electrophysiol 4: 253
18. Börger HH, v. Olshausen K (1994) EKG-Informationen, 6. Aufl. Steinkopff, Darmstadt
19. Borggrefe M (1994) Katheterablation tachykarder Rhythmusstörungen mittels Hochfrequenzstrom: experimentelle und klinische Untersuchungen. Steinkopff, Darmstadt
20. Braun J, Preuss R (1991) Klinikleitfaden Intensivmedizin. Jungjohann, Stuttgart
21. Brugada P, Brugada J, Mont L et al. (1991) A new approach to the differential diagnosis of a regular tachycardia with a wide QRS complex. Circulation 83: 1649–1659
22. Brugada P, Dassen WR, Braat S et al. (1983) Value of the ajmaline-procainamide test to predict the effect of long-term oral amiodarone on the anterograde effective refractory period of the accessory pathway in the Wolff-Parkinson-White syndrome. Am J Cardio 52: 70
23. Buxton ME, Marchlinski FE, Doherty JU et al. (1987) Hazards of intravenous verapamil for sustained ventricular tachycardia. Am J Cardiol 59: 1107–1110
24. Caracta AR, Damato AN, Gallagher JJ et al. (1973) Electrophysiologic studies in the syndrome of short P-R interval, normal QRS complex. Am J Cardiol 31: 245–253
25. Carlson MD, White RD, Trohman RG et al. (1994) Right ventricular outflow tract tachycardia: Detection of previously unrecognized anatomic abnormalities using cine magnetic resonance imaging. J Am Coll Cardiol 24: 720–727
26. Case CL, Gillette PC, Oslizlok PC et al. (1992) Radiofrequency catheter ablation of incessant, medically resistant supraventricular tachycardia in infants and small children. J Am Coll Cardiol 20: 1405–1410
27. Chen PS, Pressly JC, Tang AS et al. (1992) New observations on atrial fibrillation before and after surgical treatment in patients with Wolff-Parkinson-White Syndrome. J Am Coll Cardiol 19: 974–981
28. Chen SA, Chiang CE, Yang CJ et al. (1994) Sustained atrial tachycardia in adult patients. Circulation 90: 1262–1278
29. Chien WW, Cohen TJ, Lee MA et al. (1992) Electrophysiological findings and long-term follow-up of patients with the permanent form of junctional reciprocating tachycardia treated by catheter ablation. Circulation 85: 1329–1336
30. Coggins DL, Lee RJ, Sweeny J et al. (1994) Radiofrequency catheter ablation as a cure for idiopathic tachycardia of both left and right ventricular origin. J Am Coll Cardiol 23: 1333–1341
31. Cosio FG, Arribas F, Palacios J et al. (1996) Fragmented electrograms and continuous electrical activity in atrial flutter. Am J Cardiol 57: 1309–1314
32. Cosio FG, Lopez-Gil M, Giocolea A et al. (1993) Radiofrequency ablation of the inferior vena cava-tricuspid valve isthmus in common atrial flutter. Am J Cardiol 71: 705–709
33. Cruz FE, Cheriex EC, Smeets JL et al. (1990) Reversibility of tachycardia induced cardiomyopathy after cure of incessant supraventricular tachycardia. J Am Coll Cardiol 16: 739–744
34. Damato AN et al. (1969) Study of the heart block in man using His bundle recordings. Circulation 39: 297
35. Dancy M, Ward D, Camm AJ (1985) Misdiagnosis of chronic recurrent ventricular tachycardia. Lancet 2: 320–323
36. DeLuna AB, Coumel P, Leclercq JF (1989) Ambulatory sudden cardiac death: Mechanisms of production of fatal arrhythmia on the basis of data from 157 cases. Am Heart J 117: 151
37. Denes P, Gillis AM, Pawitan J et al. (1991) Prevalence, characteristics and significance of ventricular premature complexes and ventricular tachycardia detected by 24-hour continuous electrocardiographic recording in the cardiac arrhythmia suppression trial. Am J Cardiol 68: 887–896

38. Dessertenne F (1966) La tachycardie ventriculaire a deux foyers opposes variables. Arch Mal Coeur 59: 263–272
39. Dreifus LS, Bartolucci G, Likoff W (1960) Nodal tachycardia: Etiology and therapy. Circulation 22: 741
40. Dreifus LS, McKnight EH, Katz M et al. (1963) Digitalis intolerance. Geriatrics 18: 494–502
41. Eisenberg SJ, Scheinman MM, Dullet NK et al. (1995) Sudden cardiac death and polymorphous ventricular tachycardia in patients with normal QT intervals and normal systolic cardiac function. Am J Cardiol 75: 687–692
42. Electrophysiology/Electrocardiography Committee Members of the American College of Cardiology (1991) Recommended guidelines for training in adult clinical cardiac electrophysiology. J Am Coll Cardiol 18(2): 637–640
43. Farre J, Wellens HJJ. The value of the electrocardiogram in diagnosing site of origin and mechanism of supraventricular tachycardia. In: Wellens HJJ, Kulbertus HE (eds) (1981) What's new in electrocardiography. Martinus Nijhoff Publishers, Den Haag Boston London
44. Feld GK, Fleck RP, Chen PS et al. (1992) Radiofrequency catheter ablation for the treatment of type I atrial flutter. Identification of a critical zone in the reentry circuit by endocardial mapping techniques. Circulation 86: 1233–1240
45. Fitzpatrick AP, Gonzales RP, Lesh MD et al. (1994) New alogrithm for the localization of accessory atrioventricular connections using a baseline electrocardiogram. J Am Coll Cardiol 23: 107–116
46. Fontaine G et al. (1994) Arrhythmogenic right ventricular dysplasia. In: Zipes DP, Jalife J (eds) Cardiac electrophysiology. From cell to bedside, 2nd edn. W. B. Saunders, Philadelphia, pp 754–769
47. Franz MR (1993) Monophasic action potential mapping. In: Shenasa M, Borggrefe M, Breithardt G (eds): Cardiac mapping. Futura, Mount Kisco, New York, pp 565–583
48. Fujii T et al. (1991) Different mechanisms of polyuria and natriuresis associated with paroxysmal supraventricular tachycardia. Am J Cardiol 68: 343–348
49. Gallagher JJ, Smith WM, Kasell JH et al. (1981) Role of Mahaim fibers in cardiac arrhythmias in man. Circulation 64: 176
50. Gallavardin L (1920) Tachycardie paroxistique ventriculaire. Arch Mal Coeur 13: 121–128
51. Garratt CJ, Griffith MJ, Young G et al. (1994) Value of physical signs in the diagnosis of ventricular tachycardia. Circulation 90: 3103–3107
52. Garson A Jr, Macdonald D, Fournier A et al. (1993) The Long QT-Syndrome in children. An international study of 287 patients. Circulation 87: 1866–1872
53. Gavrilescu S, Luca C (1978) Right ventricular monophasic action potentials in patients with long QT syndrome. Br Heart J 42: 615–616
54. Gettes LS (1982) Electrolyte abnormalities underlying lethal and ventricular arrhythmias. Circulation 85(Suppl. I): 70–76
55. Gomes JA et al. (1985) Sustained symptomatic sinus node reentrant tachycardia; Incidence, clinical significance, electrophysiologic observations and the effects of antiarrhythmic agents. J Am Coll Cardiol 5: 45
56. Gonska BD, Cao K, Schaumann A et al. (1994) Catheter ablation of ventricular tachycardia in 136 patients with coronary artery disease: Results and long-term follow-up. J Am Coll Cardiol 24: 1506–1514
57. Gonzales RP, Scheinman MM (1994) Paroxysmal junctional and fascicular Tachycardia in adults: Clinical presentation, course, and therapy. In: Zipes DP, Jalife J (eds) Cardiac electrophysiology. From cell to bedside, 2nd edn. W. B. Saunders, Philadelphia
58. Gorgels APM, Vos MA, Letsch IS et al. (1988) Usefulness of the accelerated idioventricular rhythm as a marker for myocardial necrosis and reperfusion during thrombolytic therapy in acute myocardial infarction. Am J Cardiol 61: 231–235

59. Gouaux JL, Ashmann R (1947) Auricular fibrillation with aberration simulating ventricular paroxysmal tachycardia. Am Heart J 34: 366
60. Green M, Heddle B, Dassen W et al. (1983) Value of QRS alternation in determining the site of origin of narrow QRS supraventricular tachycardia. Circulation 68: 368–373
61. Griffith MJ, Garratt CJ, Mounsey P, Camm AJ (1994) Ventricular tachycardia as default diagnosis in broad complex tachycardia. Lancet 343: 386–388
62. Grimm W, Josephson ME (1992) New trends in the electrophysiologic mechanisms of ventricular tachyarrhythmias. Cardiostimolazione 10: 5–19
63. Grimm W, Marchlinski FE (1994) Accelerated idioventricular rhythm, bidirectional ventricular tachycardia. In: Zipes DP, Jalife J (eds): Cardiac electrophysiology from cell to bedside, 2nd edn. W. B. Saunders, Philadelphia
64. Grimm W, Miller J, Josephson ME (1994) Successful and unsuccessful sites of radio-frequency catheter ablation of accessory atrioventricular connections. Am Heart J 128: 77–87
65. Grimm W, Hoffmann J, Maisch B (1994) Akzelerierter idioventrikulärer Rhythmus. Z Kardiol 83: 898–907
66. Grimm W, Josephson ME (1994) Programmed electrical stimulation versus electro-cardiographic monitoring guided therapy for ventricular tachyarrhythmias. In: Singh BN, Wellens HJJ, Hiraoka M (eds) Electropharmacological control of cardiac arrhythmias. Futura Publishing, Mount Kisco, NY
67. Grimm W et al. (1995) Magnetic resonance imaging and signal-averaged ECG in patients with repetitive monomorphic ventricular tachycardia and otherwise normal electrocardiogram. PACE 18(II): 924
68. Grimm W, Flores BF, Marchlinski FE (1993) Shock occurrence and survival in 241 patients with implantable cardioverter defibrillator therapy. Circulation 97: 1880–1888
69. Grimm W, Marchlinski FE (1995) Shock occurrence and survival in 49 patients with idiopathic dilated cardiomyopathy and implantable cardioverter defibrillator. Eur Heart J 16: 218–222
70. Grimm W, Maisch B (1993) Herzrhythmusstörungen und Elektrolyte. Diagnostik und therapeutische Konsequenzen. Therapiewoche 43: 25–29
71. Grogin HR, Lee RJ, Kwasman M et al. (1994) Radiofrequency ablation of atriofascicular and nodoventricular Mahaim Tracts. Circulation 90: 272–281
72. Gürsoy S, Steurer G, Brugada J et al. (1992) The hemodynamic mechanism of pounding in the neck in atrioventricular nodal reentrant tachycardia. N Engl J Med 327: 772–774
73. Haissaguerre M, Gaita F, Fischer B et al. (1992) Elimination of atrioventricular nodal reentrant tachycardia using discrete slow potentials to guide application of radiofre-quency energy. Circulation 85: 2162–2175
74. Haissaguerre M, Fischer B, Labbe T et al. (1992) Frequency of recurrent atrial fibrilla-tion after catheter ablation of overt accessory pathways. Am J Cardiol 69: 493–497
75. Haissaguerre M, Gaita F, Marcus FI, Clementy J (1994) Radiofrequency catheter ablation of accessory pathways: A contemporary review. J Cardiovasc Electrophysiol 5: 532–552
76. Haverkamp W, Hördt M, Chen X et al. (1993) Torsade de pointes. Z Kardiol 82: 763–774
77. Hickey AR, Wenger TL, Carpenter VP et al. (1991) Digoxin Immune Fab Therapy in the management of digitalis intoxication: safety and efficacy results of an observation-al surveillance study. J Am Coll Cardiol 17: 590–598
78. Hiss RG, Lamb LE (1962) Electrocardiography in 122,043 individuals. Circulation 25: 947–961
79. Hood MA, Smith WM (1992) Adenosine versus verapamil in the treatment of su-praventricular tachycardia: a randomized double-crossover trial. Am Heart J 123: 1543–1549

80. Jackmann WM, Beckman KJ, McClelland JH et al. (1992) Treatment of supraventricular tachycardia due to atrioventricular nodal reentry by radiofrequency catheter ablation of slow pathway conduction. N Engl J Med 327: 313–318
81. Jackman WM, Xunzhang W, Friday KJ et al. (1991) Catheter ablation of accessory atrioventricular pathways (Wolff-Parkinson-White syndrome). N Engl J Med 324: 1605–1611
82. Jackman WM, Prystowski EN, Naccarelli GV et al. (1983) Reevaluation of enhanced atrioventricular nodal conduction: Evidence to suggest a continuum of normal atrioventricular nodal physiology. Circulation 67: 441
83. James TN (1961) Morphology of the human atrioventricular node with remarks pertinent to its electrophysiology. Am Heart J 62: 756
84. James TN (1963) The connecting pathways between the sinus node and the A-V node and between the right and left atrium in the human heart. Am Heart J 66: 498
85. Jazayeri MR, Hempe SL, Sra JS et al. (1992) Selective transcatheter ablation of the fast and slow pathways using radiofrequency energy in patients with atrioventricular nodal reentrant tachycardia. Circulation 85: 1318–1328
86. Jervell A, Lange-Nielson F (1957) Congenital deaf-mutism, functional heart disease with prolongation of the QT-interval, and sudden death. Am Heart J 54: 59–68
87. Josephson ME (ed) (1993) Cinical cardiac electrophysiology. Techniques and interpretations. Lea & Febiger, Philadelphia London
88. Josephson ME, Wellens HJJ (1990) Differential diagnosis of supraventricular tachycardia. Clin Cardiol 3: 411–442
89. Josephson ME, Miller JM (1993) Atrioventricular nodal reentry: Evidence supporting an intranodal location. PACE 16(II): 599–614
90. Josephson ME, Kastor JA (1977) Supraventricular tachycardia in Lown-Ganong-Levine syndrome: Intranodal versus antinodal reentry. Am J Cardiol 40: 521
91. Josephson ME, Horowitz LN, Kastor JA (1978) Supraventricular tachycardia in mitral valve prolaps. Circulation 57: 111
92. Kalbfleisch SJ, El-Atassi R, Calkins H et al. (1993) Differentiation of paroxysmal narrow QRS complex tachycardias using the 12-lead electrogram. J Am Coll Cardiol 21: 85–89
93. Kalbfleisch SJ, El-Atassi R, Calkins H et al. (1993) Association between atrioventricular node reentry tachycardia and inducible atrial flutter. J Am Coll Cardiol 22: 80–84
94. Kannel WB, Abbot RD, Savage DD et al. (1982) Epidemiologic features of chronic atrial fibrillation: The Framingham Study. N Engl J Med 306: 1018–1022
95. Kay GN, Pressly JC, Packer DL et al. (1987) Value of the 12-lead electrocardiogram in discriminating atrioventricular nodal reciprocating tachycardia from circus movement atrioventricular tachycardia utilizing a retrograde accessory pathway. Am J Cardiol 59: 296–300
96. Katritsis D, Gill JS, Camm AJ (1994) Repetitive monomorphic ventricular tachycardia. In: Zipes DP, Jalife J (eds) Cardiac electrophysiology; from cell to bedside. W. B. Saunders, Philadelphia, 2nd edition, pp 900–907
97. Keating M (1992) Linkage analysis and long QT syndrome. Using genetics to study cardiovascular disease. Circulation 85: 1973
98. Keim S, Curtis AB, Belardinelli L et al. (1992) Adenosine-induced atrioventricular block: a rapid and reliable method to assess surgical and radiofrequency catheter ablation of accessory atrioventricular pathways. J Am Coll Cardiol 19: 1005–1012
99. Kent AFS (1893) Researches on the structure and function of the mammalian heart. J Physiol 14: 233–254
100. Kienast J (1994) Embolieprophylaxe bei Vorhofflimmern: Antikoagulation und antithrombozytäre Therapie. Z Kardiol 83 (Suppl. 5): 49–58
101. Kindwall KE, Brown J, Josephson ME (1988) Electrocardiographic criteria for ventricular tachycardia in wide QRS complex left bundle branch block morphology. Am J Cardiol 61: 1279–1283

102. Kistin AD (1966) Problems in differentiation of ventricular arrhythmias with abnormal QRS. Prog Cardiovasc Dis 9: 1–27
103. Klein GJ, Guiraudon G, Guiraudon C, Yee R (1994) The nodoventricular Mahaim pathway: An endangered concept? Circulation 90: 636–638
104. Klein GJ, Gulamhusein SS (1983) Intermittent preexcitation in the Wolff-Parkinson-White syndrome. Am J Cardiol 52: 292–296
105. Klein GJ, Bashore TM, Sellers TD et al. (1979) Ventricular fibrillation in the Wolff-Parkinson-White syndrome. N Engl J Med 301: 1080–1085
106. Klein LS, Hackett K, Zipes DP, Miles WM (1993) Radiofrequency catheter ablation of Mahaim fibers at the tricuspid annulus. Circulation 87: 738–747
107. Klein LS, Shih HT, Hackett K, Zipes DP, Miles WM (1992) Radiofrequency catheter ablation of ventricular tachycardia in patients without structural heart disease. Circulation 85: 1666–1674
108. Kottkamp H, Chen XU, Hindricks G et al. (1995) Idiopathic left ventricular tachycardia. PACE 18: 1285–1297
109. Kuck KH, Schneider M (1990) Stellenwert des Ajmalin-Tests in der nichtinvasiven Diagnostik von Patienten mit Wolff-Parkinson-White-Syndrom. Herz Kreislauf 22(1): 5–10
110. Kuck KH, Schlüter M, Geiger M et al. (1991) Radiofrequency current catheter ablation of accessory atrioventricular pathways. Lancet 337: 1557–1561
111. Kugler JD (1994) Radiofrequency catheter ablation for supraventricular tachycardia: Should it be used in infants and small children. Circulation 90: 639–641
112. Lawin P (1994) Praxis der Intensivbehandlung. Thieme, Stuttgart
113. Lengfelder W, Senges J (1992) Nicht-rheumatisches Vorhofflimmern. Rhythmisierung oder Antikoagulation. Dtsch Med Wochenschr 117: 505–510
114. Lennhardt A, Glaser E, Burguera M et al. (1994) Short-coupled variant of torsade de pointes. A new electrocardiographic entity in the spectrum of idiopathic ventricular arrhythmias. Circulation 89: 206–215
115. Lerman BB, Belardinelli L (1991) Cardiac electrophysiology of adenosine. Basic and clinical concepts. Circulation 83: 1499–1509
116. Lesh MD (1994) Radiofrequency catheter ablation of atrial tachycardia and flutter. In: Zipes DP, Jalife J (eds) Cardiac electrophysiology; from cell to bedside, 2nd edn. W. B. Saunders, Philadelphia, pp 1461–1477
117. Levine SA (1927) Clinical recognition of paroxysmal ventricular tachycardia. Am Heart J 3: 177–179
118. Lev M, Givson S, Miller RA (1955) Ebstein's disease with Wolff-Parkinson-White syndrome. Am Heart J 49: 724
119. Lindsay BD, Crossen KJ, Cain ME (1987) Concordance of distinguishing electrocardiographic features during sinus rhythm with the location of accessory pathways in the Wolff-Parkinson-White syndrome. Am J Cardiol 59: 1093
120. Lown B et al. (1959) Digitalis and atrial tachycardia with block. N Engl J Med 260: 301
121. Lown B, Ganong WF, Levine SA (1952) The syndrome of short P-R interval, normal QRS-complex and paroxysmal rapid heart action. Circulation 5: 693
122. Lüderitz B (1993) Geschichte der Herzrhythmusstörungen. Springer, Berlin Heidelberg New York Tokyo
123. Lüderitz B (1994) Vorhofflimmern und Vorhofflattern. Z Kardiol 83(Suppl. 5): 1–7
124. Lüderitz B (1993) Therapie der Herzrhythmusstörungen, 4. Aufl. Springer, Berlin Heidelberg New York Tokyo
125. Mahaim I, Benatt A (1937) Nouvelles recherches sur les connections supericures de la branche du faisceau de His-Tawara avec cloison interventriculaire. Cardiologia 1: 61
126. Mahaim I (1947) Kent's fibers and the A-V paraspecific conduction through the upper connections of the bundle of His-Tawara. Am Heart J 33: 651
127. Mandel WJ, Danzig R, Hayakawa H (1971) Lown-Ganong-Levine syndrome: A study using His bundle electrograms. Circulation 19: 696–708

128. Marcus FI, Fontaine GH, Guiraudon G et al. (1982) Right ventricular dysplasia. A report of 24 adult cases. Circulation 65: 384–398
129. Marcus FI, Fontaine G (1995) Arrhythmogenic right ventricular dysplasia/cardiomyopathy: a review. PACE 18: 1298–1314
130. Massumi RA, Ali N (1970) Accelerated isorhythmic ventricular rhythms. Am J Cardiol 26: 170–185
131. McClelland JH, Wang X, Beckman KJ et al. (1994) Radiofrequency catheter ablation of right atriofascicular (Mahaim) accessory pathways guided by accessory pathway activation potentials. Circulation 89: 2655–2666
132. McIntosh-Yellin NL, Drew BJ, Scheinman MM (1993) Safety and efficacy of central intravenous bolus administration of adenosine for termination of supraventricular tachycardia. J Am Coll Cardiol 22: 741–745
133. McKenna WJ, Thiene G, Nava A et al. (1994) Diagnosis of arrhythmogenic right ventricular dysplasia/cardiomyopathy. Br Heart J 71: 215–218
134. McWilliam JA (1897) Fibrillar contraction of the heart. J Phyisol 8: 296–310
135. Meesmann M et al. (1991) Tachykardie mit breitem Kammerkomplex – Gefahren bei der Akuttherapie. Med Klinik 86: 152–156
136. Mendez C, Moe GK (1966) Demonstration of a dual A-V nodal conduction system in the isolated rabbit heart. Circ Res 19: 378–393
137. Metzger JT et al. (1993) Value of 12-lead electrocardiogram in arrhythmogenic right ventricular dysplasia, and absence of correlation with echocardiographic findings. Am J Cardiol 72: 964–967
138. Miles WM et al. (1994) Atrioventricular reentry and variants: Mechanisms, clinical features, and management. In: Zipes DP, Jalife J (eds) Cardiac electrophysiology; from cell to bedside, 2nd edn. W. B. Saunders, Philadelphia, pp 638–655
139. Miller JM (1992) The many manifestations of ventricular tachycardia. J Cardiovasc Electrophysiol 3: 88–107
140. Miller JM (1994) Recognition of ventricular tachycardia. In: Zipes DP, Jalife J (eds) Cardiac electrophysiology; from cell to bedside, 2nd edn. W. B. Saunders, Philadelphia, pp 990–1008
141. Miller JM et al. (1991) Usefulness of the delta-HA interval to accurately distinguish atrioventricular nodal reentry from orthodromic septal bypass tract tachycardias. Am J Cardiol 68: 1037–1044
142. Milstein S, Sharma AD, Giraudon GM et al. (1987) An algorithm for the electrocardiographic localization of accessory pathways in the Wolff-Parkinson-White syndrome. PACE 10: 555–560
143. Mines GR (1914) On circulating excitations in heart muscles and their possible relations to tachycardia and fibrillation. Trans R Soc Can Series 3 Sect IV 8: 43–52
144. Moe GK, Preston JB, Burlington H (1956) Physiologic evidence for a dual A-V transmission system. Circ Res 4: 357–375
145. Morady F, DiCarlo L, Baerman JM, deBuitleir M, Kou WH (1987) Determinants of QRS alternans during narrow QRS tachycardia. J Am Coll Cardiol 9: 489–499
146. Morady F, Baerman JM, DiCarlo LA et al. (1985) A prevalent misconception regarding wide-complex tachycardias. JAMA 254: 2790–2792
147. Moss AJ, Schwartz PJ, Crampton RS et al. (1991) The long QT syndrome. Prospective longitudinal study of 328 families. Circulation 84: 1136–1144
148. Munger TM, Packer DL, Hammill SC et al. (1993) A population study of the natural history of Wolff-Parkinson-White syndrome in Olmsted County, Minnesota, 1953–1989. Circulation 87: 866–873
149. Murdock CJ, Leitch JW, Klein GJ et al. (1991) Epicardial mapping in patients with „nodoventricular" accessory pathways. Am J Cardiol 68: 208–214
150. Naccarelli GV et al. (1994) Sinus node reentry and atrial tachycardias. In: Zipes DP, Jalife J (eds) Cardiac electrophysiology; from cell to bedside, 2nd edn. W. B. Saunders, Philadelphia, pp 607–619

151. Narula OS (1974) Sinus node reentry. A mechanism for supraventricular tachycardia. Circulation 50: 1114–1128

152. Okumura K, Yamabe H, Yasue H (1994) Radiofrequency catheter ablation of concealed atrio-his bypass tract involved in paroxysmal supraventricular tachycardia. PACE 17: 1686–1690

153. Palladino G (1876) Contribuzione all'anatomica, istologia e fisiologia del cuore. Movim Med Chir, Napoli

154. Pick A, Langendorf R (1960) Differentiation of supraventricular and ventricular tachycardias. Prog Cardiovasc Dis 2: 391

155. Pollak A, Falk RH (1992) New criteria for diagnosis of regular, wide-complex tachycardia. Circulation 85(5): 1953–1954

156. Prystowsky EN, Klein GJ (eds) (1994) Cardiac Arrhythmias. An integrated approach for the clinician. McGraw-Hill, New York

157. Rahilly GT, Prystowsky EN, Zipes DP et al. (1982) Clinical and electrophysiologic findings in patients with repetitive monomorphic ventricular tachycardia and otherwise normal electrogram. Am J Cardiol 50: 459–468

158. Reddy GV, Leghari RU (1987) Standard limb lead QRS concordance during wide QRS tachycardia. A new surface ECG sign of ventricular tachycardia. Chest 92: 763

159. Roden DM, Woosley RL, Primm RK (1986) Incidence and clinical features of the quinidine-associated long QT syndrome: Implications for patient care. Am Heart J 111: 1088–1093

160. Rodriguez LM et al. (1992) Age at onset and gender of patients with different types of supraventricular tachycardias. Am J Cardiol 70: 1213–1215

161. Romano C, Gemme G, Pongiglione R (1963) Artiimie cardiache rare dell'eta pediatrica. Clin Pediatr 45: 658–683

162. Rosenbaum FF, Hecht HH, Wilson FN, Johnson FD (1945) The potential variations of the thorax and the esophagus in anomalus atrio-ventricular excitation (Wolff-Parkinson-White syndrome). Am Heart J 29: 281–294

163. Sandler IA, Marriot H (1965) The differential morphology of anomalous ventricular complexes of RBBB type in V1. Ventricular ectopy versus aberration. Circulation 31: 551–554

164. Satters DJ, Malik MM, Ward DE, Camm JA (1994) QT-Dispersion: Problems of methodology and clinical significance. J Cardiovasc Electrophysiol 5: 672–685

165. Scherf D, Schookoff C (1926) Experimentelle Untersuchungen über die „Umkehr-Extrasystolie". Wien Arch Inn Med 12: 501–514

166. Scherf D (1941) An experimental study of reciprocating rhythm. Arch Intern Med 67: 372–382

167. Scherlag BJ et al. (1969) Catheter technique for recording His bundle activity in man. Circulation 70: 1024

168. Schmitt FO, Erlanger J (1928) Directional difference in the conduction of the impulse through heart muscle and their possible relation to extrasystolic and fibrillary contractions. Am J Physiol 87: 326–347

169. Schmitt C, Schöls W (1992) Vom EKG zur Diagnose. Springer, Berlin Heidelberg New York Tokyo

170. Schöls W, Kübler W (1994) Vorhofflimmern und -flattern: Experimentelle und klinische Elektrophysiologie. Z Kardiol 83(Suppl 5): 117–120

171. Schwartz PJ, Locati EH, Napolitano C, Priori SG (1994) The long QT syndrome. In: Zipes DP, Jalife J (eds) Cardiac electrophysiology; from cell to bedside, 2nd edn. W. B. Saunders, Philadelphia, pp 788–811

172. Schwartz PJ, Locati E (1985) The idiopathic long QT syndrome. Pathogenetic mechanisms and therapy. Eur Heart J 6(Suppl D): 103

173. Schwartz PJ, Locati EH, Moss AJ et al. (1991) Left cardiac sympathetic denervation in the therapy of congenital long QT syndrome: A worldwide report. Circulation 84: 503–511

174. Seipel L (1987) Klinische Elektrophyisologie des Herzens. Thieme, Stuttgart
175. Seipel L et al. (1975) Die atrioventrikuläre Erregungsleitung beim Lown-Ganong-Levine-Syndrom. Z Kardiol 64: 20–27
176. Shah PK, Cercek B, Lew AS et al. (1993) Angiographic validation of bedside markers of reperfusion. J Am Coll Cardiol 21: 55–61
177. Shenasa M, Borggrefe M, Breithardt G (eds) (1993) Cardiac mapping. Futura Publishing, New York
178. Six AJ, Louwerenburg JH, Kingma JH et al. (1991) Predictive value of ventricular arrhythmias for patency of the infarct-related coronary artery after thrombolytic therapy. Br Heart J 66: 143–146
179. Smith RF (1964) The Wolff-Parkinson-White syndrome as an aviation risk. Circulation 29: 672–679
180. Soffer J et al. (1982) Polymorphous ventricular tachycardia associated with normal and long Q-T intervals. Am J Cardiol 49: 2021
181. SPAF Investigators (1991) Stroke prevention in atrial fibrillation study. Circulation 84: 527–539
182. Steinbeck G (1993) Should radiofrequency current ablation be performed in asymptomatic patients with the Wolff-Parkinson-White Syndrome? PACE 16(II): 649–652
183. Stewart RB, Bardy GH, Greene HL (1986) Wide complex tachycardia: Misdiagnosis and outcome after emergent therapy. Ann Int Med 104: 766–771
184. Sung RJ, Lauer MR, Chun H (1994) Atrioventricular node reentry: Current concepts and new perspectives. PACE 17: 1413–1430
185. Waldo AL, Camm AJ, deRuyter H et al. (1995) Survival with oral d-Sotalol in patients with left ventricular dysfunction after myocardial infarction: Rationale, design, and methods (the SWORD Trial). Am J Cardiol 75: 1023–1027
186. Talbot S, Graeves M (1976) Association of ventricular extrasystoles and ventricular tachycardia with idioventricular rhythm. Br Heart J 38: 457–464
187. Tawara S (1906) Das Reizleitungssystem des Säugetierherzens. Eine anatomisch-histologische Studie über das Atrioventrikularbündel und die Purkinjeschen Fäden. Mit einem Vorwort von L. Aschoff (Marburg). Fischer, Jena
188. Tchou P, Mehdirad AA (1995) Bundle branch reentry tachycardia. PACE 18: 1427–1437
189. Teo WS, Klein GJ, Yee R et al. (1991) Significance of minimal preexcitation in Wolff-Parkinson-White Syndrome. Am J Cardiol 67: 205–207
190. Thakur RK, Klein GJ, Yee R, Stites HW (1993) Junctional tachycardia: a useful marker during radiofrequency ablation for atrioventricular node reentrant tachycardia. J Am Coll Cardiol 22: 1706–1710
191. The Cardiac Arrhythmia Suppression Trial (CAST) Investigators (1989) Preliminary report: effect of encainide and flecainide on mortality in a randomized trial of arrhythmia suppression after myocardial infarction. N Engl J Med 321: 406–412
192. Tebbenjohanns J, Pfeiffer D, Jung W, Manz M, Lüderitz B (1994) Adenosin zur Erfolgskontrolle der Radiofrequenzablation beim Wolff-Parkinson-White-Syndrom. Z Kardiol 83: 173–177
193. Vidaillet HR Jr, Pressley JC, Henke E et al. (1987) Familial occurrence of accessory atrioventricular pathways (preexcitation syndrome). N Engl J Med 317: 65
194. Villain E, Vetter VL, Garcia JM et al. (1990) Evolving concepts in the management of congenital junctional tachycardia. A multicenter study. Circulation 81: 1544–1549
195. Wang Y, Scheinman MM, Chien WW et al. (1991) Patients with supraventricular tachycardia presenting with aborted sudden death: Incidence, mechanism and long-term follow-up. J Am Coll Cardiol 18: 1711–1721
196. Ward OC (1964) New familial cardiac syndrome in children. J Irish Med Assoc 54: 59–68

197. Watson RM, Josephson ME (1980) Atrial flutter. I. Electrophysiologic substrates and modes of initiation and termination. Am J Cardiol 45: 732–741
198. Wellens HJJ et al. (1993) Supraventricular tachycardias: mechanisms, electrocardiographic manifestations, and clinical aspects. In: Josephson ME, Wellens HJJ (eds) Tachycardias: Mechanism and management. Futura Publishing, New York, pp 121–148
199. Wellens HJJ, Conover MB (eds) (1992) The ECG in emergency decision making. W.B. Saunders, Philadelphia London Toronto Montreal Sydney Tokyo
200. Wellens HJJ, Bär FW, Vanagt EJ et al. The differentiation between ventricular tachycardia and supraventricular tachycardia with aberrant conduction: Value of the 12-lead electrocardiogram. In: Wellens HJJ, Kulbertus HE (eds) (1981) What's new in electrocardiography. Martinus Nijhoff, Den Haag Boston London
201. Wellens HJJ, Bär FW, Lie KI (1978) The value of the electrocardiogram in the differential diagnosis of a tachycardia with a widened QRS complex. Am J Med 64: 27–33
202. Wellens HJJ, Atie J, Smeets JL et al. (1990) The electrocardiogram in patients with multiple accessory atrioventricular connections. J Am Coll Cardiol 16: 745–751
203. Wellens HJJ, Bär FW, Gorgels AP et al. (1980) Use of ajmaline in identifying patients with short refractory period of their accessory pathway in Wolff-Parkinson-White syndrome. Am J Cardiol 45: 130
204. Wellens HJJ (1994) Atrial tachycardia: How important is the mechanism? Circulation 90: 1576–1577
205. Wellens HJJ, Rodriguez LM, Smeets JLRM et al. (1994) Tachycardiomyopathy in patients with supraventricular tachycardia with emphasis on atrial fibrillation. In Olsson SB, Allessie MA, Cambell RWF (eds): Atrial fibrillation: Mechanisms and therapeutic strategies. Futura Publishing, Armonk NY, pp 333–342
206. Wellens HJJ, Rodriguez LM, Smeets JLRM (1994) Ventricular tachycardia in structurally normal hearts. In: Zipes DP, Jalife J (eds) Cardiac electrophysiology. From cell to bedside, 2nd edn. W. B. Saunders, Philadelphia.
207. Wellens HJJ (1986) The wide QRS tachycardia. Ann Int Med 104: 879
208. Wellens HJJ (1986) The electrocardiogram 80 years after Einthoven. J Am Coll Cardiol 7: 484–491
209. Wellens HJJ, Brugada P (1988) Mechanisms of supraventricular tachycardia. Am J Cardiol 62: 10D-15D
210. Wesley C, Turnquest P (1992) Torsade de pointes after intravenous adenosine in the presence of prolonged QT-syndrome. Am Heart J 123: 794–796
211. WHO/ISC Task Force (1978) Definition of terms related to cardiac rhythm. Am Heart J 95: 796–806
212. Wichter Th, Borggrefe M, Breithardt G (1991) Die arrhythmogene rechtsventrikuläre Erkrankung. Z Kardiol 80: 107–125
213. Wilber DJ, Baerman J, Olshansky B et al. (1993) Adenosine-sensitive tachycardia. Clinical characteristics and response to catheter ablation. Circulation 87: 126–134
214. Wit AL, Dillon S, Ursell PC (1987): Influences of anisotropic tissue structure on reentrant ventricular tachycardia. In: Brugada P, Wellens HJJ (eds) Cardiac arrhythmias: Where to go from here? Futura Publishing, New York
215. Wit AL, Janese MJ (eds) (1993) The Ventricular arrhythmias of ischemia and infarction – electrophysiological mechanisms. Futura Publishing, New York
216. Wolff L, Parkinson J, White PD (1930) Bundle-branch block with short P-R interval in healthy young people prone to paroxysmal tachycardia. Am Heart J 5: 685–704
217. Wood FC, Wolferth GC, Geckleler GD (1943) Histologic demonstration of accessory muscular connections between auricle and ventricle in a case of short P-R interval and prolonged QRS complex. Am Heart J 25: 454
218. Wu D, Yeh SJ, Wang CC et al. (1992) Nature of dual atrioventricular node pathways and the tachycardia circuit as defined by radiofrequency ablation technique. J Am Coll Cardiol 20: 884–895

219. Zardini M, Yee R, Thakur RK, Klein GJ (1994) Risk of sudden death in the Wolff-Parkinson-White syndrome: Current perspectives. PACE 17: 966–975
220. Zardini M, Thakur RK, Klein GJ, Yee R (1995) Catheter ablation of idiopathic left ventricular tachycardia. PACE 18: 1255–1265
221. Zipes DP, Jalife J (eds) (1994) Cardiac electrophysiology. From cell to bedside, 2nd edn. W. B. Saunders, Philadelphia
222. Zipes DP (ed) (1994) Catheter ablation of arrhythmias. Futura Publishing, New York
223. Zipes DP (1992) Specific arrhythmias: diagnosis and treatment. In: Braunwald E (ed) Heart disease. A textbook of cardiovascular medicine. Saunders, Philadelphia, pp 667–725
224. Zipes DP, Fisch C (1972) Accelerated ventricular rhythm. Arch Intern Med 129: 650–677

Springer-Verlag und Umwelt

Als internationaler wissenschaftlicher Verlag sind wir uns unserer besonderen Verpflichtung der Umwelt gegenüber bewußt und beziehen umweltorientierte Grundsätze in Unternehmensentscheidungen mit ein.

Von unseren Geschäftspartnern (Druckereien, Papierfabriken, Verpackungsherstellern usw.) verlangen wir, daß sie sowohl beim Herstellungsprozeß selbst als auch beim Einsatz der zur Verwendung kommenden Materialien ökologische Gesichtspunkte berücksichtigen.

Das für dieses Buch verwendete Papier ist aus chlorfrei bzw. chlorarm hergestelltem Zellstoff gefertigt und im pH-Wert neutral.

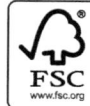